丁震医学教育® www.dzyxedu.com 护理考试丛书

丁震主管护师急救包®

护理学（中级）

单科第1科共用基础知识

考点背诵及强化1000题

丁 震 编著

山东城市出版传媒集团·济南出版社

图书在版编目（CIP）数据

护理学（中级）单科第1科共用基础知识考点背诵及强化1000题 / 丁震编著. — 济南：济南出版社，2023.9
（丁震主管护师急救包）
ISBN 978-7-5488-5908-6

Ⅰ. ①护… Ⅱ. ①丁… Ⅲ. ①护理学—资格考试—自学参考资料 Ⅳ. ① R47

中国国家版本馆 CIP 数据核字 (2023) 第 181567 号

丁震主管护师急救包 护理学（中级）单科第 1 科共用基础知识考点背诵及强化 1000 题
DING ZHEN ZHUGUAN HUSHI JIJIUBAO HULIXUE (ZHONGJI) DANKE DI 1 KE GONGYONG JICHU ZHISHI KAODIAN BEISONG JI QIANGHUA 1000 TI
丁震 / 编著

出版人 田俊林
责任编辑 姜如孟
装帧设计 舜思教育

出版发行 济南出版社
地址 济南市市中区二环南路1号（250002）
总编室 （0531）86131715
印刷 三河市中晟雅豪印务有限公司
版次 2023年9月第1版
印次 2023年9月第1次印刷
成品尺寸 210mm × 285mm 16开
印张 13
字数 416千
定价 58.00元

内容简介

本书是护理学（中级）资格考试的复习参考用书，主要为上一年度主管护师主专业及各亚专业第一科（基础知识）考试未通过的考生编写。分为考点背诵和强化试题两个部分。考点背诵部分根据考试大纲对单科目考核的要求和历年考试命题情况编写，分为病因与辅助检查归纳、内科、外科、妇产科、儿科五章，主要从疾病的病因、辅助检查、解剖生理、病理和病理生理等几个方面做了较大跨度的知识总结和归纳，方便考生强化理解和背诵；另外还涉及少数跨科目如临床表现、治疗要点等内容，以确保单科复习的系统性和完整性。强化试题部分精选1000题，共10套试卷，供考生专项实战模拟；1000题均配有原创解析，对有干扰价值的选项逐项对比解析，帮助考生深刻理解考试重点。本书也可供第一年参加考试并习惯拆分为单科报考和复习的考生使用。

前　言

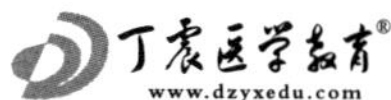

全国卫生专业技术资格（初、中级）以考代评工作从2001年开始正式实施，参加并通过考试是用人单位评聘相应技术职称的必要依据。2011年，原初级护士专业考试并轨、独立为全国护士执业资格考试。自2024年起，取消中医护理学（师）和中医护理学（中级）2个专业，将中医护理学并入护理学专业，在护理学专业考试中增加中医内容；另外取消了结核病学、职业病学、计划生育和职业卫生4个专业。目前，全国卫生专业技术资格（初、中级）考试共设113个专业，涵盖护理、临床医学、药学、检验、影像、康复、口腔、预防医学、中医药等学科领域。

全国卫生专业技术资格（初、中级）考试采用4个科目的考试形式，4个科目分别为第一科基础知识、第二科相关专业知识、第三科专业知识、第四科专业实践能力。每个科目有100个得分点，满分100分，60分即通过该科目。科目成绩实行2年有效的滚动管理办法，考生须在连续的2个考试年度内通过同一专业的所有4个考试科目，方为所报考专业成绩合格。各专业考试涉及知识范围广，有一定难度，考生对应考复习资料的需求较强烈。

目前，除护理学（师）专业仍为纸笔答题外，其余的112个考试专业均采用人机对话方式。采用人机对话考试后，每个考试科目的考试时间由原纸笔方式的120分钟减少至90分钟，完整的一个专业考试时间也由原纸笔方式的2天变为1天，即采用人机对话方式考试的4个科目分别在上午和下午各完成2个科目。

全国卫生专业技术资格（初、中级）考试共分为A1/A2、B1、A3/A4和案例分析题4类题型（已取消X型多选题），案例分析题只出现在临床医学专业的第四科。人机对话考试根据报考专业和科目的不同，每个科目会按上述4类题型划分为不同的模块，每个模块答题结束须提交方可进入下一个模块的答题，已提交的模块不可再回退修改答案；A3/A4和案例分析题的每道题或每个提问也只能向前点击，不可回退修改。A1/A2和B1两类题型在该模块未提交时可回退修改。

护理学（中级）考试也称为主管护师考试，分为主专业（专业代码368）以及内科（专业代码369）、外科（专业代码370）、妇产科（专业代码371）、儿科（专业代码372）和社区（专业代码373）亚专业，共6个专业。

主专业因考生人数较多，每年通常分为多个批次（3或4批）考试，亚专业均为1个批次，具体考试批次及时间以当年国家卫生健康委人才交流服务中心发布的官方通知为准。分多个批次的主专业考试，各批次的命题均不相同。

主专业和各亚专业的考试范围相互交叉、关系复杂，根据我们汇总的考生提问发现，如果没有针对性的复习参考书和培训课程，绝大多数考生分不清楚自己所报考主专业或亚专业的复习范围，以至于花费大量精力，却做了很多无用功。为此，考生在报考前务必对自己报考专业的考查范围做到心中有数。

首先，要明确第一、第二2个科目为主专业和亚专业共用。内科、外科、妇产科、儿科和社区这5个亚专业根据当年考试时间安排，第一、第二 2 个科目与同时间考试的主专业使用相同的试卷。第二科的考试范围非常清晰，是护理健康教育学、医院感染护理学、护理管理学这 3 章的内容。但需要特别强调的是，第一科的考试范围是内科、外科、妇产科和儿科这 4 个临床学科全部疾病的相应内容，比如，内科亚专业的考生，第一科并不只考内科，还要考外科、妇产科和儿科，如果仅仅复习内科，将会差之甚远。

其次，要明确社区护理学仅是报考社区亚专业才会考的内容，报考主专业以及内科、外科、妇产科和儿科这 4 个亚专业的考生都不需要复习社区护理学的内容。

再次，要明确主、亚专业第三、第四 2 个科目的考试范围。内科、外科、妇产科、儿科和社区这 5 个亚专业分别只考各自对应学科的全部内容。比如，内科亚专业，第三、第四科只考内科，不考外科、妇产科和儿科；社区亚专业只考社区护理学。而主专业第三、第四科包含了内科、外科、妇产科和儿科这 4 个学科的内容，但是要注意，并不是这 4 个学科的全部内容，而仅仅是考试大纲中标“*”的疾病或内容。

此外，还需要特别强调，主管护师考试只有第二科的考试范围非常清晰，第一、第三、第四这 3 个科目除涉及主、亚专业复杂的学科和疾病复习范围划分之外，还涉及疾病的病因与发病机制、解剖生理、病理、病理生理、临床表现、辅助检查、治疗要点和护理措施（我称以上内容为“大纲要点”）等命题范围区分。

第一、第三、第四科的大纲要点考查规则非常复杂，对一次考试同时报考这 3 个科目的考生来讲，全部复习即可，对每个科目的大纲要点范围规则可以不作区分，这个问题并不重要；但对于需要在这 3 个科目中只选取其中的 1 或 2 个科目报考的考生来讲，就应该把这 3 个科目所对应的大纲要点范围区分清楚，否则会做很多无用功。虽然考试大纲对这 3 个科目的大纲要点范围有具体要求，但在考试大纲中的标记琐碎、复杂，并且实际考试命题与考试大纲并不完全相符，甚至有些方面相差巨大，即便完全按考试大纲复习，也难免“掉坑”，这成为导致主管护师考试未通过的重要因素。尤其对于单科补考的考生，补考失利就意味着第 3 年需要全部重新报考。

以上考试规则非常复杂，把不同考试专业的不同考试科目从学科、疾病及大纲要点之间复杂的命题范围关系区分清楚，是一件非常困难的事，所以很多考生只会捧着一本厚厚的考试指导教材，不作区分、全书复习，虽精神可嘉，但复习效率非常低。

为了很好地解决不同专业考生分科目应考的难题，最佳的方法不是告诉考生每个专业各个科目的复习范围，而是直接向考生提供各专业、各单科的图书或课程。所以，我早在任人民军医出版社考试中心主任时期，就策划编写了主专业单科复习应考的图书，此后的十几年，不断修订并增加了内科、外科亚专业的相应科目，形成了“丁震单科考点背诵及强化 1000 题丛书”。该系列图书以试题为主，每本图书包含单科试卷 10 套，共 1000 题；同时总结了需要强化背诵的重点考试内容，以表格归纳为主。本丛书特别适合单科补考的考生，也适用于偏好拆分成单科复习的考生。

应试指导教材对复习备考必不可少，尤其对于基础相对薄弱的考生，有助于建立系统的知识体系，把握更多考试细节。丁震版应试指导教材以历年考试命题为依据，对历年常考的重点内容编写得非常详细，而对不常考的内容则一笔带过，并舍去了主专业及内科、外科、妇产科、儿科 5 个专业都不会考的社区护理学，大大压缩了教材篇幅，减轻了考生的备考复习压力。

考试前大量综合刷题更是必不可少，丁震版综合刷题卷题量大，且区分了主、亚专业。主专业有《护理学（中级）模拟 6 套卷全解析》《护理学（中级）预测 5 套卷全解析》《护理学（中级）冲刺 4 套卷全解析》3 种试卷（简称“主专业 6 ＋ 5 ＋ 4 刷题三本套”），共 15 套卷 6000 题；内科、外科亚专业分别有“模拟 6 套卷”和“冲刺 4 套卷”各 2 本（简称“亚专业 6 ＋ 4 刷题两本套”），每个亚专业共有 10 套卷 4000 题。

2024 年，新增了两本图书。一本是《护理学（中级）历年真题考点解读 5 套卷》，这本书是我们根据近两年多批考试原创的全真试卷和解析，体现了近年考试命题微妙的变化，参考价值特别高。另一本是《护理学（中级）札记》，这是一本图表化的记忆手册，以表格总结归纳历年考试的高频知识点，以流程图和思维导图梳理重点疾病的知识逻辑，并配套近 20 节重点难点疾病的精品课程。

由于主管护师考试难度大，对于复习应考较吃力或想尽快通过考试的考生，培训课程可以大幅度降低复习备考难度。课程充分体现了我和我的讲师团队对主管护师考试教学的专业研究成果，对考生顺利通过考试将大有裨益，且可以大幅降低复习的时间成本。

丁震主管护师“单科预测课”和“单科押题课”于 2019 年首次以直播形式推出，此后课件经过不断修订完善，试题和考点覆盖更广；2023 年起已全部转变为线上录播课的形式，既有以讲题为主的“单科预测课”“单科押题课”“历年题讲解课”“病例分析专项课”，也有以讲知识点为主的“核心考点课”等。“单科预测课”“单科押题课”是主干课程，以“点线学习法”的思路展开讲解，重在类似知识点的分类和归纳。在讲解中对知识点的扩展是课程的最大特色，特别有助于考生深刻理解每道题和每个知识点，融会贯通，举一反三。

2024 年，我们还将增加高端班型，其对考生最大的价值是用最少的精力通过考试。课程中增加了近两年考试新题，主要课程均为全新录制，针对性更强，押中率更高。

在图书编写和课程制作过程中，我和我的团队始终坚持两个基本原则：一是内容原创原则；二是及时修订原则，每年增补新的知识总结和新试题。只有不断努力，才能出精品。

由于编写和出版的时间紧、任务重，书中不足之处，请考生批评指正。

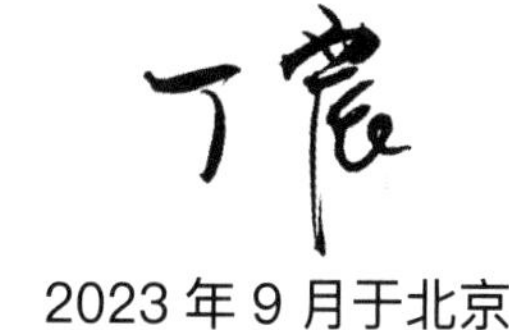

2023 年 9 月于北京

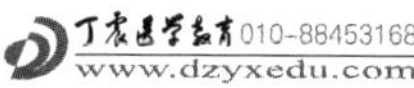

目　录

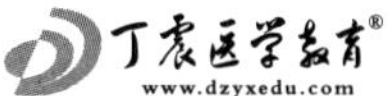

第一部分　考点背诵

第二部分 强化 1000 题

附：答案与解析

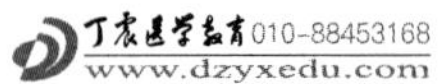

第一部分 考点背诵

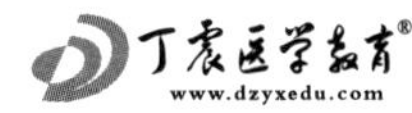

第一章 病因与辅助检查归纳

考点背诵 1：疾病病因归纳

病因			常见疾病
遗传因素		主因	高血压、先天性心脏病、支气管哮喘、系统性红斑狼疮、1 型糖尿病、2 型糖尿病、甲状腺功能亢进症、原发性癫痫、血友病、苯丙酮尿症等
		非主因	冠心病、溃疡性结肠炎、消化性溃疡、慢性阻塞性肺疾病、类风湿关节炎、白血病、乳腺癌、子宫内膜癌等
感染	细菌	A 组 β 溶血性链球菌	风湿性心脏瓣膜病、小儿急性上呼吸道感染、猩红热、急性蜂窝织炎、丹毒、原发性腹膜炎、急性肾小球肾炎、风湿热、产褥感染等
		金黄色葡萄球菌	疖、痈、手部急性化脓性感染、新生儿败血症、急性乳腺炎、急性血源性骨髓炎、化脓性关节炎、抗生素诱发的肠炎、脓胸等
		肺炎链球菌	大叶性肺炎、社区获得性肺炎等
		铜绿假单胞菌	呼吸机相关肺炎、医院获得性肺炎等
		破伤风梭菌	破伤风
		大肠埃希菌	小儿腹泻、细菌性肝脓肿、急性梗阻性化脓性胆管炎、尿路感染、化脓性脑膜炎（0~2 个月婴儿）、继发性腹膜炎、新生儿肺炎（羊水感染）等
		结核分枝杆菌	肺结核、结核性脑膜炎、肾结核、骨关节结核等
		幽门螺杆菌（Hp）	慢性胃炎、消化性溃疡、胃癌等
		脑膜炎奈瑟菌	暴发型化脓性脑膜炎、流行性脑脊髓膜炎等
		厌氧菌	肺脓肿
		淋病奈瑟菌	淋病
		空肠弯曲菌	吉兰 - 巴雷综合征
		流感嗜血杆菌	化脓性脑膜炎（3 个月至 3 岁婴幼儿）、亚急性化脓性脑膜炎等
	病毒	柯萨奇 A 组病毒	疱疹性咽峡炎
		柯萨奇 B 组病毒	病毒性心肌炎
		单纯疱疹病毒	疱疹性口腔炎
		轮状病毒	秋、冬小儿腹泻
		腺病毒	咽结合膜热
		呼吸道合胞病毒	小儿毛细支气管炎
		（儿童时期感染）麻疹病毒	支气管扩张症
		水痘 - 带状疱疹病毒	小儿水痘
		腮腺炎病毒	流行性腮腺炎
		人类免疫缺陷病毒	获得性免疫缺陷综合征（艾滋病）

续 表

<table>
<tr><th colspan="3">病　因</th><th>常见疾病</th></tr>
<tr><td rowspan="6">感　染</td><td rowspan="3">病毒</td><td>肠道病毒
（柯萨奇病毒、埃可病毒）</td><td>病毒性脑膜炎、脑炎等</td></tr>
<tr><td>人乳头瘤病毒</td><td>尖锐湿疣、子宫颈癌等</td></tr>
<tr><td>乙型肝炎病毒</td><td>肝炎→肝硬化→原发性肝癌</td></tr>
<tr><td rowspan="3">真菌、滴虫</td><td>白假丝酵母菌</td><td>真菌性肠炎</td></tr>
<tr><td>假丝酵母菌
（外阴阴道念珠菌）</td><td>外阴阴道假丝酵母菌病</td></tr>
<tr><td>阴道毛滴虫</td><td>滴虫阴道炎</td></tr>
<tr><td colspan="3">免疫因素</td><td>风湿性心脏瓣膜病、急性肾小球肾炎、风湿热、类风湿关节炎、系统性红斑狼疮、慢性肾小球肾炎、原发性肾病综合征、原发性免疫性血小板减少症、过敏性紫癜、支气管哮喘、自身免疫性胃炎、溃疡性结肠炎、吉兰 - 巴雷综合征、1 型糖尿病、弥漫性毒性甲状腺肿（Graves 病）、血栓闭塞性脉管炎、重症肌无力等</td></tr>
<tr><td rowspan="12">其他因素</td><td colspan="2">吸　烟</td><td>慢性阻塞性肺疾病、原发性支气管肺癌、胰腺癌、肾癌、膀胱癌、食管癌、血栓闭塞性脉管炎、窦性心动过速、冠状动脉疾病、脑动脉硬化、消化性溃疡、肝癌、哮喘等</td></tr>
<tr><td rowspan="2">营养</td><td>过剩</td><td>2 型糖尿病、肥胖症、原发性高血压、冠状动脉疾病、乳腺癌、子宫内膜癌等</td></tr>
<tr><td>缺乏</td><td>缺铁性贫血、巨幼细胞贫血、单纯性甲状腺肿、小儿营养不良、小儿维生素 D 缺乏性佝偻病、葡萄胎等</td></tr>
<tr><td rowspan="7">激素</td><td>雌激素增高</td><td>子宫内膜癌、子宫肌瘤、乳腺癌、原发免疫性血小板减少症、系统性红斑狼疮、肝硬化（蜘蛛痣）等</td></tr>
<tr><td>雌激素缺乏</td><td>萎缩性阴道炎、绝经综合征、骨质疏松等</td></tr>
<tr><td>甲状腺激素增高</td><td>甲状腺功能亢进症</td></tr>
<tr><td>甲状腺激素缺乏</td><td>甲状腺功能减退症、婴幼儿呆小病</td></tr>
<tr><td>胰岛素缺乏</td><td>1 型糖尿病（绝对缺乏）、2 型糖尿病（相对缺乏）</td></tr>
<tr><td>肾上腺皮质激素增多</td><td>库欣综合征</td></tr>
<tr><td colspan="2">药物、毒物</td><td>先天性心脏病、肝硬化、一氧化碳中毒、食管癌、肝癌、肝硬化、再生障碍性贫血、有机磷农药中毒等</td></tr>
<tr><td colspan="2">不良卫生习惯</td><td>疖、痈、肾盂肾炎、外阴炎、子宫颈炎症、急性盆腔炎等</td></tr>
</table>

考点背诵 2：影像学及专科检查归纳

检　查	常见疾病
X 线检查	消化性溃疡穿孔、腹部空腔脏器破裂、尿路结石、骨折、类风湿关节炎、肠梗阻、肠套叠、气胸、颈椎病、腰椎间盘突出症、腰椎管狭窄症、肺炎、肺结核、颅内压增高、骨肿瘤、膈下脓肿、脓胸、原发性支气管肺癌等
CT 或 MRI 检查	支气管扩张症、颅内压增高、脑出血（确诊价值）、脑梗死、颅内肿瘤、脑挫裂伤、颅内血肿、新生儿缺氧缺血性脑病、小肝癌、肾外伤、原发性支气管肺癌等
造影检查	下肢静脉曲张、血栓闭塞性脉管炎、蛛网膜下腔出血、颅内动脉瘤、脑血栓形成及脑栓塞、冠心病、胆道疾病等
B 超检查	胆道疾病（胆囊结石、急性胆囊炎、慢性胆囊炎、胆道蛔虫病、胆管癌）、妊娠、早期流产、前置胎盘、胎盘早剥、肾外伤、腹部损伤、原发性肝癌、葡萄胎、乳腺和甲状腺疾病等

续　表

检　查	常见疾病
心电图	心律失常、急性心肌梗死（诊断及定位诊断）、心绞痛、慢性肺源性心脏病、二尖瓣狭窄、洋地黄类药物中毒、低钾血症、高钾血症等
超声心动图	先天性心脏病、心力衰竭、心脏瓣膜病、慢性肺源性心脏病、心肌疾病等
脑电图	癫痫、一氧化碳中毒等
导尿试验	尿道损伤、膀胱破裂等
直肠指诊	良性前列腺增生、尿道结石、膀胱结石、直肠癌、急性阑尾炎等
阴道检查	正常分娩、前置胎盘（慎做阴道检查，禁肛门检查）、胎膜早破（避免阴道检查和肛门检查）等

第二章　内科护理学

考点背诵 1：呼吸系统疾病的常见病因

病　因	疾　病	说　明
遗传因素	支气管哮喘	主要的内因
	慢性阻塞性肺疾病	与 α_1- 抗胰蛋白酶缺乏有关
免疫因素	支气管哮喘	由接触变应原触发或引起的变态反应疾病，其本质是气道的慢性炎症
感染因素	急性上呼吸道感染	各种病毒和细菌均可引起，但成人 70%~80% 为病毒，小儿 90% 为病毒。病毒感染后可继发细菌感染，最常见的致病菌是溶血性链球菌，其次为肺炎链球菌、流感嗜血杆菌
	急性脓胸	多为继发性感染，最主要的原发病灶是肺部感染，常见的致病菌为金黄色葡萄球菌
	支气管扩张症	引起支气管扩张症的最常见病因，病原体包括细菌、真菌、分枝杆菌和病毒等，如儿童期的麻疹和百日咳
	肺脓肿	主要病原体是细菌，其中厌氧菌最常见
	肺炎	常见病原体为细菌、病毒。发展中国家以细菌为主，我国社区获得性肺炎最常见的病原体为肺炎链球菌；发达国家以病毒为主，呼吸道合胞病毒最常见
吸　烟	原发性支气管肺癌	与发病关系最密切的因素
	慢性阻塞性肺疾病	

考点背诵 2：慢支—肺气肿—COPD—肺心病—II 型呼吸衰竭

（1）慢性支气管炎（慢支）：感染是病情加重的重要因素。临床症状是诊断慢支最重要的依据。

（2）慢性阻塞性肺疾病（COPD）：在慢支和肺气肿的病理基础上，出现气道阻塞，肺泡弹性纤维断裂，肺泡过度膨胀，肺泡壁弹性减弱或破坏，融合成肺大疱。

（3）慢性肺源性心脏病（肺心病）：肺动脉高压形成是发病的关键（主要机制）。缺氧及二氧化碳潴留引起肺血管收缩痉挛是肺动脉高压形成的最主要因素。

（4）II 型呼吸衰竭：感染是最常见的诱因。

考点背诵 3：呼吸系统疾病的辅助检查

检　查	疾　病	表现或意义
X　线	支气管扩张症	可见蜂窝状透亮阴影或沿支气管的卷发状阴影
胸部 CT	支气管扩张症	确诊检查

续 表

检 查	疾 病	表现或意义
血气分析	呼吸衰竭	PaO_2 是判断低氧血症最敏感的指标
血常规检查	急性上呼吸道感染	多为病毒感染，白细胞计数正常或偏低，淋巴细胞分类增高
	肺炎	多为细菌感染，白细胞计数增多，中性粒细胞分类增高
	过敏性疾病（如支气管哮喘）	嗜酸性粒细胞增多
	严重感染	杆状核粒细胞增多（核左移）
痰培养	肺结核	痰中找到抗酸杆菌是确诊的重要依据；痰涂片阳性提示病灶是开放的，患者应行呼吸道隔离
痰脱落细胞学检查	原发性支气管肺癌	简易有效的普查和早期诊断方法，找到癌细胞即可确诊
肺功能检查	COPD	吸入支气管扩张药后的第 1 秒用力呼气容积 / 用力肺活量（FEV_1/FVC）＜ 70% 可确定为持续气流受限，是诊断早期 COPD 较敏感的指标，肺总量（TCL）、功能残气量（FRC）、残气量（RV）增高，肺活量（VC）降低
	支气管哮喘	最大呼气峰流速是预测哮喘早期发作最简便易行的指标

考点背诵 4：呼吸系统疾病典型、常见的临床表现

疾 病	典型、常见的临床表现
婴幼儿急性上呼吸道感染	以发热、全身症状为主
急性感染性喉炎	以犬吠样咳嗽、声嘶、喉鸣和吸气性呼吸困难为特征
支气管哮喘	反复发作的呼气性呼吸困难，急性发作期双肺可闻及广泛哮鸣音，胸部呈过度充气状态
支气管扩张症	慢性咳嗽、咳大量脓痰
肺炎链球菌肺炎	典型表现为突发寒战、高热、咳嗽、咳铁锈色痰，多呈稽留热； 常见诱因有受凉、淋雨、疲劳、醉酒、精神刺激、上呼吸道感染、COPD、糖尿病、大手术等
肺炎支原体肺炎	以刺激性干咳为突出症状，胸部体征不明显，与肺部病变程度常不成比例；X 线检查显示肺部可有多种形态的浸润影，节段性分布，以肺下野多见
肺结核	多表现为长期午后低热，可伴有乏力、食欲减退、消瘦、盗汗
自发性气胸	突感一侧胸痛，呈刀割样或针刺样，继之出现胸闷、气促、刺激性咳嗽，多继发于 COPD 等疾病

考点背诵 5：结核菌素（PPD）试验

（1）注射方法：常用 PPD，在左前臂屈侧中部皮内注射 0.1ml（5U）的结核菌素。

（2）观察结果：48~72 小时测量皮肤硬结直径。阴性除提示可能无结核分枝杆菌感染外，还可见于初次感染结核分枝杆菌 4~8 周内、应用糖皮质激素、营养不良、严重结核病、HIV 感染或老年人等。

硬结直径	判断标准
＜ 5mm	阴性（－）
5~9mm	阳性（＋），常为接种卡介苗后，硬结浅红，边缘不清，2~3 天后消失
10~19mm	中度阳性（＋＋），提示有结核分枝杆菌感染，硬结深红，边缘清，7~10 天后消失
≥ 20mm	强阳性（＋＋＋），提示有活动性结核病的可能
除硬结外，还有水疱、破溃、淋巴管炎及双圈反应	极强阳性（＋＋＋＋）

考点背诵 6：慢性心力衰竭的病因与发病机制、诱因

（1）病因与发病机制

病因与发病机制	病因举例
原发性心肌损害	冠心病、心肌梗死是引起慢性心力衰竭最常见的原因，其他还有心肌炎、心肌疾病等
继发性心肌损害	糖尿病、甲状腺功能亢进症、心肌毒性药物等导致的心肌损害
前负荷（容量负荷）过重	瓣膜关闭不全：二尖瓣、主动脉瓣关闭不全（左心室前负荷过重）； 左、右心腔分流：房间隔缺损、室间隔缺损、动脉导管未闭等； 循环血量增多：甲状腺功能亢进症、慢性贫血等
后负荷（压力负荷）过重	左心室后负荷过重：高血压、主动脉瓣狭窄
	右心室后负荷过重：肺动脉高压、肺动脉瓣狭窄
心室前负荷不足	二尖瓣狭窄、心脏压塞、缩窄性心包炎等，引起心室充盈受限

助记歌谣　压力过重有两种，原高主狭左后重。肺高肺狭右后重，二主不全左室容。

（2）诱因

诱　因	具体因素
感　染	呼吸道感染是最常见、最重要的诱因，其次为感染性心内膜炎
心律失常	心房颤动是器质性心脏病最常见的心律失常之一，也是心力衰竭最重要的诱因
血容量增加	钠盐摄入过多，输液过快、过多等
生理或心理压力过大	妊娠、过度劳累、剧烈运动、情绪激动等
治疗不当	不恰当停用利尿药或降压药等
原有心脏疾病加重或合并其他疾病	急性心肌梗死、合并甲状腺功能亢进症或贫血等

考点背诵 7：慢性心力衰竭的心功能评估与活动指导

分　级	心功能表现	活动指导
Ⅰ　级	体力活动不受限，日常活动（一般活动）不引起明显的气促、乏力或心悸	注意休息，不限制一般的体力活动，适当锻炼，但应避免剧烈运动和重体力劳动
Ⅱ　级	体力活动轻度受限，休息时无症状，日常活动（一般活动）如平地步行 200~400m 或以常速上 3 层以上楼梯的高度时，出现气促、乏力和心悸	适当限制体力活动，可从事轻体力活动和家务劳动，增加午睡时间，劳逸结合
Ⅲ　级	体力活动明显受限，稍事活动或轻于日常活动（一般活动）如平地步行 100~200m 或以常速上 3 层以下楼梯的高度时，即引起显著气促、乏力或心悸	限制日常体力活动，以卧床休息为主，鼓励或协助患者自理日常生活
Ⅳ　级	体力活动重度受限，休息时也有气促、乏力或心悸，稍有体力活动症状即加重，任何体力活动均会引起不适	无须静脉给药者为Ⅳ a 级，可在室内或床边略活动；需要静脉给药者为Ⅳ b 级，应绝对卧床休息；日常生活由他人照顾完成，卧床时应做肢体被动运动

助记歌谣　I 级心衰不受限，日常活动难出现。II 级活动轻受限，行二上三症状现。III 级明显活动限，未及二三就出现。IV 级重度活动限，即便休息也常见。

考点背诵 8：冠状动脉粥样硬化性心脏病概述、病因及诱因

（1）冠状动脉粥样硬化性心脏病：是指冠状动脉粥样硬化后造成血管腔狭窄、阻塞，导致心肌缺血、缺氧或坏死引起的心脏病，简称冠心病，又称为缺血性心脏病。

①冠心病分类

分 类	具体疾病
慢性心肌缺血综合征	稳定型心绞痛、缺血性心肌病、隐匿性冠心病
急性冠状动脉综合征	不稳定型心绞痛、非 ST 段抬高型心肌梗死、ST 段抬高型心肌梗死

②危险因素：年龄（＞ 40 岁）、血脂异常（总胆固醇、低密度脂蛋白胆固醇、甘油三酯增高，高密度脂蛋白胆固醇降低）、高血压、吸烟、糖尿病或糖耐量异常、肥胖、家族遗传。其他危险因素还包括 A 型性格、口服避孕药、性别、缺少体力活动（久坐不动）、饮食不当等。

（2）稳定型心绞痛和急性心肌梗死的鉴别

	稳定型心绞痛	急性心肌梗死
诱 因	体力劳动、情绪激动、饱餐、寒冷、吸烟等	一般无明显诱因
典型症状	发作性胸痛和胸部不适	剧烈胸痛是最早出现和最突出的症状
胸痛部位	胸骨后上中段或心前区	
有无心肌坏死	无	有，心电图出现病理性 Q 波

考点背诵 9：心脏骤停的病因、临床表现及识别

（1）病因：最常见的病因是冠心病。

（2）临床表现

①突然倒地，意识丧失。

②大动脉搏动消失，触摸不到颈动脉或股动脉搏动。

③呼吸停止或呈叹息样呼吸。

④双侧瞳孔散大，对光反射消失。

⑤脑缺氧常引起抽搐和大小便失禁。

⑥皮肤苍白或青紫。

⑦听诊心音消失、血压测不出、脉搏触不到。

（3）识别心脏骤停最可靠的临床征象：意识丧失伴大动脉搏动消失。

考点背诵 10：心脏瓣膜病的病因

心脏瓣膜病是由于各种原因引起的单个或多个瓣膜的功能或结构异常，导致瓣口狭窄和（或）关闭不全。

（1）在我国，最常见于风湿性心脏病患者，与 A 组 β 溶血性链球菌反复感染产生的异常免疫反应有关。

（2）其中，二尖瓣最常受累，其次为主动脉瓣。最常见的联合瓣膜病是二尖瓣狭窄合并主动脉瓣关闭不全。

考点背诵 11：心脏瓣膜病的特点

	二尖瓣狭窄	二尖瓣关闭不全	主动脉瓣狭窄	主动脉瓣关闭不全
早期症状	劳力性呼吸困难	无症状或疲劳、乏力	无明显症状	无症状或心悸、心前区不适
严重症状	急性肺水肿常见	呼吸困难出现较晚	呼吸困难、心绞痛、晕厥三联征	呼吸困难
病理生理	舒张期血液流入左心室受阻，左心房内压增高，肺静脉压和肺毛细血管压增高，出现肺水肿。最先累及左心房	收缩期血液反流入左心房，左心房和左心室前负荷增加	左心室后负荷增加，左心室向心性肥厚，室壁顺应性下降	舒张期主动脉内血液反流入左心室，左心室前负荷增加，导致左心室代偿性肥厚、扩大

续　表

	二尖瓣狭窄	二尖瓣关闭不全	主动脉瓣狭窄	主动脉瓣关闭不全
典型体征	“二尖瓣面容”，即双颧绀红，口唇轻度发绀	心尖搏动呈抬举样，向左下移位	心尖区可触及收缩期抬举样搏动	严重者出现周围血管征，如点头征、水冲脉、毛细血管搏动征、股动脉枪击音等
杂　音	心尖区闻及舒张中晚期隆隆样杂音	心尖区闻及全收缩期粗糙吹风样杂音	胸骨右缘第 2 肋间闻及收缩期粗糙、响亮吹风样杂音	胸骨左缘第 3、4 肋间闻及舒张期高调叹息样杂音

助记歌谣 二狭主不全，音在舒张期。二为隆隆样，不全高叹息。主狭二不全，音在收缩期。粗糙吹风样，主狭更响亮。

考点背诵 12：高血压的分类水平和定义

当收缩压和舒张压分属于不同级别时，以较高的分级为准。

分　类	收缩压（mmHg）	舒张压（mmHg）
正常血压	＜ 120 和	＜ 80
正常高值	120~139 和（或）	80~89
高血压	≥ 140 和（或）	≥ 90
1 级高血压（轻度）	140~159 和（或）	90~99
2 级高血压（中度）	160~179 和（或）	100~109
3 级高血压（重度）	≥ 180 和（或）	≥ 110
单纯收缩期高血压	≥ 140 和	＜ 90

考点背诵 13：原发性高血压的病因及发病机制

（1）原发性高血压的病因为多因素，尤其是遗传和环境因素交互作用的结果。相关因素包括遗传（基因显性遗传和多基因关联遗传两种方式）、饮食（高盐低钾、高蛋白质、高饱和脂肪酸、饮酒、缺乏叶酸等）、精神应激（精神紧张）、吸烟、肥胖、药物（口服避孕药、糖皮质激素、非甾体抗炎药）、睡眠呼吸暂停低通气综合征等。

（2）发病机制

发病机制	具体机制
神经机制	高级神经中枢功能失调在高血压发病中占主导地位； 机制为交感神经系统活动亢进，血浆儿茶酚胺浓度升高，阻力小动脉收缩增强而导致高血压
肾脏机制	各种原因引起肾性水、钠潴留，血压升高成为维持体内水、钠平衡的一种代偿方式
激素机制	肾素 - 血管紧张素 - 醛固酮系统（RAAS）激活； 血管紧张素 II 是 RAAS 的主要效应物质，可使小动脉平滑肌收缩，并进一步刺激醛固酮分泌增加，均可使血压升高
血管机制	年龄增长、血脂异常、血糖升高、吸烟等因素损伤血管内皮功能，动脉弹性下降，致收缩压升高、舒张压降低，脉压增大
胰岛素抵抗	继发性高胰岛素血症可使交感神经系统亢进，动脉弹性减退，使血压升高

考点背诵 14：心电图基础知识

（1）心电图描记

①记录横竖交织的线形成标准的小格。

②每一小格的两条竖线及两条横线相距均为 1mm，心电图描记走纸速度为 25mm/s，竖线间 1 小格代表时间 0.04 秒。

③横线间 1 小格代表电压 0.1mV。

④测量 PP 或 RR 间隔的时间，用秒（s）表示，除以 60 秒，即为心率。如 PP 间隔 0.75 秒，则心率为 60 秒 /0.75 秒 =80 次 / 分。

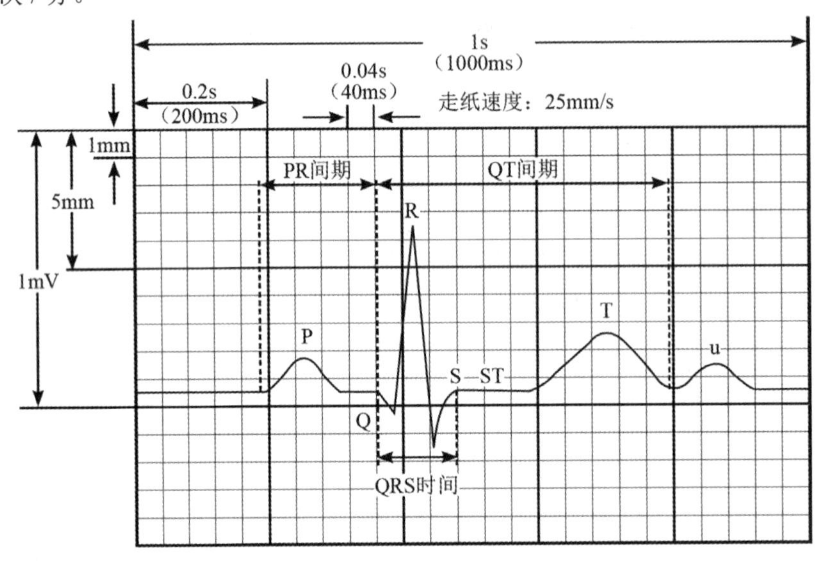

心电图基本图形

（2）P 波：代表心房除极时的电位变化。时间≤ 0.11 秒。

①“肺型 P 波”：P 波尖而高耸，见于右心房肥大。

②“二尖瓣型 P 波”：见于左心房肥大，P 波增宽，时限≥ 0.12 秒，呈双峰型，两峰间距≥ 0.04 秒。

（3）PR 间期：为心房除极并经房室结、希氏束、束支传导至心室开始除极的时间。正常成人 PR 间期为 0.12~0.20 秒。

（4）QRS 波群：心室除极综合波群。正常成人为 0.06~0.10 秒，最宽不超过 0.11 秒。

①心室除极的方向：心内膜→心外膜（刺激方向为室间隔→心尖部→心室外壁→左室壁后基底部→心底部），复极时相反。

②左心室肥厚：QRS 波群电压增高，时间延长到 0.10~0.11 秒。

③心肌坏死型改变：为面向坏死区的导联出现异常 Q 波（时限≥ 0.03 秒，振幅≥ 1/4R）或者呈 QS 波。

（5）ST 段：代表心室缓慢复极过程。在任何导联中，ST 段下移不应超过 0.05mV。ST 段改变可反映心肌损伤型改变。

①稳定型心绞痛发作：心内膜下心肌损伤表现为 ST 段压低，心外膜下心肌损伤表现为 ST 段抬高。

②急性心肌梗死：可出现心肌“损伤型”图形改变，主要表现为面向损伤心肌的导联出现 ST 段抬高。

（6）T 波：代表心室快速复极过程，代表心肌缺血型改变。

①冠状动脉急性闭塞后，最早出现的变化是缺血性 T 波改变。

②通常缺血最早出现在心内膜下肌层，使对向缺血区的导联出现高而直立的 T 波。

③若缺血发生在心外膜下肌层，则面向缺血区的导联出现 T 波倒置。

④ T 波高而尖：主要见于高钾血症。

（7）QT 间期：为心室开始除极至心室复极完毕的全过程时间。

（8）u 波：心室肌舒张的机械作用可能是形成 u 波的原因。u 波方向大体与 T 波相一致。

①u 波明显增高常见于低钾血症。

②u 波倒置可见于高血压和冠心病。

考点背诵 15：心律失常概述

（1）心律失常是指心脏冲动的频率、节律、起源部位、传导速度或激动次序的异常。

（2）心电图表现是诊断心律失常主要的诊断依据。

（3）心脏传导系统：窦房结→结间束→房室结→希氏束（房室束）→左、右束支→浦肯野（Purkinje）纤维。

（4）窦性心律失常是指由于窦房结冲动发放频率的异常或窦性冲动向心房的传导受阻而导致的心律失常。

（5）期前收缩是指由于窦房结以外的异位起搏点兴奋性增高，过早发出冲动引起的心脏搏动，也称为早搏，是临床上最常见的心律失常。

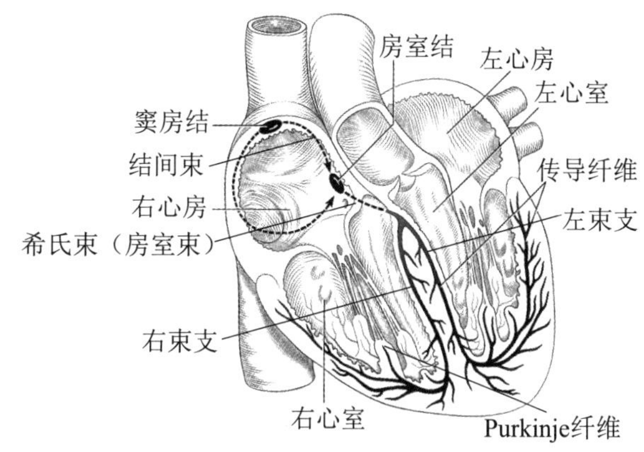

心脏传导系统

考点背诵 16：房性期前收缩的心电图特点

（1）P′ 波提早出现，其形态与窦性 P 波不同。

（2）PR 间期≥ 0.12 秒，QRS 波群形态与正常窦性心律的 QRS 波群相同，期前收缩后有一不完全代偿间歇。

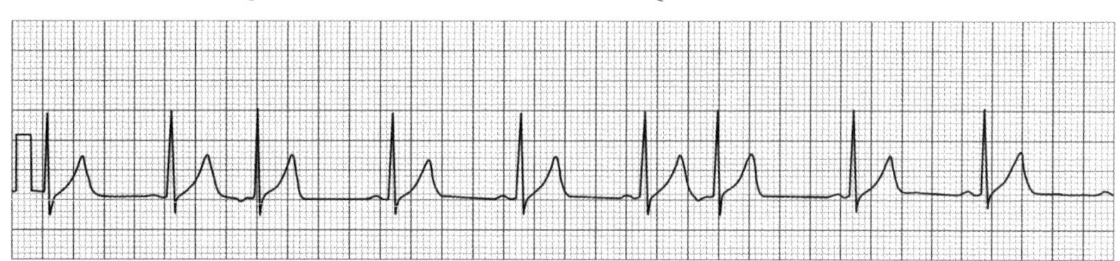

房性期前收缩

考点背诵 17：室性期前收缩的心电图特点

（1）QRS 波群提前出现，形态宽大畸形，QRS 时限＞ 0.12 秒，其前无相关的 P 波。

（2）T 波常与 QRS 波群的主波方向相反。

（3）期前收缩后有完全性代偿间歇。

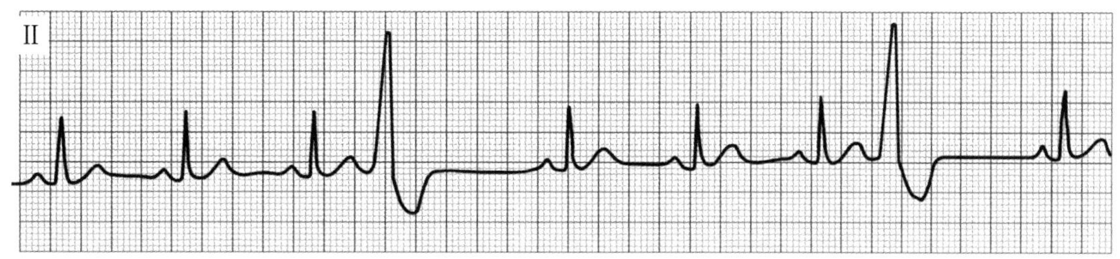

室性期前收缩

考点背诵 18：心动过速的心电图特点

（1）阵发性室上性心动过速

①心室率 150~250 次 / 分，节律规则。

② QRS 波形态正常，P 波为逆行性。起始突然，通常由一个房性期前收缩触发。

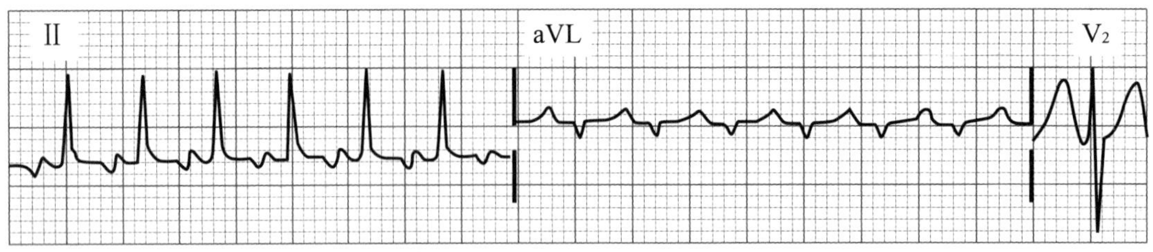

阵发性室上性心动过速

（2）室性心动过速

①心室率 150~250 次 / 分，QRS 波群宽大畸形，时限＞ 0.12 秒，ST-T 波常与 QRS 波群主波方向相反。

②心律规则或轻度不规则，P 波与 QRS 波群无固定关系。

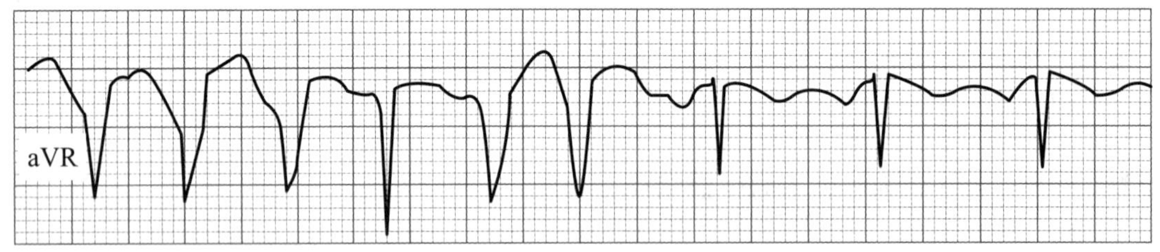

室性心动过速

考点背诵 19：心房颤动的心电图特点

（1）窦性 P 波消失，代之以小而不规则的基线波动（f 波），频率 350~600 次 / 分，一般情况下 QRS 波群形态正常。

（2）心室率（RR 间隔）极不规则，通常在 100~160 次 / 分。

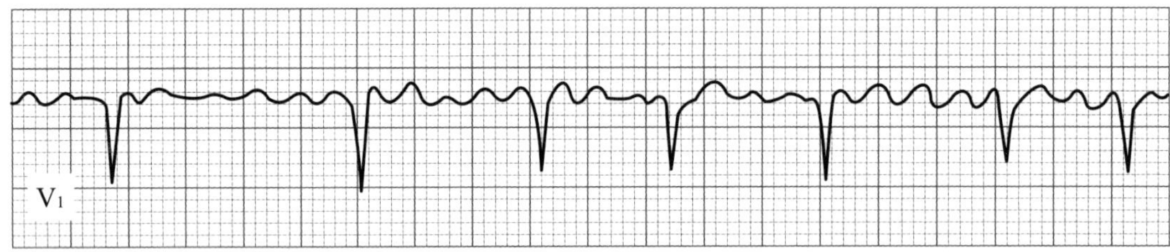

心房颤动

考点背诵 20：房室传导阻滞的心电图特点

（1）一度房室传导阻滞：PR 间期＞ 0.20 秒，每个 P 波之后都有 1 个下传的 QRS 波群。

（2）二度房室传导阻滞

①二度Ⅰ型特征为 PR 间期进行性延长，直至 P 波不能下传心室，QRS 波群脱落，传导的比例为 3∶2 或 5∶4，之后 PR 间期又恢复以前时限，如此周而复始，很少进展到三度房室传导阻滞。

②二度Ⅱ型特征为 PR 间期固定，时限正常或延长，QRS 波群间歇性脱落，传导比多为 2∶1 或 3∶1。阻滞位于房室结时，下传的 QRS 波群形态正常。阻滞位于希氏束时，呈束支阻滞图形。

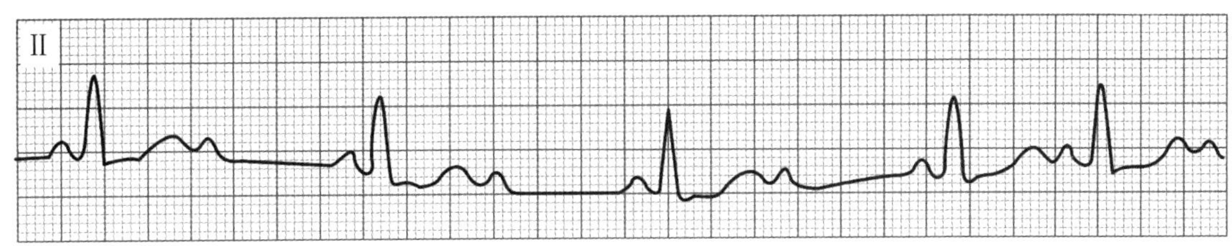

二度Ⅱ型房室传导阻滞

（3）三度房室传导阻滞：全部心房冲动均不能传导至心室，心房和心室各自独立活动，P 波与 QRS 波群完全脱离关系，心房率快于心室率。起搏点若位于希氏束及其分叉以上，心室率为 40~60 次 / 分，QRS 波群形态正常；若位于希氏束分叉以下，心室率可低至 40 次 / 分以下，QRS 波群增宽。

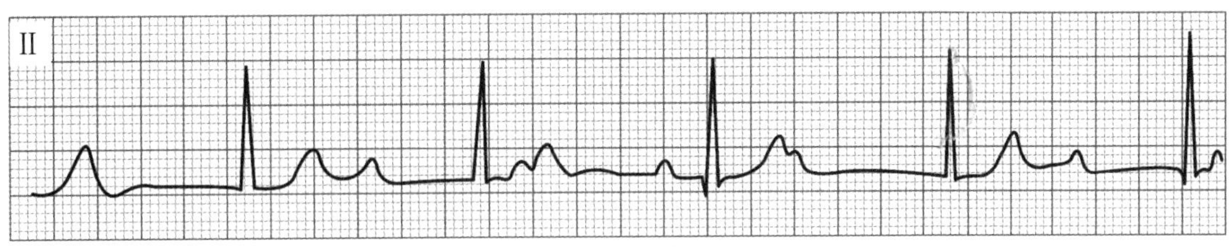

三度房室传导阻滞

考点背诵 21：急性心肌梗死的心电图特点

（1）心电图检查：是急性心肌梗死最有意义的辅助检查。

（2）特征性改变

①在面向透壁心肌坏死区的导联上出现宽而深的 Q 波（病理性 Q 波），ST 段弓背向上抬高，T 波倒置。

②在背向梗死区的导联上出现 R 波增高，ST 段压低，T 波直立并增高。

③多数患者 T 波倒置和病理性 Q 波永久存在。

（3）根据心电图改变的导联数来定位心肌梗死的部位。

导　联	心室部位
Ⅱ、Ⅲ、aVF	下壁
Ⅰ、aVL、V_5、V_6	侧壁
V_1~V_3	前间壁
V_3~V_5	局限前壁
V_1~V_5	广泛前壁
V_7~V_9	正后壁
V_{3R}~V_{4R}	右心室

考点背诵 22：急性心肌梗死血清心肌坏死标志物检查

血清心肌坏死标志物	临床意义
肌钙蛋白（cTn）	cTn 是诊断心肌坏死最特异和敏感的首选标志物，是诊断急性心肌梗死最有意义的心肌坏死标志物；但其持续时间长（7~14 天），对判断是否有新的梗死不利
肌酸激酶同工酶（CK-MB）	发生急性心肌梗死后，CK-MB 升高较早（4~6 小时），恢复也较快（3~4 天），其增高的程度能较准确地反映心肌梗死的范围，特异性也较高，对早期急性心肌梗死的诊断具有重要价值；因其恢复较 cTn 快，更适合诊断再发心梗及判断溶栓是否成功
肌红蛋白（Mb）	可作为急性心肌梗死早期诊断的敏感指标，但特异性不强

续 表

血清心肌坏死标志物	临床意义
肌酸磷酸激酶（CPK）	特异性和敏感性均较差，已不再用于诊断急性心肌梗死
乳酸脱氢酶（LDH）	
天冬氨酸氨基转移酶（AST）	

考点背诵 23：循环系统疾病常用辅助检查

辅助检查	疾　病	临床意义
心电图	心律失常	主要诊断依据
	心绞痛	发作时的首选检查
	急性心肌梗死	最有意义的辅助检查
超声心动图	心力衰竭	最有价值的检查，简便、无创，且适合于床旁检查
	心脏瓣膜病	最可靠的检查，可评估心脏瓣膜的病理改变和狭窄的严重程度，还可提供房室大小、心室功能、室壁厚度和运动状态、肺动脉压等信息
冠状动脉造影	冠心病	诊断的“金标准”，可显示冠状动脉主干及其分支狭窄性病变，并评估其严重程度，对明确诊断、指导治疗和判断预后意义重大

考点背诵 24：消化系统的解剖生理

（1）消化系统

消化系统组成	器官或组织
消化管	口腔、咽、食管、胃、小肠和大肠
消化腺	大消化腺：大唾液腺、肝和胰； 小消化腺：分布于消化管壁内，如胃腺及肠腺

（2）胰腺功能

胰腺功能	分泌物质
外分泌（胰液）	消化酶：胰淀粉酶、胰脂肪酶、胰蛋白酶和糜蛋白酶； 水、HCO_3^- 等
内分泌（胰岛）	α 细胞：胰高血糖素； β 细胞：胰岛素； δ 细胞：生长抑素； PP 细胞：胰多肽

（3）胃黏膜的外分泌功能

细　胞	分泌物质	功　能
壁细胞	盐酸	可激活胃蛋白酶原，使其转变为具有消化活性的胃蛋白酶，还能杀灭进入胃内的细菌
	内因子	可促进维生素 B_{12} 的吸收
主细胞	胃蛋白酶原	被盐酸激活为胃蛋白酶，参与蛋白质的消化
黏液细胞	碱性黏液	可中和胃酸，保护胃黏膜
G 细胞	促胃液素（胃泌素）	刺激壁细胞和主细胞分泌胃酸和胃蛋白酶原

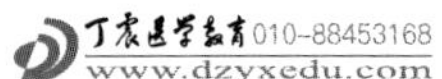

考点背诵 25：消化系统疾病的常见病因

病 因	疾 病
乙型肝炎	是肝硬化最常见的病因，乙型、丙型和丁型肝炎均可发展为肝硬化，以乙型肝炎最常见； 甲型和戊型肝炎一般不会发展为肝硬化
	肝炎后肝硬化是我国原发性肝癌最常见的病因，也是肝性脑病最常见的病因
幽门螺杆菌（Hp）	是慢性胃炎、消化性溃疡和胃癌最主要的病因
药物、毒物	大量饮酒是西方国家肝硬化的主要原因
	黄曲霉毒素、亚硝胺类化合物、乙醇等因素与原发性肝癌相关
	非甾体抗炎药、糖皮质激素可损伤胃黏膜，引起消化性溃疡
胃酸、胃蛋白酶	是消化性溃疡主要的侵袭因素，其中胃酸是决定性因素
自身免疫	溃疡性结肠炎
	自身免疫性（A 型）胃炎
胆道疾病	是我国急性胰腺炎最常见的病因

考点背诵 26：消化系统疾病的好发部位

疾 病	好发部位
自身免疫性（A 型）胃炎	胃体、胃底
多灶萎缩性（B 型）胃炎	胃窦
胃溃疡	胃小弯，胃角或胃窦
十二指肠溃疡	十二指肠球部
胃 癌	胃窦＞贲门＞胃体
肠结核	回盲部
溃疡性结肠炎	直肠和乙状结肠
肠伤寒	回肠末段
细菌性痢疾	直肠和乙状结肠
大肠癌	直肠最多见，其次是乙状结肠
肠扭转	小肠（青壮年）、乙状结肠（老年男性）

助记歌谣 小肠扭少，乙状扭老，多灶胃癌窦部藏，小弯角窦胃溃疡。伤寒回末，结核回盲，溃结菌痢癌大肠，均在直肠与乙状。

考点背诵 27：消化性溃疡的并发症

并发症	表 现
出血（最常见）	消化性溃疡是上消化道出血最常见的病因； 轻者仅表现为排黑便，重者可出现呕血甚至低血容量性休克
急性穿孔	典型表现为突发刀割样剧烈腹痛，腹膜刺激征明显； 腹部立位 X 线检查见膈下新月状游离气体影是最重要的诊断依据
幽门梗阻	反复呕吐是最为突出的症状，呕吐物为腐败酸臭味宿食，严重呕吐可致低氯低钾性碱中毒
癌 变	疼痛节律无规律性，大便隐血试验持续阳性

考点背诵28：肝硬化的并发症

并发症	说　明
上消化道出血（最常见）	多由食管胃底静脉曲张破裂出血所致，表现为突发大量呕血或柏油样便，易导致失血性休克或肝性脑病
感　染	免疫力降低、门-腔静脉侧支循环开放等易导致细菌感染
肝性脑病（最严重）	常见诱因包括上消化道出血（最常见）、高蛋白饮食、饮酒、便秘、感染、尿毒症、低血糖、严重创伤、外科手术、大量排钾利尿、过多过快放腹腔积液、应用镇静催眠药和麻醉药等
原发性肝癌	短期内肝脏进行性增大，表面凹凸不平，持续性肝区疼痛，腹腔积液增多且为血性，消瘦等
肝肾综合征	在难治性腹腔积液基础上出现少尿、无尿及氮质血症，肾脏无明显器质性损害

考点背诵29：上消化道出血程度评估

出血量	临床表现
＞5ml/d	大便隐血试验阳性
＞50ml/d	黑便
胃内积血量＞250ml	呕血
一次出血量＜400ml	不出现全身症状
一次出血量≥400ml	头晕、心悸、乏力等
短时间内出血量＞1000ml	休克表现

助记歌谣　五阳五十出黑便，千休四百晕乏现。

考点背诵30：消化系统疾病的主要辅助检查

检　查	疾　病	临床意义
肝功能检查	肝硬化	白蛋白显著减少、球蛋白增多，白蛋白/球蛋白（A/G）减小或倒置
甲胎蛋白（AFP）	肝癌	特异性指标，定性检查，最常用的普查方法
血　氨	肝性脑病	最有助于诊断的检查方法
淀粉酶	急性胰腺炎	最常用和最有价值的检查方法
血沉、C反应蛋白	溃疡性结肠炎	血沉加快及C反应蛋白增高是活动期的标志
大便隐血试验	消化性溃疡	阳性往往提示溃疡有活动
	肠结核、溃疡性结肠炎	结果常为阳性
内镜＋病理学检查	慢性胃炎	最可靠的诊断方法
	消化性溃疡	最可靠的首选诊断方法，可直接观察溃疡的部位、大小
	上消化道出血	诊断出血病因、部位和出血情况的首选检查
	溃疡性结肠炎	最重要的诊断方法
	肠结核	可观察肠内典型病变，病理学检查发现肉芽肿、干酪样坏死或抗酸杆菌可确诊
穿刺＋病理学检查	肝硬化	假小叶形成可明确诊断
	肝癌	最可靠的诊断方法
B超检查	肝癌	筛查和早期定位的首选检查，能显示直径＞1cm的占位性病变
CT或MRI检查	肝癌	可以提高直径＜1cm的小肝癌检出率

考点背诵 31：泌尿系统疾病的常见病因

病因	疾病	解释
感染因素	急性肾小球肾炎	为 A 组 β 溶血性链球菌感染后引起的免疫反应所致
	尿路感染	多为革兰阴性杆菌感染，以大肠埃希菌最常见
免疫因素	慢性肾小球肾炎	发病的起始因素是免疫介导的炎症
	原发性肾病综合征	为免疫介导性炎症所致的肾损害
	慢性肾衰竭	我国最常见的病因是慢性肾小球肾炎

考点背诵 32：泌尿系统疾病的主要辅助检查

（1）尿液检查

疾病	检查结果
急性肾小球肾炎	镜下血尿：新鲜尿沉渣中红细胞＞ 3 个 /HPF；尿红细胞计数＞ 10 万个 / 小时； 肉眼血尿：尿液外观为洗肉水样或血样，尿液中含有血液＞ 1ml/L； 可见变形红细胞、红细胞管型（急性肾小球肾炎的重要特征）
慢性肾小球肾炎	尿蛋白定性（＋）~（＋＋＋），定量 1~3g/24h
原发性肾病综合征	尿蛋白定性（＋＋＋）~（＋＋＋＋），定量＞ 3.5g/24h（大量蛋白尿）
慢性肾衰竭	尿比重低，固定在 1.010~1.012；尿比重测定是判断肾功能最简单的方法； 尿沉渣镜检有大量蜡样管型
急性肾损伤	尿蛋白定性（＋）~（＋＋）；尿比重低且固定，＜ 1.015
尿路感染	确诊：尿细菌培养菌落数≥ 10^5/ml； 白细胞尿或脓尿：新鲜尿沉渣中白细胞＞ 5 个 /HPF； 白细胞管型对肾盂肾炎有诊断价值

（2）血液检查

疾病	检查结果
急性肾小球肾炎	血沉加快；血清 C3 及总补体下降，8 周内逐渐恢复正常； 血清抗链球菌溶血素“O”滴度升高，提示近期曾有链球菌感染
慢性肾小球肾炎	早期多正常或轻度贫血，晚期红细胞计数和血红蛋白明显减少
原发性肾病综合征	血白蛋白＜ 30g/L，血胆固醇、甘油三酯、低密度脂蛋白及极低密度脂蛋白均升高
尿路感染	急性期白细胞计数增多，中性粒细胞核左移，血沉加快

（3）肾功能检查

①内生肌酐清除率：反映肾小球滤过功能最常用的方法。

②血肌酐（Cr）和尿素氮（BUN）测定：可判断肾功能损害的程度；BUN 正常值：成人 3.2~7.1mmol/L，婴儿、儿童 1.8~6.5mmol/L。

肾功能评估	血肌酐（μmol/L）	内生肌酐清除率（ml/min）
正常	88.4~176.8	80~120
肾衰竭代偿期	＜ 178	51~80
肾衰竭失代偿期	178~445	20~50
肾衰竭期	445~707	10~19
尿毒症期	＞ 707	＜ 10

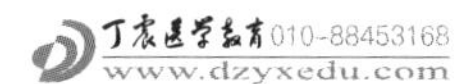

考点背诵 33：血液及造血系统疾病的常见病因

病　因	具体因素
造血原料不足	铁摄入不足：小儿、妊娠和哺乳期妇女缺铁性贫血的主要病因
	铁丢失过多：慢性失血是成人缺铁性贫血最常见和最重要的病因
	铁吸收不良：如胃大部切除术后
	维生素 B_{12}、叶酸缺乏：巨幼细胞贫血
免疫因素	原发免疫性血小板减少症（ITP）：血小板自身抗体形成导致血小板破坏
感染因素	过敏性紫癜：感染是最常见、易引起疾病复发的因素，常导致血管变态反应性炎症
	弥散性血管内凝血（DIC）：严重感染为最常见的病因，感染病原体包括细菌、病毒、立克次体等
	白血病：可能与病毒感染、免疫功能异常有关，如人类 T 淋巴细胞病毒感染
药物、化学因素	再生障碍性贫血：药物及化学物质是最常见的致病因素，以氯霉素最多见，其致病作用与剂量无关，与个人敏感有关
	白血病：苯及含苯的有机溶剂、氯霉素、保泰松、抗肿瘤药物
遗传因素	白血病：与染色体异常有关
	珠蛋白生成障碍性贫血（地中海贫血）：与基因缺陷导致血红蛋白中的珠蛋白合成障碍有关

考点背诵 34：贫血的细胞形态学分类、诊断标准与分度

（1）分类

	大细胞性贫血	正常细胞性贫血	小细胞低色素性贫血
临床类型	巨幼细胞贫血	再生障碍性贫血、急性失血性贫血、溶血性贫血、骨髓病性贫血	缺铁性贫血（最常见）、铁粒幼细胞贫血、珠蛋白生成障碍性贫血

助记歌谣 巨幼大，铁珠小，再障急失溶血正。

（2）诊断标准：血红蛋白浓度是反映贫血最重要的指标。在海平面地区，成年男性血红蛋白＜ 120g/L、女性血红蛋白＜ 110g/L 即可诊断为贫血。

	新生儿	1~4个月	4~6个月	6个月至6岁	6~14岁
血红蛋白（g/L）	＜ 145	＜ 90	＜ 100	＜ 110	＜ 120

（3）分度

	轻　度	中　度	重　度	极重度
血红蛋白（g/L）	＞ 90	60~90	30~59	＜ 30
临床表现	症状轻微	活动后感心悸、气促	静息状态下仍感心悸、气促	常并发贫血性心脏病

考点背诵 35：血液及造血系统疾病的主要辅助检查

（1）血液检查

疾　病	检查结果
缺铁性贫血	血红蛋白减少较红细胞明显；红细胞体积小、中央淡染区扩大
巨幼细胞贫血	红细胞减少较血红蛋白明显；红细胞大小不等、中央淡染区消失
再生障碍性贫血	全血细胞减少，但“三系”细胞减少的程度不同； 网织红细胞绝对值低于正常（正常相对值为 0.005~0.015）

续 表

疾 病	检查结果
原发免疫性血小板减少症	血小板减少，功能一般正常；红细胞和血红蛋白减少，白细胞多正常
急性白血病	数量不等的原始和幼稚白细胞是主要特点；当血小板计数＜ $20\times10^9/L$ 时应警惕颅内出血
慢性髓系白血病	白细胞显著增多，各阶段中性粒细胞均增多，以中幼、晚幼、杆状核粒细胞为主

（2）骨髓检查

疾 病	检查结果
缺铁性贫血	骨髓中度增生，主要是中、晚幼红细胞增生活跃，“核老浆幼”； 骨髓铁染色可反映体内贮存铁情况
巨幼细胞贫血	骨髓增生活跃，红系增生明显，可见各阶段巨幼红细胞，“核幼浆老”
再生障碍性贫血	骨髓增生降低，骨髓穿刺物中骨髓小粒空虚、脂肪滴增多
原发免疫性血小板减少症	粒、红两系一般增生正常，巨核细胞增多或正常并伴有成熟障碍
急性白血病	骨髓检查是诊断白血病的重要依据； 骨髓增生明显活跃或极度活跃，主要细胞为白血病原始细胞和幼稚细胞
慢性髓系白血病	骨髓增生明显或极度活跃，以粒细胞为主，中幼、晚幼和杆状核粒细胞明显增多

（3）其他检查

疾 病	检查结果
缺铁性贫血	血清铁、血清铁蛋白降低，总铁结合力升高； 血清铁蛋白是早期诊断贮存铁缺乏的指标
过敏性紫癜	束臂试验（毛细血管脆性试验）阳性；出、凝血时间和凝血试验均正常
原发免疫性血小板减少症	束臂试验阳性，出血时间延长，血块回缩不良

考点背诵 36：内分泌组织的生理

内分泌组织	激 素	生理作用
下丘脑（枢纽）	促甲状腺激素释放激素（TRH）	促进促甲状腺激素的合成与释放
	促肾上腺皮质激素释放激素（CRH）	促进促肾上腺皮质激素的合成与释放
	生长激素释放激素	促进生长激素的合成与释放
垂 体	促甲状腺激素（TSH）	促进甲状腺的生长和甲状腺激素的合成与释放
	促肾上腺皮质激素（ACTH）	促进肾上腺皮质组织增生和皮质醇的合成与释放
	生长激素	促进除神经组织以外的所有其他组织生长； 促进机体蛋白质代谢，促进骨生长等
甲状腺	甲状腺激素（T_3、T_4）	促进神经组织和骨骼的生长发育；促进能量、物质代谢等
肾上腺皮质	皮质醇	抑制蛋白质合成，促进其分解；促进脂肪的重新分布； 抑制免疫功能、抗炎、抗过敏、抗休克
胰 岛	胰岛素（胰岛 β 细胞）	促进组织对葡萄糖的利用，抑制糖原分解； 促进蛋白质合成，抑制其分解；抑制脂肪分解
	胰高血糖素（胰岛 α 细胞）	促进肝糖原分解和糖异生，拮抗胰岛素的作用

助记歌谣 骨骼肌肉需生长，神经发育需甲状，皮抑蛋白脂重排，胰高升糖胰岛降。

考点背诵 37：内分泌与代谢性疾病的常见病因

病　因	具体因素
营养因素	营养过剩：2 型糖尿病、肥胖症
	营养缺乏：单纯性甲状腺肿（碘缺乏）
激素因素	甲状腺激素增高：甲状腺功能亢进症； 大量甲状腺激素释放入血：甲状腺危象，多继发于较重甲状腺功能亢进症未予治疗或治疗不充分的患者，常见诱因包括感染、手术、创伤、精神刺激等； 甲状腺激素降低：甲状腺功能减退症
	胰岛素绝对缺乏：1 型糖尿病，与胰岛 β 细胞破坏有关； 胰岛素抵抗：2 型糖尿病
	皮质醇升高（肾上腺皮质功能亢进）：库欣综合征，垂体多有微腺瘤； 皮质醇降低（肾上腺皮质功能减退）：艾迪生病
遗传因素	1 型糖尿病：遗传、自身免疫和环境共同作用； 2 型糖尿病：由遗传因素及环境因素共同作用引起的多基因遗传性疾病
免疫因素	弥漫性毒性甲状腺肿(Graves 病)：甲状腺功能亢进症最常见的病因，主要与自身免疫和遗传有关，还与细菌感染、性激素、应激和精神因素、药物（锂剂）、吸烟等有关

考点背诵 38：糖尿病的常见并发症

分　类	并发症	说　明
急性并发症	糖尿病酮症酸中毒	最常见的糖尿病急症，早期“三多一少”症状加重，呼吸深大（库斯莫呼吸）、呼气中有烂苹果味（酮味）
	高渗高血糖综合征	严重高血糖而无明显酮症、血浆渗透压显著升高、脱水、意识障碍
慢性并发症	感　染	肾盂肾炎和膀胱炎最常见，多见于女性
	血管病变	大血管病变：糖尿病最严重、突出的并发症，如动脉粥样硬化、冠心病等；是 2 型糖尿病患者的主要死因； 微血管病变：是糖尿病的特异性并发症，以肾脏和视网膜病变最为严重；糖尿病肾病是 1 型糖尿病患者的主要死因
	神经病变	以周围神经病变最常见
	糖尿病足	由神经病变、血管病变和感染导致足部的溃疡和坏疽

考点背诵 39：甲状腺疾病的主要辅助检查

检查项目	临床意义
促甲状腺激素（TSH）	是反映甲状腺功能最敏感的指标
甲状腺激素	T_3、T_4 增高：甲状腺功能亢进症； 总 T_4（TT_4）、游离 T_4（FT_4）降低：甲状腺功能减退症； 游离 T_3（FT_3）和游离 T_4（FT_4）能直接反映甲状腺功能
TSH 受体抗体（TRAb）	对判断 Graves 病的病情活动、治疗后是否停药、停药后是否复发有指导作用
基础代谢率（BMR）	测定应在禁食 12 小时、睡眠 8 小时以上，静卧空腹状态下进行； 公式：基础代谢率（%）=（脉压＋脉率）－ 111，正常值：－ 10%~ ＋ 10%； ＋ 20%~ ＋ 30% 为轻度甲亢；＋ 30%~ ＋ 60% 为中度甲亢；>＋ 60% 为重度甲亢

考点背诵 40：糖尿病的主要辅助检查

（1）血糖测定：空腹及餐后 2 小时血糖升高是诊断糖尿病的主要依据。

（2）口服葡萄糖耐量试验（OGTT）：主要用于血糖高于正常范围但又未达到糖尿病诊断标准者。正常情况下，口服 75g 葡萄糖后 1 小时血糖＜ 10.0mmol/L，2 小时血糖＜ 7.8mmol/L。

（3）糖化血红蛋白（HbA1c）测定：可反映取血前 8~12 周血糖的总水平。HbA1c ≥ 6.5% 可作为诊断糖尿病的参考。

	正常血糖（mmol/L）	空腹血糖受损（mmol/L）	糖耐量受损（mmol/L）	糖尿病（mmol/L）
空腹血糖	3.9~6.1	6.1~7.0	＜ 7.0	≥ 7.0
OGTT 或餐后 2 小时血糖	＜ 7.8	＜ 7.8	7.8~11.1	≥ 11.1
诊断糖尿病的标准	有糖尿病症状加随机血糖≥ 11.1；或空腹血糖≥ 7.0 或 OGTT 葡萄糖负荷后 2 小时血糖≥ 11.1			

考点背诵 41：系统性红斑狼疮的病因

病　因	具体因素
自身免疫	致病性自身抗体和免疫复合物形成并介导器官、组织损伤
阳光照射	紫外线使皮肤上皮细胞凋亡，新抗原暴露而成为自身抗原
食　物	芹菜、香菜、无花果、蘑菇、烟熏食物等
药　物	氯丙嗪、普鲁卡因胺、异烟肼、青霉胺、甲基多巴等
雌激素	妊娠，女性发病率明显高于男性
其　他	化学试剂、感染等

考点背诵 42：风湿性疾病的主要辅助检查

疾　病	检查项目	检查结果
类风湿关节炎	血液检查	血沉加快、C 反应蛋白增高，与本病的活动性相关
	免疫学检查	类风湿因子（RF）的滴度与本病活动性和严重性成正比； RF 的抗体类型主要为 IgM
	X 线检查	有助于诊断类风湿关节炎、监测疾病进展和判断疾病分期，以手、腕关节的 X 线检查最有价值
系统性红斑狼疮（SLE）	抗核抗体	可见于几乎所有的 SLE 患者，是 SLE 首选的筛查方法，但特异性低
	抗 Sm 抗体	特异性 99%，是 SLE 的标志性抗体，与活动性无关，有助于早期和不典型患者的诊断或回顾性诊断
	抗 dsDNA 抗体	特异性 95%，多见于活动期，其滴度与疾病活动性密切相关，与疾病预后有关

考点背诵 43：中毒的发病机制

疾　病	发病机制
有机磷农药中毒	与胆碱酯酶结合，抑制体内胆碱酯酶的活性，导致大量乙酰胆碱蓄积
急性一氧化碳中毒	一氧化碳（CO）可与血红蛋白（Hb）结合，形成稳定的碳氧血红蛋白（COHb）； CO 与 Hb 的亲和力比氧与 Hb 的亲和力大 240 倍，COHb 不能携氧且不易解离； 大脑对缺氧最敏感，故最先受累

考点背诵 44：中毒的主要辅助检查

（1）有机磷农药中毒：全血胆碱酯酶活力测定是诊断有机磷农药中毒的特异性指标。

（2）急性一氧化碳中毒：血液 COHb 测定是诊断 CO 中毒的特异性指标。

分　度	胆碱酯酶活力	COHb浓度
轻度中毒	50%~70%	10%~20%
中度中毒	30%~50%	30%~40%
重度中毒	＜ 30%	40%~60%

考点背诵 45：中暑的常见病因

病　因	具体因素
环境温度过高	高温环境作业、室温＞ 32℃、曝晒环境下
产热增加	重体力劳动、发热、甲状腺功能亢进症及应用某些药物（苯丙胺、阿托品等）
散热障碍	湿度大（＞ 60%）、肥胖、穿透气不良的衣服或通风不良等
汗腺功能障碍	人体主要通过汗腺散热，硬皮病、广泛皮肤瘢痕、先天性汗腺缺乏症、使用抗胆碱药或滥用毒品可抑制排汗

考点背诵 46：传染病的特征

特　征	具体特征
病原体	每种传染病都是由特异性病原体引起的，临床上检出病原体对诊断具有重要意义
传染性	是与其他感染性疾病的主要区别
流行病学的特征	包括流行性、地方性、季节性、外来性
免疫性	人体感染病原体后，都可产生针对病原体及其产物的特异性免疫

考点背诵 47：常见传染病的病原、传染源和传播途径

疾　病	病　原	传染源	传播途径
甲型肝炎	甲型肝炎病毒（HAV）	急性期患者或隐性感染者	消化道传播
乙型肝炎	乙型肝炎病毒（HBV）	慢性患者和病毒携带者（最主要）	血液 - 体液传播
流行性乙型脑炎	乙型脑炎病毒	感染的仔猪（最主要） 感染后出现病毒血症的动物和人	蚊虫叮咬，主要是三带喙库蚊
艾滋病	人类免疫缺陷病毒（HIV，主要侵犯 $CD4^+T$ 淋巴细胞）	HIV 感染者和艾滋病患者	性接触传播（主要） 血液 - 体液传播 母婴传播
流行性出血热	汉坦病毒	鼠类（主要）	呼吸道传播 消化道传播 接触传播 母婴传播
伤　寒	伤寒杆菌 （内毒素致病）	患者和带菌者	消化道传播
细菌性痢疾	痢疾杆菌	患者和带菌者	消化道传播
流行性脑脊髓膜炎	脑膜炎奈瑟菌	患者和带菌者	呼吸道传播

考点背诵 48：病毒性肝炎的辅助检查

（1）乙型肝炎病毒（HBV）标志物及临床意义

病毒标志物	临床意义
HBsAg	阳性见于 HBV 感染者
抗 HBs	为保护性抗体，阳性提示接种过乙肝疫苗或感染 HBV 后产生免疫力
HBeAg	阳性提示 HBV 复制活跃，传染性强
抗 HBe	阳性提示 HBV 复制减少或静止，传染性弱
抗 HBc	HBc IgM 阳性提示急性期或慢性肝炎急性发作期； HBc IgG 阳性提示过去感染或近期低水平感染
HBV DNA	是反映 HBV 感染最直接、最特异和最灵敏的指标

助记歌谣 表面抗原仅感染，表面抗体能保护，e 抗体弱抗原强，核心 M 急 G 过往。

（2）其他检查指标

指　标	临床意义
丙氨酸氨基转移酶（ALT） 天冬氨酸氨基转移酶（AST）	判断肝细胞损害的重要指标； 肝衰竭时可出现黄疸加深、ALT 下降，称为胆 - 酶分离
血白蛋白	白蛋白（A）降低、球蛋白（G）增高，A/G 下降
胆红素	黄疸型肝炎：尿胆原和尿胆红素增高，血结合和非结合胆红素均增高； 淤胆型肝炎：尿胆红素增高、尿胆原降低，血结合胆红素增高
凝血酶原活动度（PTA）	与肝细胞损害程度成反比，是判断病情严重程度及预后的重要指标

考点背诵 49：神经系统疾病的常见病因与发病机制

疾　病	病因与发病机制
脑血栓形成、短暂性脑缺血发作	脑动脉粥样硬化
脑栓塞	主要是心源性栓子（风湿性心脏瓣膜病）
脑出血	高血压合并脑动脉粥样硬化； 出血部位：基底神经节区（大脑中动脉的豆纹动脉）
蛛网膜下腔出血	先天性颅内动脉瘤、动静脉畸形
癫　痫	遗传、中枢神经系统结构损伤或功能异常导致大脑神经元高度同步化异常放电
吉兰 - 巴雷综合征	自身免疫介导的周围神经脱髓鞘性疾病； 其病因尚未完全明确，可能与空肠弯曲菌感染有关
重症肌无力	与胸腺异常有关的获得性自身免疫性疾病，可能与某些遗传因素有关

考点背诵 50：神经系统疾病的主要辅助检查

检　查	疾　病	临床意义
CT 或 MRI	颅内压增高	CT 或 MRI 对判断引起颅内压增高的原因有重要参考价值
	脑出血	CT 是确诊的首选方法，发病后即可见高密度出血灶； CT、MRI 可发现脑出血的部位、范围和出血量
	脑梗死	CT 在发病当天多无改变，24 小时后出现低密度梗死灶
脑血管造影	蛛网膜下腔出血	是最具定位意义的辅助检查，主要用于病因诊断
	脑血栓形成及脑栓塞	可显示血栓形成的部位、程度及侧支循环

续 表

检 查	疾 病	临床意义
脑电图	癫 痫	可有特异性改变，是首选的辅助检查，对诊断及分型具有重要意义
	急性一氧化碳中毒	可见缺氧性脑病波形
	睡眠障碍	可做出比较准确的分类和诊断
脑脊液	吉兰 - 巴雷综合征	细胞计数正常，蛋白质含量明显增高（为神经根的广泛炎症反应所致），称蛋白 - 细胞分离现象，通常在病后 2~4 周最明显

第三章　外科护理学

考点背诵 1：外科疾病损伤因素

损伤因素	疾 病
直接暴力	关节脱位、胫腓骨骨干骨折、肱骨干骨折、骨盆骨折等； 前尿道损伤（球部）多见于会阴部骑跨伤； 后尿道损伤（膜部）多由骨盆骨折导致； 挤压伤易导致急性肾损伤、肝脾破裂等
间接暴力	桡骨远端伸直型骨折（Colles 骨折）、股骨颈骨折、锁骨骨折、高空坠落致脊柱骨折或股骨干骨折等
退行性病变	颈椎病、腰椎间盘突出症、腰椎管狭窄症等

考点背诵 2：外科疾病化学因素

疾 病	化学因素
肺 癌	吸烟，大气污染，职业接触砷、镉等
食管癌	亚硝胺
肝 癌	黄曲霉毒素
胰腺癌	吸烟、接触苯胺及苯类化合物
膀胱癌	吸烟、长期接触工业化学产品（如染料、皮革、橡胶等）、接触联苯胺等

考点背诵 3：其他因素或疾病导致的外科疾病

（1）门静脉高压症：分为肝前型、肝内型和肝后型。

①肝炎后肝硬化导致的肝内型门静脉高压症最常见。

②肝内窦前阻塞性门静脉高压症的常见病因是血吸虫病。

③肝后型门静脉高压症的常见病因包括巴德 - 吉亚利综合征、缩窄性心包炎等。

（2）原发性肝癌：在我国，肝癌最常见的病因是乙型肝炎及其导致的肝硬化。

（3）急性阑尾炎：最常见的病因是阑尾管腔阻塞，阑尾管腔阻塞的最常见原因是淋巴滤泡明显增生。

（4）急性胰腺炎：在我国胆道疾病是最常见的病因。大量饮酒和暴饮暴食引起胰液分泌增加，是急性胰腺炎的第二位病因和重要诱因，也是导致其反复发作的主要原因。

（5）深静脉血栓形成

①静脉炎、骨折碎片损伤等导致静脉壁损伤。

②手术、肢体制动等导致血流缓慢。

③肿瘤、产后、长期服用避孕药、创伤等所致的血液高凝状态。

（6）急性脑疝：是颅内压增高的最严重后果。

（7）肾结核：为最常见的泌尿系统结核，通常继发于肺结核，多由结核分枝杆菌经血行播散入肾引起。

①不出现临床症状，但尿中可检测到结核分枝杆菌，称为病理肾结核。

②病变穿破肾乳头到达肾盏、肾盂，发生结核性肾盂肾炎，出现临床症状及影像学改变，称为临床肾结核。

考点背诵 4：休克、烧伤、ARDS 的病因及病理生理

疾　病	病理生理
休　克	低血容量性休克和感染性休克在外科最常见； 有效循环血量锐减、组织灌注不足及产生炎症介质是各类休克共同的病理生理基础； 儿茶酚胺、血管升压素和醛固酮分泌增加，肾血管收缩、肾灌注减少，肾小球滤过率降低，尿量减少
烧　伤	体液渗出在 6~12 小时内最快，8 小时达高峰，随后逐渐减缓，持续 24~36 小时，严重烧伤可延迟至 48 小时，低血容量性休克是烧伤后 48 小时内最大的危险
急性呼吸窘迫综合征（ARDS）	表现为肺毛细血管内皮细胞和肺泡上皮细胞损伤，肺间质、肺泡水肿及小气道陷闭、肺泡萎陷引起肺顺应性降低，肺内分流增加，造成顽固性低氧血症和呼吸窘迫

考点背诵 5：周围血管疾病病因

（1）深静脉血栓形成：静脉损伤、血流缓慢和血液高凝状态是导致深静脉血栓形成的 3 大因素，造成血流缓慢的外因包括长期卧床，术中、术后、肢体制动状态及久坐不动等。

（2）血栓闭塞性脉管炎：主要累及四肢远端中小动、静脉，以下肢小动脉多见。发病的外因是吸烟、寒冷潮湿等；内因主要是自身免疫功能紊乱、血液高凝状态、激素等。

考点背诵 6：肿瘤的病因及病理

（1）目前常用的为国际抗癌联盟提出的 TNM 分期法：T 指原发肿瘤、N 指区域淋巴结、M 指远处转移。

（2）根据外科分级（G）、肿瘤区域（T）及转移（M）情况进行外科分期。

① G（grade）表示病理分级，共分 3 级：G_0 为良性，G_1 为低度恶性，G_2 为高度恶性。

② T 表示肿瘤与解剖学间室的关系。

③ M 表示远处转移。

（3）肿瘤：细胞分化程度是鉴别肿瘤良恶性的根本区别。

（4）肺小细胞癌：40 岁左右吸烟男性多见，恶性程度最高。

（5）甲状腺癌：组织学分型主要包括乳头状腺癌、滤泡状癌、未分化癌及髓样癌 4 类。乳头状腺癌分化好，恶性程度较低，预后较好；未分化癌恶性程度最高，预后最差。

（6）乳腺癌常见的转移部位为同侧腋窝淋巴结。

（7）食管癌：以鳞癌为主，好发于胸中段食管，其中淋巴转移最主要，血行转移较晚。

（8）膀胱癌：是最常见的泌尿系统肿瘤，好发部位为膀胱三角区和侧壁。

考点背诵 7：肿瘤的常见病理类型、转移途径及部位

肿　瘤	常见病理类型	转移途径	转移部位
甲状腺癌	乳头状腺癌	淋巴转移	颈部淋巴结
食管癌	鳞癌	淋巴转移	颈部、锁骨上、纵隔、膈下、胃周及肺门淋巴结

续 表

肿　瘤	常见病理类型	转移途径	转移部位
胃　癌	腺癌	淋巴转移（主要） 血行转移	胃旁、胸导管、左锁骨上淋巴结 肝
原发性肝癌	大体：结节型 组织：肝细胞型	门静脉系统血行转移 肝外血行转移	肝内转移 肺、骨、脑
胰腺癌	导管细胞腺癌	淋巴转移 血行转移	锁骨上淋巴结（晚期） 肝
大肠癌	大体：溃疡型 组织：腺癌	淋巴转移（主要） 血行转移	肠系膜血管周围淋巴结 肝
肾　癌	成人：肾细胞癌（腺癌） 小儿：肾母细胞瘤	淋巴转移 血行转移	肾蒂淋巴结 肺
膀胱癌	上皮性肿瘤	淋巴转移（最主要） 血行转移（晚期）	盆腔淋巴结 肝
子宫内膜癌	内膜样腺癌	直接浸润 淋巴转移（主要）	输卵管、宫颈管、阴道 腹主动脉旁、腹股沟淋巴结
卵巢癌	上皮性肿瘤	直接浸润、腹腔种植 淋巴转移	盆、腹腔内广泛转移灶
侵蚀性葡萄胎 绒毛膜癌	滋养细胞肿瘤	血行转移	最常见肺转移 最主要的死亡原因是脑转移
骨肿瘤	骨肉瘤	血行转移	肺
原发性支气管 肺癌	腺癌	淋巴转移 血行转移	同侧颈部、右锁骨上淋巴结 骨、脑、肝
宫颈癌	大体：外生型 组织：鳞癌	直接浸润（最常见） 淋巴转移 血行转移极少见	阴道壁、子宫旁及宫颈旁 髂内、髂外淋巴结 肺、肝、骨骼
乳腺癌	导管上皮癌	淋巴转移最主要 早期已有血行转移	同侧腋窝淋巴结 骨、肺、肝

考点背诵 8：不同脱水性质的特点

	等渗性	低渗性	高渗性	水中毒
血钠（mmol/L）	135~150	＜135	＞150	
病　因	消化液或体液急性丧失，如大量呕吐、肠瘘、肠梗阻、烧伤等	消化液持续丢失，长期胃肠减压失钠；限盐的肾脏、心脏疾病反复利尿；大面积烧伤慢性渗液；等渗性脱水补水过多等	摄入水分不足，如食管癌吞咽困难鼻饲高浓度营养液；高热大量出汗；大面积烧伤暴露疗法等	机体水分摄入量超过排出量，如肾功能不全；各种原因导致的血管升压素分泌过多；大量摄入不含电解质的液体或静脉补充水分过多等
水、钠丢失情况	失钠＝失水	失钠＞失水	失钠＜失水	

考点背诵 9：酸碱平衡失调及常见病因

类 型	常见病因
代谢性酸中毒	碱性物质丢失过多：如腹泻、肠瘘、胆管引流等； 肾脏排酸保钾功能障碍：肾衰竭、肾小管中毒时体内固定酸经肾排出障碍； 酸性物质产生过多； 高钾血症：输入大量库存血、长期使用保钾利尿药
代谢性碱中毒	胃液丢失过多：外科代谢性碱中毒最常见的原因。如幽门梗阻或高位肠梗阻严重呕吐、长期胃肠减压； 低钾血症：长期使用呋塞米等排钾利尿药
呼吸性酸中毒	抑制呼吸系统：应用麻醉药或镇静药、颅脑损伤等； 气道梗阻或肺实质病变：慢性阻塞性肺疾病、哮喘等； 胸廓、胸膜病变：气胸、血胸； 呼吸机使用不当等
呼吸性碱中毒	过度通气：癔症、疼痛、发热、创伤、呼吸机辅助过度通气等

考点背诵 10：外科感染

（1）分类

分 类	说 明
非特异性感染	化脓性或一般性感染，如疖、痈、急性淋巴结炎、急性阑尾炎等
特异性感染	由特殊的细菌、真菌等引起的感染，如结核病、破伤风、气性坏疽、假丝酵母菌病等

（2）病理及病理生理

细菌类型	常见细菌	病理及病理生理
革兰阴性菌	大肠埃希菌、铜绿假单胞菌、变形杆菌	外科感染最常见的病原体，所致脓毒症一般较严重，可出现“三低”现象（低温、低白细胞、低血压），早期即可发生感染性休克，也称内毒素性休克
革兰阳性菌	金黄色葡萄球菌	外毒素能使周围血管麻痹、扩张，易经血液播散，可在体内形成转移性脓肿，感染性休克出现较晚

考点背诵 11：腹外疝

（1）病因：腹壁强度降低（决定性因素）和腹内压力增高是腹外疝的 2 个主要原因。

（2）病理：典型的腹外疝由疝囊、疝内容物和疝外被盖组成。

①疝囊：是壁腹膜经疝环向外突出的憩室样或囊袋状物，疝环是疝内容物突向体表的门户，是腹壁的薄弱或缺损处。

②疝内容物：是进入疝囊的腹内脏器或组织，以小肠最多见，其次是大网膜。

③疝外被盖：是覆盖在疝囊外的各层组织，多由筋膜、皮下组织和皮肤等组成。

（3）分类

腹外疝分类	特 点
易复性疝	疝内容物在患者站立、行走、腹内压增高时突出进入疝囊，平卧、休息或用手轻推即可回纳腹腔
难复性疝	疝内容物不能或不能完全回纳腹腔内。疝内容物反复突出，致疝囊颈受摩擦而损伤，并产生粘连
嵌顿性疝	疝环较小而腹内压突然增高时，因疝囊颈的弹性收缩，将内容物卡住，使其不能回纳。可有腹痛和消化道梗阻等表现，但尚未发生血运障碍
绞窄性疝	疝内容物缺血坏死

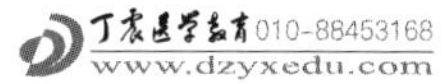

考点背诵 12：肠梗阻的病因及分类

（1）按病因可分为机械性肠梗阻、动力性肠梗阻、血运性肠梗阻。其中机械性肠梗阻是临床最常见类型，多为粘连性肠梗阻，多由腹腔内手术、炎症、创伤、出血、异物等引起。

（2）按肠壁血供有无障碍可分为单纯性肠梗阻（无血供障碍）和绞窄性肠梗阻（伴血供障碍）。

（3）按梗阻发生部位可分为高位肠（空肠）梗阻、低位小肠（回肠）梗阻和结肠梗阻。

考点背诵 13：肋骨骨折、气胸

（1）肋骨骨折：相邻多根多处肋骨骨折使局部胸壁失去完整肋骨的支撑而软化，出现反常呼吸运动，吸气时软化区胸壁内陷，呼气时外突，可诱发呼吸衰竭，称为连枷胸。若软化区范围较大，可致呼吸时双侧胸腔内压力不平衡，造成纵隔扑动，影响换气和静脉血回流，重者可出现呼吸和循环衰竭。

（2）气胸

气胸类型	胸膜腔内压变化	病理生理
开放性气胸	胸膜腔内压 = 大气压	呼吸时两侧胸内压发生变化，可出现吸气时纵隔向健侧移位，呼气时又移回中线，导致纵隔位置随呼吸而左右摆动，称为纵隔扑动
张力性气胸	胸膜腔内压＞大气压	患侧胸内压进行性增高，纵隔向健侧移位，患侧肺严重萎陷，可导致呼吸循环衰竭
闭合性气胸	胸膜腔内压＜大气压	空气通过胸壁或肺的伤口进入胸膜腔后，伤口立即闭合

考点背诵 14：颅内压增高、颅骨骨折

（1）颅内压增高：正常成人颅内压为 70~200mmH_2O，儿童为 50~100mmH_2O。颅内压的调节主要依靠脑脊液量的增减来实现。成人颅内压增高是指颅内压持续高于 200mmH_2O。

（2）颅骨骨折

类　型	鉴　别
颅盖骨折	线性骨折发生率最高，常有局部压痛、肿胀，伴局部骨膜下血肿，主要依靠 X 线检查确诊
颅底骨折	以线性骨折为主，易撕裂硬脑膜，产生脑脊液外漏，为开放性骨折，易导致颅内感染，诊断最可靠的依据是出现脑脊液漏的临床表现

考点背诵 15：腰椎间盘突出症、颈椎病

（1）腰椎间盘突出症

①好发部位为腰 4、腰 5（L_4、L_5）和腰 5 至骶 1（L_5~S_1），其病理分型包括膨出型、突出型、脱出型、游离型、Schmorl 结节及经骨突出型。

②腰痛是最早出现的症状，表现为下腰部及腰骶部的持久性钝痛。

③直腿抬高试验和加强试验阳性是腰椎间盘突出症最重要的体征。

（2）颈椎病

颈椎病类型	特　点
神经根型	发病率最高，开始多为颈肩痛，短期内加重，并向上肢放射，臂丛牵拉试验和压头试验阳性
脊髓型	最严重的类型，早期表现为四肢麻木无力，双手握力减弱，精细动作笨拙，后期常有二便功能障碍
椎动脉型	椎 - 基底动脉供血不足所致，眩晕为最常见症状，转头和姿势改变时眩晕加重，猝倒为特有表现
交感型	多与长期低头、伏案工作有关，有交感神经抑制或兴奋的症状

考点背诵 16：电解质及人体能量的供给

（1）成年男性体液量约占体重的 60%，女性体液量约占体重的 50%。男、女性细胞外液均占体重的 20%。

（2）细胞外液中最主要的阳离子是 Na^+，其次是 K^+、Ca^{2+}、Mg^{2+} 等；阴离子主要是 Cl^-、HCO_3^-、HPO_4^{2-}、SO_4^{2-} 和有机酸及蛋白质。

（3）人体能量供给

能量类型	特　点
蛋白质	生命的存在形式，是构成人体的主要成分，也是生命的物质基础
碳水化合物	食物中供给机体最主要的营养素，也是人体供能的主要物质
脂　肪	人体能量的主要贮存形式，体脂是人体最大的能源仓库； 人体内糖原储备有限，在饥饿情况下供能的最长时间是 12 小时，12 小时后机体的主要能源为脂肪
维生素	人体内含量少，但在机体生长、发育、代谢等过程中起重要作用

考点背诵 17：肝、胆、胰的解剖生理

（1）肝：血供 25%~30% 来自肝动脉，70%~75% 来自门静脉。

（2）胆囊：黏膜吸收水和电解质的功能很强，可将胆汁浓缩 5~10 倍而储存于胆囊内。

（3）胰管：位于胰实质内，走行与胰的长轴一致，从胰尾经胰体走向胰头，最后在十二指肠降部的后内侧壁内与胆总管汇合成肝胰壶腹，常共同开口于十二指肠乳头。

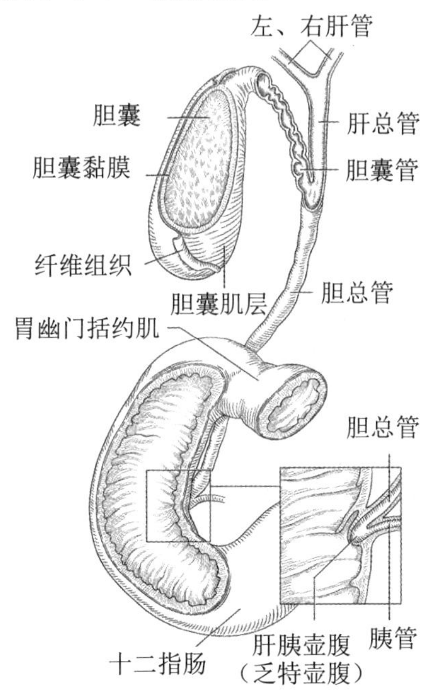

考点背诵 18：外科疾病的影像学检查——X 线检查

疾　病	X线检查
气　胸	诊断气胸的主要方法
腹部损伤	胃、十二指肠穿孔时，表现为腹腔内膈下新月状游离气体，依此可判断有无空腔脏器损伤
肠梗阻	可见多个气液平面，麻痹性肠梗阻可见肠袢充气扩张； 空肠梗阻：肠腔充气呈“鱼骨刺状”； 回肠梗阻：阶梯状液平面； 结肠梗阻：结肠袋形； 肠套叠：“杯口”状阴影

续 表

疾　病	X线检查
尿路结石	能发现 90% 以上的结石
骨　折	是诊断骨折最可靠的、必不可少的检查，可了解骨折类型及移位情况
骨肿瘤	骨肉瘤出现 Codman 三角，并出现“日光射线”现象； 尤因肉瘤可见“葱皮样”骨膜反应； 骨软骨瘤显示为干骺端单发或多发的从皮质突向软组织的骨性突起

考点背诵 19：外科疾病的影像学检查——造影检查

疾　病	造影检查	表现或意义
食管癌	食管 X 线钡剂造影	黏膜皱襞粗糙或中断，充盈缺损、管腔狭窄等
胆道疾病	经内镜逆行胰胆管造影（ERCP）	可同时显示胆管和胰管情况
	经皮肝穿刺胆管造影（PTC）	可明确梗阻性黄疸的原因和部位
肾外伤	排泄性尿路造影	可评价肾损伤的范围和程度，显示尿路形态，了解双侧肾功能，检查开始前应做碘过敏试验
膀胱破裂	膀胱造影	是诊断膀胱破裂最可靠的方法； 导尿及注水试验：诊断膀胱破裂简单有效的方法

考点背诵 20：外科疾病的影像学检查——CT 检查

疾　病	表现或意义
脑损伤	脑震荡：无明显器质性改变； 脑挫裂伤：清楚显示脑挫裂伤的部位、范围和程度； 硬膜外血肿：表现为颅骨内板与硬脑膜间双凸镜形或弓形高密度影
颅内肿瘤	是诊断颅内肿瘤的首选方法，结合 MRI 检查可明确诊断
原发性肝癌	具有较高的分辨率，增强 CT 可检出直径 1.0cm 左右的微小癌灶
肾外伤	是首选检查，可清晰显示肾实质裂伤程度、尿外渗和血肿范围
急性骨髓炎	可发现骨膜下脓肿

考点背诵 21：外科疾病的影像学检查——B 超检查

疾　病	B超检查
细菌性肝脓肿	是首选检查，可明确肝脓肿的部位和大小
原发性肝癌	肝癌筛查和早期定位的首选检查
胆道疾病	是首选检查
腹部损伤	用于判断实质脏器损伤
上尿路结石	能发现 X 线检查不能显示的小结石和 X 线阴性结石

考点背诵 22：外科疾病的病理学检查

检查类型	作用及意义
脱落细胞病理学	食管拉网脱落细胞学检查：我国首创，适用于食管癌的普查； 尿脱落细胞学检查：阳性结果提示有泌尿系统移行细胞肿瘤； 痰脱落细胞学检查：是简易有效的普查和早期诊断肺癌的方法
穿刺组织病理学	细针穿刺＋组织病理学检查是确诊肝癌最可靠的方法

考点背诵 23：外科疾病的内镜及病理学检查

疾　病	意　义
食管癌	食管镜＋活检是诊断食管癌的首选方法
上消化道出血	胃镜是诊断上消化道出血病因、部位和出血情况的首选检查
胃　癌	胃镜＋活检是诊断早期胃癌的有效方法
结、直肠癌	结肠镜＋活检是诊断结、直肠癌最可靠的方法
肾　癌	输尿管肾镜＋活检可明确诊断
膀胱肿瘤	膀胱镜＋活检是膀胱肿瘤最直接和最重要的检查方法

考点背诵 24：血气分析

（1）Ⅰ型呼吸衰竭：PaO_2 ＜ 60mmHg，$PaCO_2$ 降低或正常。

（2）Ⅱ型呼吸衰竭：PaO_2 ＜ 60mmHg 伴 $PaCO_2$ ＞ 50mmHg。

（3）急性呼吸窘迫综合征：PaO_2/FiO_2 ≤ 300mmHg，是诊断 ARDS 的必备条件。

（4）呼吸性酸中毒：pH 下降，$PaCO_2$ 升高，HCO_3^- 正常或稍升高。

（5）呼吸性碱中毒：pH 升高，$PaCO_2$ 降低，HCO_3^- 代偿降低。

考点背诵 25：急性胰腺炎的淀粉酶及脂肪酶检查

（1）血清淀粉酶在急性胰腺炎发病后 6~12 小时开始升高，8~12 小时标本最有价值，24~48 小时达高峰，持续 3~5 天后恢复正常。血清淀粉酶超过正常值 3 倍即可诊断。

（2）尿淀粉酶于起病后 24 小时才开始升高，48 小时达高峰后缓慢下降，1~2 周后逐渐降至正常。

（3）淀粉酶升高的幅度和病情严重程度不成正比。

（4）血清脂肪酶常在急性胰腺炎发病后 24~72 小时开始升高，持续 7~10 天。

考点背诵 26：肿瘤标志物

（1）甲胎蛋白（AFP）：是原发性肝癌的特异性指标，是肝癌的定性检查，有助于诊断早期肝癌，用于普查、诊断、判断治疗效果及预测复发。

（2）前列腺特异性抗原（PSA）：是目前诊断前列腺癌、评估各种治疗效果和预测预后的重要肿瘤标志物。

（3）癌胚抗原（CEA）和 CA19-9：是目前公认的在结直肠癌诊断和术后监测有意义的肿瘤标志物。

考点背诵 27：腹腔穿刺检查

疾　病	腹腔穿刺液性状
消化性溃疡穿孔	黄色浑浊液体或食物残渣
急性阑尾炎穿孔	稀薄脓性、色白或微黄、略有臭味或无臭味
胆囊炎穿孔	色黄、浑浊、含较多胆汁、无臭味
绞窄性肠梗阻	血性
结核性腹膜炎	草绿色透明黏性液、渗出液
肝硬化	单纯肝硬化：漏出液； 伴癌变：呈血性； 合并原发性腹膜炎：渗出液
肝、脾破裂	鲜血，放置数分钟不凝固，若血液迅速凝固，提示误入血管或血肿

考点背诵 28：直肠指诊

疾　病	说　明
良性前列腺增生	是诊断良性前列腺增生简单易行的方法
尿道结石	可触及后尿道结石
直肠癌	是诊断低位直肠癌最重要的方法
直肠肛管周围脓肿	坐骨肛管间隙脓肿：患侧有深压痛，甚至波动感，有时可触及局部隆起 骨盆直肠间隙脓肿：可在直肠壁上触及肿块隆起，有深压感和波动感
肛　瘘	在内口处有轻压痛，瘘管位置表浅时可触及硬结样内口及条索样瘘管
肛　裂	严禁直肠指诊或直肠镜检查

考点背诵 29：血流动力学检查

参　数	意　义	参考值
中心静脉压（CVP）	代表右心房或胸段腔静脉内的压力变化，在反映全身血容量及心功能方面早于动脉压	正常值为 5~10cmH_2O；<5cmH_2O 表示血容量不足；＞ 15cmH_2O 提示心力衰竭、静脉血管床过度收缩或肺循环阻力增高；＞ 20cmH_2O 表示存在心力衰竭
肺动脉楔压（PAWP）	较准确地反映整个循环情况，有助于判断左心室功能，反映血容量是否充足	
肺毛细血管楔压（PCWP）	能较好地反映左心房平均压力及左心室舒张末期压力，对 CVP 影响较小	
心排血量（CO）	是反映心脏泵功能（尤其是左心功能）的重要指标	

第四章　妇产科护理学

考点背诵 1：女性外生殖器

（1）外生殖器又称外阴，是女性生殖器官的外露部分，位于两股内侧间，前为耻骨联合，后为会阴。

（2）组成：阴阜、大阴唇、小阴唇、阴蒂、阴道前庭（前庭球、前庭大腺、尿道外口、阴道口和处女膜）。

①阴蒂：位于两侧小阴唇顶端的联合处。由海绵体构成，在性兴奋时勃起。阴蒂头富含神经末梢，极为敏感。

②前庭大腺（巴氏腺）：位于大阴唇后部，向内开口于阴道前庭后方小阴唇与处女膜之间的沟内。性兴奋时可分泌黏液润滑阴道。感染后易继发脓肿或囊肿。

考点背诵 2：女性内生殖器

（1）解剖、生理特点

内生殖器	解剖、生理特点
阴　道	前壁 7~9cm，与膀胱和尿道相邻；后壁 10~12cm，与直肠贴近
	后穹隆最深，与直肠子宫陷凹紧密相邻，为盆腹腔最低部位
子　宫	位于盆腔中央，呈倒置梨形，站立时呈前倾前屈位
	长 7~8cm，宽 4~5cm，厚 2~3cm；重 50~70g；容量约 5ml
	子宫上部较宽，称子宫体；其隆起顶部称子宫底；子宫下部较窄部分为子宫颈，简称宫颈

续　表

内生殖器		解剖、生理特点
子　宫		子宫峡部上端为解剖学内口，下端为组织学内口；非孕时长约 1cm，妊娠晚期可达 10cm，形成子宫下段
		成人子宫体与宫颈比例为 2 : 1，婴儿为 1 : 2
子宫附件	输卵管	长 8~14cm，由外向内分为伞部、壶腹部、峡部及间质部
		是精子、卵子相遇并受精的部位，也是运送卵子、精子、受精卵的通道
		黏膜存在周期性变化
	卵　巢	位于子宫两侧，输卵管的后下方
		育龄期大小约 4cm×3cm×1cm，重 5~6g
		是产生、排出卵子和分泌性激素的性器官
		青春期前表面光滑，青春期开始排卵后，表面逐渐凹凸不平；绝经后缩小

（2）子宫韧带

子宫韧带	作　用
主韧带	固定宫颈，防止子宫脱垂
阔韧带	维持子宫在盆腔正中位
圆韧带	直接维持子宫前倾前屈位
宫骶韧带	间接维持子宫前倾前屈位

考点背诵 3：骨盆与骨盆底

（1）骨盆

骨盆平面	平面径线	径线值（cm）
入口平面	入口前后径（真结合径）	11
	入口横径	13
	入口斜径（左、右各一）	12.75
中骨盆平面（最小平面）	中骨盆前后径	11.5
	中骨盆横径	10
出口平面	出口前后径	11.5
	出口横径	9
	出口前矢状径	6
	出口后矢状径	8.5

（2）骨盆底组织能够封闭骨盆出口，保持、承托盆腔脏器于正常位置，其中以肛提肌的托力为主。

（3）狭义的会阴是指位于阴道口和肛门之间的楔形软组织，厚 3~4cm，又称为会阴体。

考点背诵 4：妇女一生各阶段的生理特点

女性各阶段	划分时间	生理特点
新生儿期	出生后 4 周内	有泌乳、假月经等特殊生理变化，短期内自然消退
儿童期	出生后 4 周至 12 岁	8 岁前主要为身体生长发育 8 岁后乳房和内、外生殖器开始发育
青春期	10~19 岁	月经初潮是青春期开始的重要标志 月经初潮年龄多在 13~15 岁，可以早至 11~12 岁，或迟至 15~16 岁
性成熟期	18 岁开始，历时 30 年左右	有周期性排卵和行经，生育活动最旺盛

续 表

女性各阶段	划分时间	生理特点
绝经过渡期	40 岁开始，历时短至 1~2 年，长则十余年	卵巢功能减退，月经开始不规则，生殖器官开始萎缩
绝经后期	绝经后的生命时期，60 岁以后进入老年期	卵巢功能进一步衰退、老化，易出现萎缩性阴道炎、骨质疏松等

考点背诵 5：女性激素调节及变化

（1）月经周期受下丘脑 - 垂体 - 卵巢轴（HPO）调节。

（2）下丘脑分泌促性腺激素释放激素（GnRH），调节垂体合成和分泌促性腺激素，包括卵泡刺激素（FSH）和黄体生成素（LH），调节卵巢功能。同时卵巢通过分泌雌、孕激素对下丘脑 - 垂体产生正、负反馈作用。

（3）卵巢的周期性变化：女性一生仅有 400~500 个卵泡成熟并排卵，未受精黄体在排卵后 9~10 天萎缩。排卵多发生在下次月经来潮前 14 天左右。

（4）雌激素：有两个高峰。排卵前形成第一个高峰，排卵后 7~8 天黄体成熟时达第二个高峰，黄体萎缩时急剧下降，月经前达最低水平。

（5）孕激素：排卵后 7~8 天黄体成熟时，分泌量达最高峰，以后逐渐下降，至月经来潮时恢复到排卵前水平。

考点背诵 6：雌激素与孕激素的生理作用

	雌激素	孕激素
子宫内膜	↑腺体和间质增生、修复	↓由增殖期转变为分泌期，利于受精卵着床
子宫平滑肌	↑对缩宫素的敏感性增强；促进细胞增生，增加血运，促进和维持子宫发育	↓抑制子宫收缩，对缩宫素的敏感性下降
宫　颈	↑宫颈口松弛，促宫颈黏液分泌，变稀薄，易拉丝，利于精子穿透	↓宫颈口闭合，黏液减少变黏稠，形成黏液栓，减少精子进入
阴道上皮	↑细胞增生角化，糖原增多，酸度增强	↓细胞角化消失，脱落加快
输卵管	↑促进肌层发育、上皮分泌和纤毛生长，加强节律性收缩的振幅	↓抑制节律性收缩的振幅
乳　腺	↑促进腺管增生，乳头、乳晕着色	↑促进腺泡发育，为哺乳做准备
体　温		使基础体温升高 0.3~0.5℃
代　谢	促进水钠潴留，升高血压	促进水钠排泄

考点背诵 7：子宫内膜的周期性变化

（1）子宫内膜的周期性变化

分　期	月经周期	特　点
增殖期	第 5~14 天	在雌激素影响下，内膜上皮、腺体、间质及血管增殖，内膜逐渐生长变厚，子宫内膜的增生与修复在月经期就已开始
分泌期	第 15~28 天	受雌、孕激素影响；与卵巢周期中的黄体期对应，是最适于受精卵着床的时期； 其中第 24~28 天为分泌晚期，也是月经来潮前期，子宫内膜可厚达 10mm，呈海绵状
月经期	第 1~4 天	是雌激素、孕激素撤退的最后结果； 表现为子宫内膜螺旋小动脉出现节律性、阵发性收缩、痉挛，继而发生缺血、缺氧并坏死脱落

（2）月经：月经周期平均 28 天。月经持续 2~8 天，平均 4~6 天。正常月经量 20~60ml，平均 50ml，超过 80ml 为月经过多。

考点背诵 8：妊娠、受精与着床

（1）妊娠：成熟卵子受精是实际妊娠的开始，胎儿及其附属物自母体排出是妊娠的终止。从末次月经第 1 天算起，一般为 40 周（280 天）。

（2）受精与着床

①受精是指精子进入子宫腔及输卵管腔获能，与卵子相遇于输卵管壶腹部，结合形成受精卵的过程。

②受精发生在排卵后 12 小时内，整个受精过程需要 24 小时。

③受精卵着床是指晚期囊胚种植于子宫内膜的过程。

④受精卵着床后，在雌、孕激素的作用下，子宫内膜腺体增大，腺上皮细胞内糖原增加，结缔组织细胞肥大，血管充血，此时的子宫内膜为蜕膜。

⑤受精卵着床在受精后第 6~7 天开始，第 11~12 天结束，需经过定位、黏附和侵入三个阶段。

考点背诵 9：胎儿附属物的形成与功能

胎儿附属物包括胎盘、胎膜、脐带和羊水，对维持胎儿生命和生长发育起重要作用。

（1）胎盘

①由胎儿部分的羊膜、叶状绒毛膜和母体部分的底蜕膜共同构成。妊娠 4 周末时可辨认出胚盘和体蒂，早期胎盘形成。

②胎盘功能包括气体交换、营养物质供应、排出胎儿代谢产物、分泌激素、防御功能和合成功能等。

③胎盘合体滋养细胞合成多种激素、酶和细胞因子，对维持正常妊娠具有重要作用。

④合成的激素主要有蛋白质激素和甾体激素。蛋白质激素如人绒毛膜促性腺激素（hCG）和人胎盘生乳素（hPL），甾体激素如雌激素、孕激素。

⑤ hCG 在妊娠 8~10 周时分泌达高峰，持续 1~2 周后迅速下降，分娩后 2 周内消失。

⑥ hPL 的主要功能包括促进乳腺腺泡发育、促胰岛素生成、促蛋白质合成、抑制母体对葡萄糖的摄取和利用、抑制母体对胎儿的排斥、促进黄体生成等。

⑦ IgG 可通过胎盘，对胎儿起保护作用。

（2）脐带

①妊娠足月时脐带长 30~100cm，平均长 55cm。

②脐带的表面由羊膜覆盖，内有 1 条脐静脉和 2 条脐动脉。

（3）羊水：妊娠早期来源于母体血清透析液，中期以后主要来源于胎儿尿液。

考点背诵 10：胎儿发育的特征

（1）胎儿发育

胎　龄	特　征
8 周末	初具人形，内脏器官基本形成，头的大小占胎体的一半，B 超可见心脏形成和心管搏动
12 周末	胎儿外生殖器已发育，部分可辨出性别，四肢可活动
16 周末	从外生殖器可确定性别，头皮有毛发，X 线检查有脊柱阴影
20 周末	全身覆盖胎脂并有毳毛；出生后有心搏、呼吸、排尿及吞咽动作
24 周末	皮下脂肪开始沉积，但皮肤仍呈皱缩状；出现眉毛及睫毛；出生后有呼吸，但生存力极差
28 周末	皮下脂肪沉积不多，皮肤粉红，有呼吸运动，但肺泡表面活性物质含量低；出生后可存活，易患特发性呼吸窘迫综合征
32 周末	面部毳毛已脱落，出生后生存能力尚可
36 周末	皮下脂肪发育良好，毳毛明显减少，指（趾）甲已超过指（趾）尖，出生后能啼哭及吸吮，生活力良好
40 周末	外观丰满，皮肤粉红色；男性胎儿睾丸降至阴囊，女性胎儿大、小阴唇发育良好；出生后哭声响亮，吸吮能力强，能很好存活

（2）胎儿身长计算

①妊娠前 5 个月：胎儿身长（cm）=（妊娠月数）^{2}

②妊娠后 5 个月：胎儿身长（cm）= 妊娠月数 ×5

考点背诵 11：妊娠期母体的变化

（1）生殖系统变化：包括子宫、输卵管、卵巢、阴道及外阴。

（2）子宫：妊娠期及分娩后变化最大的器官。

①子宫体增大变软，妊娠 12 周超出盆腔，在耻骨联合上方可触及子宫底。

②妊娠晚期由于盆腔左侧有乙状结肠占位，会出现不同程度的子宫右旋。

③妊娠足月时子宫容积约 5000ml，体积达 35cm×25cm×22cm。

④妊娠 12~14 周起出现生理性无痛性宫缩，称为 Braxton Hicks 收缩，其特点为稀发、不规律和不对称。

（3）生殖系统其他变化：卵巢略增大；输卵管伸长；阴道黏膜水肿充血呈紫蓝色；外阴局部充血，大、小阴唇色素沉着。

（4）循环系统

①血容量至妊娠 32~34 周达高峰。

②血浆增加多于红细胞增加，血液相对稀释，出现生理性贫血。

③收缩压无明显变化，舒张压会略降低。

④易出现下肢及外阴静脉曲张、仰卧位低血压综合征。

⑤白细胞稍增加，血小板无明显改变，血沉加快。

⑥多数凝血因子增加，血液处于高凝状态。

（5）体重

①妊娠 13 周后平均每周增加 350g，不超过 500g。

②足月时平均增加 12.5kg。

考点背诵 12：妊娠诊断

（1）根据妊娠不同时期的特点，临床上将妊娠分为 3 个时期。

①早期妊娠：妊娠 13 周末以前。

②中期妊娠：妊娠第 14~27 周末。

③晚期妊娠：妊娠第 28 周及其以后。

（2）停经：是最早、最重要的症状，但不是妊娠的特有症状。

（3）早孕反应：约半数妇女在停经 6 周左右出现，妊娠 12 周左右自行消失。

（4）尿频：前倾增大的子宫在盆腔内压迫膀胱所致，妊娠 12 周后消失。

（5）乳房变化：乳房增大，乳头、乳晕着色，出现蒙氏结节。

（6）妇科检查

①阴道黏膜和宫颈阴道部充血呈紫蓝色。

②停经 6~8 周时，双合诊检查子宫峡部极软，感觉宫颈与子宫体之间似不相连，称为黑加征。

（7）辅助检查

①妊娠试验：测定血、尿 hCG，阳性可协助诊断早期妊娠。

②超声检查：是检查早期妊娠快速准确的方法。妊娠 6 周时，可见到胚芽和原始心管搏动。

（8）胎动：妊娠 18~20 周时孕妇可自觉胎动，3~5 次 / 小时。妊娠 28 周以后，正常胎动次数≥ 10 次 /2 小时。

（9）胎心：听到胎心音能够确诊为妊娠且为活胎。妊娠 12 周用多普勒胎心听诊仪可探测到胎心音。18~20 周时用一般听诊仪可听到胎心音。一般胎背侧上方听诊最清，胎心率正常为 110~160 次 / 分。

（10）胎体：妊娠 20 周以后，经腹壁可触及子宫内的胎体。

（11）不同妊娠周数的子宫底高度

妊娠周数	手测子宫底高度	尺测耻上子宫底高度（cm）
12 周末	耻骨联合上 2~3 横指	
16 周末	脐耻之间	
20 周末	脐下 1 横指	18（15.3~21.4）
24 周末	脐上 1 横指	24（22.0~25.1）
28 周末	脐上 3 横指	26（22.4~29.0）
32 周末	脐与剑突之间	29（25.3~32.0）
36 周末	剑突下 2 横指	32（29.8~34.5）
40 周末	脐与剑突之间或略高	33（30.0~35.3）

考点背诵 13：胎产式、胎先露、胎方位

（1）胎产式：胎儿身体纵轴与母体身体纵轴之间的关系。

①纵产式：两轴平行者，占妊娠足月分娩总数的 99.75%。

②横产式：两轴垂直者，占 0.25%。

（2）胎先露：最先进入骨盆入口的胎儿部分。

（3）胎方位：胎儿先露部的指示点与母体骨盆间的关系，简称胎位。

①枕先露以枕骨、面先露以颏骨、臀先露以骶骨、肩先露以肩胛骨为指示点。

②根据指示点与母体骨盆入口左、右、前、后、横的关系而有不同的胎方位。

考点背诵 14：产前检查

（1）产前检查频率

①妊娠 6~13 周末、14~19 周末各检查 1 次。

②妊娠 20~36 周，每 4 周检查 1 次。

③妊娠 37~41 周，每周检查 1 次。

④有高危因素者，酌情增加检查次数。

（2）推算预产期：自末次月经第 1 天算起，月数减 3（或加 9），天数加 7。

（3）骨盆测量

骨盆测量	径　线	正常值	测量内容
骨盆外测量（可间接判断骨盆大小及形态）	髂棘间径	23~26cm	两侧髂前上棘外缘的距离
	髂嵴间径	25~28cm	两髂嵴外缘最宽的距离
	骶耻外径	18~20cm	第 5 腰椎棘突下凹陷处（即腰骶部米氏菱形窝的上角）至耻骨联合上缘中点的距离
	坐骨结节间径	8.5~9.5cm	即出口横径，两坐骨结节内缘间距离
	出口后矢状径	8~9cm	坐骨结节间径中点到骶骨尖的距离； 出口横径＋出口后矢状径＞ 15cm 者，可正常分娩
	耻骨弓	90°	＜ 80° 为异常
骨盆内测量	对角径	12.5~13.0cm	为骶耻内径，减去 1.5~2.0cm 即为入口前后径
	坐骨棘间径	10cm	为中骨盆横径
	坐骨切迹宽度	5.5~6.0cm	一般能容 3 横指

（4）四步触诊法：检查子宫大小、胎产式、胎先露、胎方位及先露是否衔接，不包括胎儿大小。

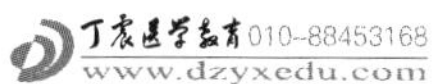

考点背诵 15：产 力

（1）产力包括子宫收缩力、腹肌和膈肌收缩力及肛提肌收缩力。

（2）子宫收缩力是临产后的主要产力，又称宫缩。宫腔内压力会随产程进展而增强，间歇时仅为 6~12mmHg，临产初期升至 25~30mmHg，第一产程末增至 40~60mmHg，第二产程末高达 100~150mmHg。

（3）宫缩特点

①节律性：临产开始时持续 30 秒以上，间歇 5~6 分钟，是临产的重要标志之一。

②对称性：从两侧子宫角发动宫缩的同时向内腔扩散。

③极性：宫缩以子宫底最强、最持久，子宫下段最弱。子宫底部收缩力的强度几乎是子宫下段的 2 倍。

④缩复作用：宫缩时肌纤维缩短变宽，舒张时不恢复到原状。

（4）产力的作用时间和特点

产 力	作用时间	特 点
子宫收缩力	贯穿分娩的全程	节律性、对称性、极性及缩复作用
腹肌和膈肌收缩力（腹压）	第二产程	重要辅助力
	第三产程	促使胎盘娩出
肛提肌收缩力	第二产程	协助胎先露在骨盆腔内完成内旋转及仰伸
	第三产程	协助胎盘娩出

考点背诵 16：胎 儿

（1）胎头是胎体最大部分，也是胎儿通过产道最困难的部分。

（2）胎头颅骨

①胎头由顶骨、额骨、颞骨各 2 块及枕骨 1 块构成。

②颅骨间膜状缝隙为颅缝，两颅缝交界处的较大空隙称为囟门，位于胎头前方的囟门呈菱形称前囟（大囟门），位于胎头后方的囟门呈三角形称后囟（小囟门）。

（3）胎头径线

①双顶径：9.3cm，胎头最大横径。

②枕下前囟径：9.5cm，俯屈后以此径线通过产道。

③枕额径：11.3cm。

④枕颏径：13.3cm。

（4）矢状缝和囟门是确定胎位的重要标志。

考点背诵 17：正常分娩护理

（1）总产程：即分娩全过程，指从开始规律宫缩直到胎儿胎盘娩出的全过程。

产 程	划分标准	初产妇所需时间	经产妇所需时间	临床表现
第一产程（宫颈扩张期）	从规律宫缩开始到宫口开全	11~12 小时	6~8 小时	规律宫缩 宫口扩张 胎头下降 胎膜破裂
第二产程（胎儿娩出期）	从宫口开全到胎儿娩出	1~2 小时	一般数分钟 也可长达 1 小时	宫缩增强 有排便感 胎头拨露 胎头着冠

续　表

产　程	划分标准	初产妇所需时间	经产妇所需时间	临床表现
第三产程（胎盘娩出期）	从胎儿娩出到胎盘娩出	5~15 分钟，不应超过 30 分钟		子宫收缩 胎盘剥离 胎盘娩出 阴道流血

（2）第一产程

①潜伏期：从临产规律宫缩开始至宫口开大 3cm。初产妇正常需要 8 小时，最大时限 16 小时。

②活跃期：宫口开大 3cm 至宫口开全（10cm）。初产妇正常需要 4 小时，最大时限 8 小时。

考点背诵 18：产褥期母体变化

（1）产褥期：从胎盘娩出至产妇全身各器官（除乳腺外）恢复或接近正常未孕状态所需的一段时间，一般为 6 周（42 天）。

（2）产褥期生殖系统的改变最显著，其中又以子宫变化最大。

部　位	母体变化	
子　宫	子宫体肌纤维缩复	胎盘娩出后子宫底在脐下 1 指，产后 1 天略上升至平脐，后每天下降 1~2cm，产后 10 天子宫降至骨盆腔内
	子宫内膜再生	胎盘附着部位全部修复需要至产后 6 周，未附着部位需要 3 周
	宫颈复原及子宫下段的变化	产后 2~3 天，宫口可容纳 2 指； 产后 1 周宫颈内口关闭，宫颈管复原； 产后 4 周宫颈恢复至未孕形态，宫颈外口变为“一”字形横裂（已产型）
阴　道	产后 3 周左右阴道黏膜皱襞复现，产褥期阴道张力不能完全恢复到未孕状态	
外　阴	产后外阴轻度水肿，2~3 天可自行消退	
盆底组织	坚持产后健身操，盆底组织有可能恢复或接近未孕状态	

（3）体温

①产后 24 小时内稍升高，一般不超过 38℃，可能与产程延长导致过度疲劳有关。

②产后 3~4 日可出现泌乳热，37.8~39.0℃，一般持续 4~16 小时后降至正常。

考点背诵 19：母乳喂养

（1）推荐母乳喂养，按需哺乳。

（2）早接触、早吸吮，产后 30 分钟内开始哺乳，刺激泌乳。

（3）吸吮是保持不断泌乳的关键环节，不断排空乳房也是维持泌乳的重要条件。

（4）泌乳还与产妇的营养、睡眠、情绪及健康状况密切相关。因此保证产妇的休息、足够的睡眠、丰富的饮食，避免精神刺激非常重要。

（5）乳头皲裂的最主要原因是婴儿含接姿势不良。

（6）急性乳腺炎是乳腺的急性化脓性感染，多见于产后哺乳的妇女，尤以初产妇多见，多发生在产后 3~4 周。

（7）预防急性乳腺炎的关键在于避免乳汁淤积，防止乳头损伤，并保持其清洁。如乳头内陷时，婴儿难以吸吮易发生乳汁淤积，应给予矫正。

考点背诵 20：高危妊娠的监护

（1）高危妊娠：基本包括了所有病理产科，以及孕妇年龄＜ 16 岁或≥ 35 岁、妊娠前体重过轻或超重、身高＜ 145cm、受教育时间＜ 6 年、先天发育异常、家属中有遗传性疾病、孕妇有不良嗜好、孕妇职业及稳定性差、收入低、居住条件差、未婚或独居、交通不便等。

（2）胎心率基线指任何 10 分钟内的胎心率平均值。

（3）宫缩时胎心率可出现一过性变化，包括加速和减速。

变　化	意　义
加　速	胎儿情况良好的表现
早期减速	宫缩时胎头受压
变异减速	脐带受压兴奋迷走神经
晚期减速	胎盘功能不良、胎儿宫内缺氧

（4）无应激试验（NST）：指在无任何刺激下观察和记录胎心率和胎动，以了解胎儿储备能力。正常情况下胎动时胎心率会短暂上升。

① NST 有反应型：一般监护 20 分钟（可延长至 40 分钟或更长时间），出现 2 次或以上的胎心加速。

② NST 无反应型：为异常，即超过 40 分钟没有足够的胎心加速。

（5）雌三醇（E_3）测定：孕妇 24 小时尿 E_3 可反映胎盘功能。

考点背诵 21：胎儿窘迫

（1）胎儿窘迫是由于缺血缺氧引起的一系列病理生理变化。

①缺氧早期：胎儿交感神经兴奋，胎心率加快，胎动频繁。

②缺氧加重：胎心过缓，胎动减少进而消失。

（2）急性胎儿窘迫的重要征象是胎心率异常。

（3）慢性胎儿窘迫胎儿缺氧可见胎动减少或消失、NST 异常。

考点背诵 22：流产的病因

（1）基因异常（染色体异常）是早期流产最常见的原因。

（2）晚期复发性流产的常见原因包括子宫解剖异常（如宫颈内口松弛）、自身免疫异常、血栓前状态等。

考点背诵 23：异位妊娠的概述

（1）受精卵在子宫体腔以外着床发育称异位妊娠，习惯称宫外孕。

（2）以输卵管妊娠最常见，约占 95%，输卵管妊娠以壶腹部妊娠最多见。

（3）输卵管炎症是引起输卵管妊娠的主要原因。

（4）阴道后穹隆穿刺是简单可靠的诊断异位妊娠破裂或流产的方法。

考点背诵 24：妊娠期高血压疾病

（1）妊娠期高血压疾病最基本病理生理变化：全身小动脉痉挛。

（2）易发因素：初产妇、年轻或高龄孕产妇、精神过度紧张或受刺激、寒冷季节或气温变化过大、有慢性病史、营养不良、体形矮胖、子宫张力过高、家族中有高血压史。

（3）尿蛋白

分　类	随机尿蛋白	24小时尿蛋白（g）
妊娠期高血压	（－）	
子痫前期	（＋）	≥ 0.3
重度子痫前期	（＋＋）以上	≥ 2.0

（4）硫酸镁：是目前治疗子痫的首选解痉药物，也是子痫前期预防子痫发作的药物。

考点背诵 25：胎盘早剥、前置胎盘

（1）病因

疾　病	病　因
胎盘早剥	血管病变最常见，如妊娠期高血压疾病、慢性肾脏疾病
	宫腔内压力骤减如多胎妊娠和羊水过多导致胎膜早破
	机械性因素如腹部外伤、脐带缠绕
	高龄孕妇、经产妇、吸烟、子宫肌瘤
前置胎盘	多次流产刮宫、高龄孕产导致
	子宫内膜病变或损伤
	胎盘面积过大或形状异常
	宫腔形态异常

（2）前置胎盘确诊首选 B 超。

考点背诵 26：妊娠合并症

（1）妊娠合并心脏病

①妊娠 32~34 周、分娩期（第一产程末和第二产程）、产后前 3 天心脏负荷最重。

②心脏病变较轻，心功能Ⅰ~Ⅱ级且既往无心力衰竭病史，亦无其他并发症，妊娠风险低级别者，可以妊娠。

（2）妊娠期糖尿病，即妊娠期首次出现糖尿病。糖尿病合并妊娠，即已确诊糖尿病的基础上合并妊娠。

（3）糖尿病对妊娠的影响

影响对象	影　响
母　体	自然流产、妊娠期高血压疾病、感染、羊水过多、子宫收缩乏力、产程延长及产后出血
胎　儿	巨大儿、畸形儿、早产及胎儿生长受限，围生期死亡率增高
新生儿	新生儿呼吸窘迫综合征，新生儿低血糖、低钙血症及低镁血症

（4）判断妊娠期糖尿病的治疗效果：血糖测定。

（5）妊娠期贫血：血红蛋白＜ 110g/L，血细胞比容＜ 0.33。

考点背诵 27：产力异常

（1）子宫收缩乏力：多与头盆不称或胎位异常、子宫因素、精神因素、内分泌失调、药物影响等因素有关。

（2）子宫收缩过强：主要原因有经产妇软产道阻力小、宫缩药使用不当、精神过度紧张、极度疲劳、胎膜早破、过多粗暴的阴道检查及宫腔操作刺激等。

考点背诵 28：分娩期并发症的病因

并发症	定　义	病　因
胎膜早破	临产前胎膜自然破裂	生殖道感染
		羊膜腔压力增高：多胎妊娠、羊水过多、巨大儿
		胎膜受力不均：头盆不称、宫颈内口松弛
		营养因素：缺乏维生素 C、锌及铜
		机械性刺激：创伤、妊娠晚期性交

续　表

并发症	定　义	病　因
产后出血	胎儿娩出后 24 小时内，阴道分娩者出血量≥ 500ml，剖宫产者≥ 1000ml；是我国产妇死亡的首位原因	子宫收缩乏力（最常见）
		胎盘因素：胎盘滞留、胎盘粘连或植入、胎盘部分残留
		软产道损伤
		凝血功能障碍
子宫破裂	妊娠晚期或分娩期子宫体部或子宫下段发生破裂	瘢痕子宫（最常见）
		梗阻性难产：头盆不称、骨盆狭窄、胎位异常、胎儿畸形
		子宫收缩药使用不当
		手术损伤
羊水栓塞	羊水进入母体血液循环，而引起的肺动脉高压、低氧血症、循环衰竭、弥散性血管内凝血以及多器官功能障碍综合征等一系列病理生理变化的过程	子宫收缩过强，将羊水挤入破损的微血管
		分娩时宫颈裂伤、子宫破裂、胎盘早剥等使血窦开放，羊水经此进入血液循环

考点背诵 29：胎膜早破的辅助检查

（1）阴道液 pH ≥ 6.5 提示有胎膜早破。

（2）阴道液涂片检查见羊齿植物叶状结晶提示为羊水。

（3）羊膜镜检查可直视胎先露，看不见前羊膜囊。

（4）超声检查显示羊水量减少。

考点背诵 30：产褥感染

（1）产褥病率指分娩 24 小时后的 10 天内，每天测量体温 4 次，间隔 4 小时，有 2 次体温≥ 38℃（口温）。

（2）产褥病率常由产褥感染引起，但也可由生殖道以外感染引起如急性乳腺炎、上呼吸道感染等。

（3）产褥感染以需氧菌中的溶血性链球菌致病性最强。

考点背诵 31：妇科检查

检　查	检查内容
外阴部检查	可观察外阴发育及阴毛情况，皮肤有无溃疡、赘生物等，处女膜是否完整，有无裂伤瘢痕等，有无阴道前后壁膨出、子宫脱垂、压力性尿失禁等
阴道窥器	选择适合大小的窥器，观察阴道有无破溃、赘生物、囊肿、阴道隔、双阴道等，阴道分泌物的量、性质、气味，还可观察宫颈颜色、大小、外口形状，有无上皮异常、息肉等
双合诊	检查者一手手指放入阴道，一手在腹部配合检查，检查阴道、宫颈、子宫体、输卵管、卵巢、子宫旁结缔组织以及骨盆腔内壁有无异常等
三合诊	是双合诊的补充检查，为腹部、阴道、直肠联合检查，在双合诊结束后，一手示指放入阴道，中指插入直肠，能了解后倾子宫大小，检查子宫后壁、直肠子宫陷凹或宫骶韧带有无病变，估计病变范围等
直肠 - 腹部诊	检查者一手示指伸入直肠，另一手在腹部配合检查；适用于无性生活史、阴道闭锁或其他原因不宜行双合诊者

考点背诵 32：非特异性外阴炎的诱因

（1）定义：由物理、化学等非病原体的因素所致的外阴部皮肤与黏膜的炎症，常见于大、小阴唇。

（2）诱发因素

①阴道分泌物、经血、尿液、大便等刺激。

②不注意皮肤清洁。

③长期穿化纤内裤，月经垫通透性差。

④局部潮湿等。

（3）诱因评估时应重点了解患者的卫生习惯。

考点背诵 33：滴虫阴道炎的病因

（1）阴道正常呈酸性环境，pH ≤ 4.5，多在 3.8~4.4。

（2）阴道毛滴虫适宜在温度 25~40℃、pH5.2~6.6 的潮湿环境中生长，在 pH ＜ 5.0 或＞ 7.5 的环境中则不生长。

（3）月经前后、妊娠期、产后阴道 pH 发生变化，滴虫得以繁殖。

（4）滴虫能阻碍乳酸生成，使阴道 pH 升高达 5.0~6.5。

（5）传播方式以性交直接传播为主，也可经浴池、浴巾、污染的器械等间接传播。

考点背诵 34：外阴阴道假丝酵母菌病的病因及诱因

（1）酸性环境适宜假丝酵母菌生长，感染后阴道 pH 多为 4.0~4.7，通常＜ 4.5。

（2）对日光、干燥、紫外线及化学制剂的抵抗力强，但不耐热，加热至 60℃ 1 小时即死亡。

（3）假丝酵母菌为条件致病菌，内源性感染为主要传播途径，机体抵抗力降低和环境条件适宜时可发病。

（4）常见的诱发因素有：妊娠、肥胖、糖尿病、大量应用免疫抑制药及广谱抗生素、大量雌激素治疗、穿紧身化纤内裤等。

考点背诵 35：女性生殖系统炎症的辅助检查

（1）滴虫阴道炎：检查滴虫最简单的方法是生理盐水悬滴法，属阴道分泌物检查，在阴道分泌物中找到滴虫即可确诊。

（2）外阴阴道假丝酵母菌病：可用生理盐水悬滴法，10%KOH 悬滴法或革兰染色，检查分泌物中的芽生孢子和假菌丝。pH 测定＜ 4.5 为单纯感染，pH 测定＞ 4.5 可能存在混合感染。

考点背诵 36：萎缩性阴道炎

（1）为雌激素水平降低，局部抵抗力下降引起的以需氧菌感染为主的阴道炎。

（2）见于自然绝经或人工绝经后的妇女，也可见于产后闭经、接受药物假绝经治疗者。

考点背诵 37：梅毒的病因

（1）梅毒是由苍白密螺旋体引起的侵犯多系统的慢性性传播疾病，病变范围广泛，临床表现复杂，危害极大。

（2）主要通过性接触传播，未经治疗的患者在感染后 1 年内最具传染性。

（3）病期即使超过 4 年，仍可通过胎盘感染胎儿，导致先天性梅毒。少数患者可因医源性途径、接触、哺乳等途径感染梅毒。

考点背诵 38：痛　经

（1）原发性痛经

①最常见，其发生与月经期子宫内膜前列腺素升高有关。

②生殖器官无器质性病变，好发于青少年期，多于月经初潮后 1~2 年发病。

③疼痛最早出现在经前 12 小时，以行经第 1 天疼痛最剧烈，持续 2~3 天后缓解。

（2）继发性痛经：由盆腔器质性病变所致，最常见为子宫内膜异位症。

考点背诵 39：异常子宫出血的病因与发病机制

分类		好发时期	病因与发病机制
无排卵性		青春期（多见）	下丘脑 - 垂体 - 卵巢轴调节未成熟
		围绝经期（多见）	卵巢功能衰退，对促性腺激素反应低下，导致卵泡发育受阻
		生育期	应激、肥胖等因素引起短暂的无排卵
排卵性	黄体功能不足	生育期	卵泡发育不良、黄体生成素排卵高峰分泌不足或排卵峰后低脉冲缺陷
	子宫内膜不规则脱落		由于下丘脑 - 垂体 - 卵巢轴调节功能紊乱，或溶黄体机制失常，引起黄体萎缩不全，内膜持续受孕激素影响，以致不能如期完整脱落

考点背诵 40：异常子宫出血的辅助检查

（1）诊断性刮宫：可同时达到止血和明确诊断的目的。

①多于月经来潮前 1~2 天或月经来潮 6 小时内（不超过 12 小时）刮宫确定排卵和黄体功能。

②子宫内膜不规则脱落者在月经第 5~7 天刮宫，增殖期和分泌期内膜共存可确诊子宫内膜不规则脱落。

（2）基础体温测定：是判断排卵简易可行的方法。

①单相型提示无排卵。

②双相型但高体温持续时间短，提示黄体功能不足；双相型但体温下降缓慢，提示子宫内膜不规则脱落。

（3）宫颈黏液结晶检查：月经前出现羊齿状结晶提示无排卵。

考点背诵 41：妊娠滋养细胞疾病的病因

疾病		病因
葡萄胎	完全性葡萄胎	地区因素
		营养状况与经济因素：如饮食缺乏维生素 A、胡萝卜素或动物脂肪
		年龄＞ 35 岁或＜ 20 岁妊娠妇女
		既往葡萄胎史
		遗传因素：染色体核型为二倍体，均来自父系
		其他：流产和不孕史等
	部分性葡萄胎	可能与不规则月经和口服避孕药有关，与饮食和母亲年龄无关
妊娠滋养细胞肿瘤	侵蚀性葡萄胎	全部继发于葡萄胎
	绒毛膜癌	可继发于葡萄胎，也可继发于流产、足月妊娠、异位妊娠

考点背诵 42：妊娠滋养细胞疾病的病理

（1）妊娠滋养细胞疾病共同的病理变化：滋养细胞不同程度的增生。

（2）病理特点

疾 病	病灶部位	病理特点
葡萄胎	局限于子宫腔内，不侵袭肌层，无远处转移	滋养细胞不同程度增生，绒毛间质水肿且体积增大，间质内血管稀少或消失
侵蚀性葡萄胎	侵入子宫肌层或转移至子宫外	可见水泡状组织，绒毛结构及滋养细胞增生和分化不良，绒毛结构也可退化，仅见绒毛阴影
绒毛膜癌	突入子宫腔或穿破浆膜，甚至穿透子宫壁达浆膜外，恶性程度极高，发生转移早而广泛，主要经血行播散，最常见转移部位是肺	绒毛或水泡状结构消失，周围有大片出血、坏死

考点背诵 43：妊娠滋养细胞疾病的辅助检查

（1）B 超检查

①葡萄胎：是诊断葡萄胎的可靠和敏感的检查方法，无胎心搏动或妊娠囊，呈“落雪状”或“蜂窝状”。

②侵蚀性葡萄胎和绒毛膜癌：诊断子宫原发病灶的最常用方法。

（2）hCG 测定

①葡萄胎：明显高于正常妊娠周数的相应值，而且在停经 8~10 周以后继续上升。

②侵蚀性葡萄胎和绒毛膜癌：主要的诊断依据。

考点背诵 44：与妇科相关肿瘤的病因

（1）病因

疾 病	病 因
乳腺癌	激素：雌酮和雌二醇与发病有直接关系，20 岁以后发病率升高，40~50 岁较高，绝经后发病率仍升高
	月经、婚育史：月经初潮年龄早、绝经年龄晚、不孕、初次足月产的年龄晚
	其他：饮食与营养（肥胖、高脂饮食）、家族史、乳腺良性病变、环境和生活方式等
子宫肌瘤	雌、孕激素过高或长期刺激
子宫内膜癌	无孕激素拮抗的雌激素长期刺激、遗传因素
宫颈癌	人乳头瘤病毒（HPV）感染
	不良性行为和孕育史：多个性伴侣、过早性生活（＜16 岁）、早育、多产
	吸烟、免疫力下降、长期口服避孕药、种族、经济状况和地理环境等
卵巢肿瘤	初潮年龄早、绝经年龄晚、少育、不孕、激素替代治疗、高胆固醇饮食及遗传等

（2）子宫肌瘤：女性生殖器最常见良性肿瘤。

（3）宫颈癌：最常见的妇科恶性肿瘤。

（4）卵巢癌：病死率居妇科恶性肿瘤之首。

考点背诵 45：乳腺癌

（1）好发部位：乳房外上象限。

（2）Cooper 韧带的作用：支持和固定乳房。

（3）“酒窝征”：肿瘤侵犯 Cooper 韧带出现的皮肤凹陷。

（4）淋巴结转移最初多见于：患侧腋窝淋巴结。

（5）乳腺癌早期治疗：首选根治性手术。

考点背诵 46：子宫肌瘤的病理

（1）肌瘤分类

①按肌瘤与子宫肌壁的关系：肌壁间肌瘤（60%~70%）、浆膜下肌瘤和黏膜下肌瘤。

②按肌瘤生长部位：子宫体部肌瘤（90%）和子宫颈部肌瘤。

（2）肌瘤变性：肌瘤失去原有典型结构为变性。

①玻璃样变：也叫透明变性，最常见。

②囊性变：为玻璃样变继续发展而来。

③红色样变。

④肉瘤样变。

⑤钙化。

（3）治疗

治疗方案	适应证
随访观察	无症状肌瘤，特别是近绝经期妇女
药物治疗	症状轻、近绝经年龄或全身情况不宜手术者
手术治疗	因肌瘤导致月经过多，继发贫血
	严重腹痛、性交痛或慢性腹痛、有蒂肌瘤扭转引起的急性腹痛
	肌瘤体积大压迫膀胱、直肠等引起相应症状
	因肌瘤造成不孕或反复流产
	疑有肉瘤变

考点背诵 47：卵巢肿瘤的病理

（1）组织学分类

①上皮性肿瘤（最常见）：浆液性、黏液性、子宫内膜样肿瘤等。

②生殖细胞肿瘤：畸胎瘤、无性细胞瘤、卵黄囊瘤。

③性索间质肿瘤：颗粒细胞瘤（最常见的功能性肿瘤）、卵泡膜细胞瘤、纤维瘤。

④转移性肿瘤。

（2）直接浸润、腹腔种植和淋巴转移是主要的转移途径，可出现盆腔、腹腔内广泛转移灶。

（3）血行转移较少见。

考点背诵 48：宫颈癌的病理

（1）宫颈癌好发部位：宫颈扁平上皮与柱状上皮交界处。

（2）宫颈癌：以鳞癌为主，其次为腺癌。

（3）宫颈癌转移途径：直接浸润（最常见）和淋巴转移。血行转移极少见。

考点背诵 49：宫颈癌的辅助检查

（1）宫颈刮片细胞学检查：用于筛查宫颈癌，是早期发现的主要方法。其结果采用巴氏分级。

①Ⅰ级：正常。

②Ⅱ级：炎症。

③Ⅲ级：可疑癌。

④Ⅳ级：高度可疑癌。

⑤Ⅴ级：癌细胞阳性。

（2）宫颈和宫颈管活组织检查：确诊宫颈癌最可靠的方法。

①正常宫颈阴道部扁平上皮含丰富糖原，可被碘液染成棕色。宫颈管柱状上皮、瘢痕、宫颈糜烂部位及异常扁平上皮区均无糖原，故不着色。

②采用碘试验或醋酸染色法，在碘不着色区或醋酸白区取材行活检，可提高诊断率。

考点背诵 50：子宫脱垂的病因

（1）病因

①分娩损伤：为子宫脱垂的主要病因，如产褥期过早重体力劳动或多次分娩。

②长期腹压增加：如慢性咳嗽、习惯性便秘、经常蹲位或举重等。

③盆底组织发育不良或退行性病变：未产妇或处女子宫脱垂多是先天性盆底组织发育不良或营养不良所致。

④医源性原因。

（2）临床分度

临床分度	分　型	划分标准
Ⅰ　度	轻　型	宫颈外口距离处女膜缘＜ 4cm，未达处女膜缘
	重　型	宫颈外口已达处女膜缘，阴道口可见宫颈
Ⅱ　度	轻　型	宫颈脱出阴道口，宫体仍在阴道内
	重　型	宫颈和部分宫体脱出阴道口
Ⅲ　度		宫颈及宫体全部脱出阴道口外

助记歌谣　Ⅰ轻未及重及膜；Ⅱ度轻型颈已脱，Ⅱ重部分宫体出；Ⅲ度颈体已全脱。

考点背诵 51：外阴癌的病因及病理

（1）外阴恶性肿瘤包括外阴恶性黑色素瘤、外阴基底细胞瘤、外阴鳞癌。其中鳞癌最常见，占外阴恶性肿瘤的 80%~90%，多见于绝经后妇女。

（2）常见转移途径有直接浸润和淋巴转移，晚期可经血行扩散。

（3）病理组织学检查是确诊外阴癌的唯一方法。

考点背诵 52：尿瘘的病因

（1）尿瘘是指生殖道和泌尿道之间形成异常通道，尿液自阴道排出，不受控制。膀胱阴道瘘最常见。

（2）病因

①产伤（最主要）。

②妇科手术损伤。

③其他：外伤、放射治疗后、膀胱结核、晚期泌尿生殖系统肿瘤、子宫托安放不当、局部药物注射治疗等。

考点背诵 53：不孕症

女性无避孕性生活至少 12 个月未孕称为不孕症，对男性则称为不育症。

第五章　儿科护理学

考点背诵 1：儿科疾病病因——遗传因素

疾　病	遗传类型	说　明
先天性心脏病	多基因或单基因遗传	遗传因素、妊娠早期宫内感染、妊娠期大剂量放射线接触史和服药史、妊娠期代谢性疾病、胎儿宫内缺氧等
支气管哮喘	多基因遗传	与过敏体质有关
1 型糖尿病	多基因遗传	胰岛 β 细胞被破坏而导致胰岛素绝对缺乏
苯丙酮尿症	常染色体隐性遗传	苯丙氨酸羟化酶基因突变导致其活性降低，苯丙氨酸及其代谢产物在体内蓄积
血友病	X- 连锁隐性遗传	

考点背诵 2：儿科疾病病因——免疫因素

（1）急性肾小球肾炎：主要与 A 组 β 溶血性链球菌感染诱发的免疫反应有关。

（2）风湿热和风湿性心脏瓣膜病：与 A 组 β 溶血性链球菌咽峡炎引起的变态反应和自身免疫有关。

（3）支气管哮喘：发病机制为速发型变态反应和慢性气道炎症。

（4）1 型糖尿病：免疫系统对自身组织的攻击可认为是发生 1 型糖尿病的病理生理基础。

（5）原发免疫性血小板减少症：最常见的小儿出血性疾病。

（6）吉兰 - 巴雷综合征：是一种自身免疫介导的周围神经病。主要损害多数脊神经根和周围神经，也常累及脑神经。多与空肠弯曲菌感染有关，7~9 月份为发病高峰。

考点背诵 3：儿科疾病病因——营养因素

疾　病	因　素	说　明
营养不良	摄入不足、需要量增加	喂养不当是最主要的原因
	消化吸收不良	消化系统先天畸形、迁延性腹泻等
	消耗增加、代谢障碍	急、慢性传染病恢复期，糖尿病，发热性疾病等
营养性缺铁性贫血	铁摄入不足（最主要）	婴儿未及时添加辅食、儿童挑食或偏食、生长发育快（婴儿期和青春期最快）等
营养性巨幼细胞贫血	维生素 B_{12} 和（或）叶酸缺乏	需要量增加或摄入不足，长期羊奶喂养、牛奶类制品在加工过程中叶酸被破坏； 胃肠功能紊乱所致的吸收或代谢障碍
维生素 D 缺乏性佝偻病	维生素 D 缺乏	围生期维生素 D 不足；日照不足；生长发育快，需要增加；食物中维生素 D 不足；胃肠道或肝胆疾病影响维生素 D 吸收等
维生素 D 缺乏性手足搐搦症	维生素 D 缺乏，甲状旁腺不能代偿性分泌增加	当总血钙＜ 1.75~1.88mmol/L，或离子钙＜ 1.0mmol/L 时可引起神经 - 肌肉兴奋性增高，出现抽搐

考点背诵 4：儿科疾病病因——细菌感染因素

细　菌	疾　病	说　明
溶血性链球菌	急性上呼吸道感染	上呼吸道细菌感染通常继发于病毒感染，最常见的继发感染细菌是溶血性链球菌
	猩红热	出疹时间为发热 24 小时内，最先见于耳后、颈及上胸部，24 小时内迅速蔓延至全身，皮疹多于 48 小时达高峰
	急性肾小球肾炎	主要与 A 组 β 溶血性链球菌感染诱发的免疫反应有关，发病前 1~3 周多有前驱感染史
	风湿热	继发于 A 组 β 溶血性链球菌感染的迟发免疫性炎症反应，病变主要累及心脏和关节
破伤风梭菌	新生儿破伤风	多经脐部感染
葡萄球菌属	肺脓肿、脓胸、脓气胸	金黄色葡萄球菌肺炎最易并发肺脓肿、脓胸、脓气胸等
	新生儿败血症	葡萄球菌属是我国新生儿败血症最常见的病原体
结核分枝杆菌	结核病	人型结核分枝杆菌是人类结核病的主要病原体； 呼吸道为主要传播途径
大肠埃希菌	小儿腹泻	致病性大肠埃希菌是小儿夏季腹泻的常见病原体
	尿路感染	绝大多数为革兰阴性杆菌感染，以大肠埃希菌最常见
	化脓性脑膜炎	0~2 个月婴儿易患肠道革兰阴性杆菌脑膜炎（最多见为大肠埃希菌，其次为变形杆菌、铜绿假单胞菌或产气杆菌等）和金黄色葡萄球菌脑膜炎
	新生儿感染性肺炎	吸入污染羊水而感染者，病原体以革兰阴性杆菌为主，如大肠埃希菌
痢疾杆菌	细菌性痢疾	中毒型细菌性痢疾多见于 2~7 岁体格健壮的儿童

助记歌谣　**上感风湿急肾炎，猩红均记 β 链。脓胸败血考金葡，化脑尿感埃希现。**

考点背诵 5：儿科疾病病因——病毒感染因素

病　毒	疾　病	说　明
柯萨奇 B 组病毒	病毒性心肌炎	以柯萨奇 B 组病毒最常见，其次为埃可病毒
轮状病毒	小儿腹泻	轮状病毒是小儿秋季腹泻的常见病原体
麻疹病毒	麻　疹	主要通过呼吸道传播
水痘 - 带状疱疹病毒	水　痘	通过空气飞沫（主要）或直接接触感染者皮肤破损处传播
腮腺炎病毒	流行性腮腺炎	主要通过空气飞沫或直接接触传播

考点背诵 6：儿科疾病病因——缺氧

（1）新生儿窒息：指胎儿娩出后 1 分钟仅有心搏，无自主呼吸或未建立规律呼吸的缺氧状态，导致低氧血症、高碳酸血症、代谢性酸中毒及全身多脏器损伤，是新生儿死亡及伤残的重要原因之一。

（2）新生儿 Apgar 评分法

体　征	评分标准		
	0　分	1　分	2　分
皮肤颜色	青紫或苍白	躯干红、四肢青紫	全身红
心率（次 / 分）	无	＜ 100	＞ 100
弹足底或插鼻管反应	无反应	有些动作，如皱眉	哭、喷嚏

续 表

体 征	评分标准		
	0 分	1 分	2 分
肌张力	松弛	四肢略屈曲	四肢能活动
呼 吸	无	慢、不规则	正常，哭声响

（3）新生儿颅内出血

①缺血、缺氧：主要病因，常见于早产儿。

②早产：特别是胎龄＜ 32 周的早产儿。

③产伤：头部受挤压是产伤性颅内出血的重要原因。

④其他：高渗液体快速输入、机械通气不当、肝功能不成熟、出血性疾病或脑血管畸形等。

（4）新生儿呼吸窘迫综合征：又称新生儿肺透明膜病，多见于早产儿，肺表面活性物质缺乏使肺泡壁表面张力增高，肺顺应性降低，呼气时肺泡容易萎缩，吸气时难以充分扩张，导致肺泡通气量较少，出现缺氧、发绀等表现。

考点背诵 7：儿科疾病病因——其他

（1）新生儿黄疸

	生理性黄疸	病理性黄疸
血清胆红素	足月儿＜ 221μmol/L（12.9mg/dl） 早产儿＜ 257μmol/L（15mg/dl）	足月儿＞ 221μmol/L（12.9mg/dl） 早产儿＞ 257μmol/L（15mg/dl）
胆红素每天上升	＜ 85μmol/L（5mg/dl）	＞ 85μmol/L（5mg/dl）
结合胆红素	＜ 34μmol/L（2mg/dl）	＞ 34μmol/L（2mg/dl）
黄疸出现时间	足月儿出生后 2~3 天 早产儿出生后 3~5 天	出现早，在出生后 24 小时内
黄疸高峰时间	足月儿 4~5 天 早产儿 5~7 天	
黄疸消退时间	足月儿 5~7 天，最迟不超 2 周 早产儿 7~9 天，最迟可 3~4 周	足月儿＞ 2 周 早产儿＞ 4 周
黄疸持续时间	短	长，或退而复现
伴随症状	一般情况良好 体温、食欲及大小便均正常	一般情况差 伴有原发病表现
治疗原则	注意黄疸变化，无特殊治疗	光照疗法，以蓝光最有效

（2）新生儿溶血病

①母婴血型不合，母血中血型抗体通过胎盘进入胎儿循环，导致新生儿红细胞被破坏而引起的溶血。

② ABO 血型不合多为母亲 O 型，婴儿 A 型或 B 型；如母为 AB 型或婴儿为 O 型则均不会发生溶血。

（3）新生儿寒冷损伤综合征：寒冷、早产、感染、低体重、窒息为主要病因。早产儿棕色脂肪含量少，导致产热能力更差。

（4）小儿惊厥：最常见的原因是高热，热性惊厥多由上呼吸道感染引起。

（5）充血性心力衰竭

①小儿时期病因：先天性心脏病。

②儿童时期病因：风湿性心脏病和急性肾小球肾炎。

③最常见的诱因：支气管肺炎。

考点背诵 8：小儿呼吸系统解剖生理特点

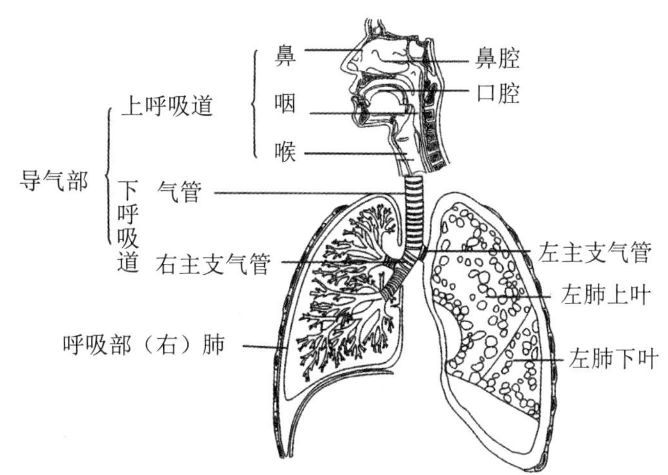

	解剖生理特点	临床意义
咽	咽鼓管相对宽、短、直，呈水平位	鼻咽部感染易致中耳炎
扁桃体	咽扁桃体出生后 6 个月已发育；腭扁桃体 1 岁末逐渐增大，4~10 岁发育达高峰，14~15 岁退化	扁桃体炎常见于年长儿
气管与支气管	管腔狭小，软骨柔软，黏液腺分泌不足；右主支气管较左侧直、短、粗	易感染、充血水肿，导致呼吸道不畅；异物易进入右主支气管
肺	弹力组织发育差，血管丰富，间质发育旺盛，肺含血量多而含气量少	易感染，且感染时易引起肺间质性炎症、肺不张和肺气肿等

（1）咳嗽反射及纤毛运动功能差，难以有效清除吸入的尘埃和异物颗粒。

（2）由于婴幼儿 SIgA、IgG 含量较低，肺泡巨噬细胞功能不足，易患呼吸道感染。

（3）婴幼儿呼吸中枢发育不完善，调节能力差，易出现呼吸节律不整、间歇、暂停等现象，尤以早产儿、新生儿明显。

（4）婴幼儿呼吸肌发育不全，胸廓运动幅度小，主要靠膈肌运动，多呈腹式呼吸。

考点背诵 9：小儿消化系统解剖生理特点

（1）口腔

①足月新生儿出生时已具有较好吸吮和吞咽功能。

②新生儿及婴幼儿唾液腺发育不够完善，易受损伤和感染。3~4 个月涎液分泌开始增加，5~6 个月显著增多，而婴儿口底浅，不能吞咽所分泌的全部唾液，发生生理性流涎。

（2）胃

①略呈水平位，当开始行走后渐变为垂直位。

②由于贲门和胃底部肌张力低，幽门括约肌发育较好，故易发生幽门痉挛而出现溢乳和呕吐。

③胃容量新生儿为 30~60ml，1~3 个月为 90~150ml，1 岁为 250~300ml，5 岁为 700~850ml。

（3）肠

①小肠是消化吸收的主要场所。

②婴幼儿肠道相对比成人长，一般为身长的 5~7 倍（成人 4 倍），分泌吸收面积较大，利于消化吸收。

③肠系膜柔软而长，易患肠套叠及肠扭转。

④肠壁薄、通透性高、屏蔽功能差，肠内毒素、过敏原等易经肠黏膜进入体内，引起全身感染及过敏性疾病。

（4）肝：小儿年龄越小，肝相对越大。正常情况下，婴幼儿肝脏在右肋缘下 1~2cm 可触及，6 岁后肋缘下即触不到。

（5）肠道细菌

①受食物成分影响，母乳喂养者以双歧杆菌为主，人工喂养儿和混合喂养者大肠埃希菌、嗜酸杆菌、双歧杆菌及肠球菌所占比例基本相等。

②正常肠道菌群对入侵的致病菌有一定的抑制作用。

（6）正常大便

喂　养	大便次数（次/天）	大便性状
母乳喂养	2~4	呈金黄色、均匀糊状，偶有细小乳凝块，较稀薄，不臭，有酸味
牛奶、羊奶喂养	1~2	呈淡黄色或灰黄色，较稠，多成形，含乳凝块较多，较臭，易便秘
混合喂养		与喂牛奶者相似，但质地较软、颜色较黄
添加谷类、蛋、肉等辅食后		接近成人

（7）异常大便

疾　病	大便性状
胆道梗阻	白陶土样便
肛裂、直肠息肉	大便带血丝
上消化道出血	黑便
病理性腹泻	黄色水样便
坏死性小肠结肠炎	开始为水样或黏液样便，继而出现赤豆汤样血水便或红色果酱样便，有特殊腥臭味
食饵性腹泻	黄色或黄绿色，稀水便或蛋花样便，镜检有脂肪滴
急性腹泻	稀薄或带水，呈黄色或黄绿色，有酸味，常见白色或黄白色奶瓣和泡沫
感染性腹泻	呈黄色或黄绿色水样便

（8）儿童体液平衡特点

①体液的总量和分布与年龄有关，年龄越小，体液总量占体重的百分比越高，儿童间质液比例较高，血浆、细胞内液占体重的比例与成人相近。

②等渗性脱水是指水、钠等比例丢失。低渗性脱水是指失钠＞失水。高渗性脱水是指水和钠同时丢失，但失水＞失钠。

考点背诵 10：小儿循环系统解剖生理特点

（1）胚胎在第 2 周开始形成原始心脏。

（2）第 3 周末在心房腔的前背部长出一镰状隔，为第一房间隔。

（3）约第 4 周起有循环作用，至第 8 周房室间隔完全形成，成为四腔心脏，B 超可见胎心搏动。

（4）出生后血液循环的改变

①肺循环阻力下降：出生后脐血管剪断结扎，在肺部进行气体交换，由于肺泡的扩张和氧分压的增加，肺小动脉管壁肌层逐渐退化、变薄，肺循环压力降低，肺血流量增多。

②卵圆孔关闭：肺血流量增多使回流到左心房的血液增多，左心房的压力高于右心房，卵圆孔发生功能性关闭，出生后 5~7 个月卵圆孔大多发生解剖性关闭。

③动脉导管关闭：婴儿出生后约 15 小时发生动脉导管功能性关闭，80% 在出生后 3 个月解剖性关闭，到出生后 1 年，在解剖学上完全关闭。

（5）动脉血压的高低主要取决于心排血量和外周血管阻力。小儿年龄越小，动脉压力越低。新生儿收缩压平均为 60~70mmHg。

（6）1~2 岁婴儿的收缩压平均为 70~80mmHg，2 岁以后收缩压 =（年龄 ×2 + 80）mmHg，高于此标准 20mmHg 为高血压。

（7）舒张压约为收缩压的 2/3。小儿下肢血压通常比上肢血压高 20mmHg。

考点背诵 11：先天性心脏病的分型

类　型	具体疾病
左向右分流型（潜伏青紫型）	室间隔缺损、房间隔缺损、动脉导管未闭
右向左分流型（青紫型）	法洛四联症、大动脉错位
无分流型（无青紫型）	主动脉瓣狭窄、肺动脉狭窄、主动脉缩窄

助记歌谣 **潜青紫，左向右，房缺室缺未闭有。青紫型，右向左，法洛四联动脉错。无青紫，主脉缩，主狭肺狭考频弱。**

考点背诵 12：小儿血液系统解剖生理特点

（1）小儿造血特点

造血时期	阶　段	时　间
胚胎期造血	中胚叶造血期	第 3 周开始，第 6~8 周后减退
	肝脾造血期	肝脏造血：第 6~8 周开始，4~5 个月达高峰，6 个月后逐渐减退； 脾脏造血：第 8 周左右开始，5 个月后减退
	骨髓造血期	4 个月开始造血
出生后造血	骨髓造血	出生后主要造血部位
	骨髓外造血	造血需要增加时才出现

助记歌谣 **胚胎三周卵黄囊，六至八周在肝脏。八周脾脏始造血，生后骨髓是主场。**

（2）小儿在出生后 2~3 个月，红细胞降至 3.0×10^{12}/L，血红蛋白降至 100g/L 左右，出现轻度贫血，称为“生理性贫血”。

（3）中性粒细胞与淋巴细胞比例相等有两次时间交叉，分别是在出生后 4~6 天和 4~6 岁，7 岁以后白细胞分类与成年人相似。

（4）6 个月至 6 岁小儿贫血的诊断标准为血红蛋白＜ 110g/L。

考点背诵 13：小儿泌尿系统解剖生理特点

年龄阶段	正　常	少　尿	无　尿
新生儿	1~3ml/（kg · h）	＜ 1ml/（kg · h）	＜ 0.5ml/（kg · h）
婴儿期	400~500ml/d	＜ 200ml/d	＜ 50ml/d
幼儿期	500~600ml/d	＜ 200ml/d	
学龄前期	600~800ml/d	＜ 300ml/d	
学龄期	800~1400ml/d	＜ 400ml/d	

考点背诵 14：小儿神经系统解剖生理特点

（1）小儿神经反射

反　射	特　点
角膜反射、瞳孔对光反射、结膜反射、吞咽反射	出生时存在，终身不消失
觅食反射、吸吮反射、拥抱反射、握持反射、颈肢反射、迈步反射、支撑反射、交叉伸展反射	出生时存在，2~7 个月消失
腹壁反射、降落伞反射、提睾反射及各种腱反射	出生时不存在，出现后永不消失
病理反射	正常 2 岁以下婴幼儿双侧巴宾斯基征阳性可为生理现象； 2 岁以上或单侧阳性提示锥体束损伤

助记歌谣　**吞咽瞳孔角结膜，出生即存永不消。觅食吸吮拥持握，生后虽存二七了。生不逢时后不没，终是腹壁腱提睾。**

（2）在基础代谢状态下，儿童脑耗氧量占机体总耗氧量的 50%，而成人为 20%，儿童对缺氧的耐受性较成人差。

考点背诵 15：小儿生长发育

（1）小儿生长发育

规　律	特　点
连续性、阶段性	第一个高峰（最快）：出生后第 1 年，尤其是前 3 个月； 第二个高峰：青春期
不平衡性	神经系统发育先快后慢； 生殖系统先慢后快； 淋巴系统先快而后回缩； 肌肉组织到学龄期才加速
顺序性	由上到下，由近到远，由粗到细，由简单到复杂，由低级到高级
个体差异性	一定范围内受遗传、环境影响，生长差异较大

（2）儿童年龄分期及其特点

分　期	定　义	特　点
围生期	胎龄满 28 周至出生后 7 天	是小儿经历巨大变化和生命遭受最大危险的时期，须重视优生优育，抓好围生期保健
新生儿期	从胎儿娩出脐带结扎至出生后 28 天	生理调节和适应能力尚不完善，发病率与病死率高
婴儿期	从出生至 1 周岁之前	小儿体格、动作和认知能力生长发育最迅速的时期，对营养需求量相对较高
幼儿期	从 1 岁至满 3 周岁之前	智能发育迅速，活动范围渐广，但对危险的识别和自我保护能力有限，意外伤害发生率高
学龄前期	从 3 周岁至 6~7 岁	自理能力和初步社交能力得到锻炼，应注意培养小儿良好的道德品质和生活能力，为入学做准备
学龄期	从入小学开始（6~7 岁）至青春期前	可以接受系统的科学文化教育
青春期	从第二性征出现到生殖功能基本发育成熟、身高停止增长	体格生长发育再次加速，出现第二次高峰，生殖系统迅速发育，并逐渐成熟

考点背诵 16：小儿体格生长

体格生长通常选用易于测量、有较好人群代表性的指标来表示。常用的指标有体重、身高（长）、坐高（顶臀长）、头围、胸围、上臂围、皮下脂肪厚度等。

（1）体重

①易于准确测量，是最易获得的反映儿童生长与营养状况的指标。

②正常足月婴儿出生后第 1 个月体重增加可达 1~1.7kg，出生后 3~4 个月体重约等于出生时体重的 2 倍，12 个月时婴儿体重约为出生时的 3 倍（10kg）。

（2）身高（长）：指头部、脊柱与下肢长度的总和，是反映骨骼发育的重要指标。临床上通过测量上部量和下部量，以判断头、脊柱、下肢所占身高的比例。

年 龄	中 点
出生时	上部量＞下部量，中点在脐上
2 岁	脐下
6 岁	脐与耻骨联合上缘之间
12 岁	恰位于耻骨联合上缘，上部量 = 下部量

助记歌谣 **出生上部大于下，中点脐上二脐下。六岁脐耻上缘间，十二耻骨上缘恰。**

（3）正常儿童体重、身高估计公式

年 龄	体 重（kg）	年 龄	身 高（cm）
出生时	3.25	出生时	50
3~12 个月	［年龄（月）＋9］/2	3~12 个月	75
1~6 岁	年龄（岁）×2＋8	2~6 岁	年龄（岁）×7＋75
7~12 岁	［年龄（岁）×7－5］/2	7~10 岁	年龄（岁）×6＋80

（4）胸围：指从乳头下缘，经肩胛角下缘绕胸一周的长度，反映胸廓和肺的发育。

年龄阶段	胸 围	特 点
出生时	32cm	
1 岁	46cm	头围与胸围大致相等
1 岁至青春期前期	头围＋小儿年龄－1	胸围大于头围

（5）腹围：指平脐水平（小婴儿以剑突与脐之间的中点）绕腹 1 周的长度。小儿 2 岁前腹围与胸围大约相等，2 岁后腹围较胸围小。

（6）牙：出生后 4~10 个月乳牙开始萌出，13 个月未出牙者为乳牙萌出延迟。

年龄阶段	出牙情况
出生后 4~10 个月	乳牙开始萌出
2~2.5 岁（最晚 3 岁）	乳牙出齐
6 岁	萌出第一颗恒牙
12 岁	萌出第二恒磨牙
17~18 岁	萌出第三恒磨牙（智齿）
月龄－（4~6）	乳牙数目

（7）囟门：可根据头围大小，骨缝及前、后囟闭合时间来评价颅骨的发育。前囟是位于两块额骨与两块顶骨间形成的菱形间隙，以菱形对边中点连线的距离表示其大小。

囟门	特点	闭合时间	病理情况	病理意义
前囟	出生时 1~2cm	一般 1~1.5 岁，最迟 2 岁	前囟早闭、过小	脑发育不良、小头畸形
			前囟迟闭、过大	佝偻病 先天性甲状腺功能减退症
			前囟饱满	颅内压增高 脑积水
			前囟凹陷	脱水 极度消瘦
后囟	出生时很小或闭合	6~8 周		

助记歌谣 消瘦脱水前囟凹，饱满积水颅压高。迟闭甲减佝偻病，早闭头畸不良脑。

（8）腕部次级骨化中心出现顺序

年龄阶段	骨化中心
出生时	无
3~4 个月	头状骨、钩骨
1 岁	下桡骨骺
2~2.5 岁	三角骨
3 岁左右	月骨
3.5~5 岁	大、小多角骨
5~6 岁	舟骨
6~8 岁	下尺骨骺
9~10 岁	豆状骨

（9）脊柱

①3 个月左右形成颈曲为脊柱第 1 个弯曲。

②6 个月后形成胸曲为脊柱第 2 个弯曲。

③1 岁形成腰曲为脊柱第 3 个弯曲。

（10）小儿的运动发育

年龄	粗、细动作	语言	适应周围人物的能力与行为
2 个月	能抬头	发出和谐的喉音	能微笑，有面部表情
3 个月	从仰卧位变为侧卧位	咿呀发音	头可随看到的物品或听到的声音转动 180°
4 个月	扶髋能坐	笑出声	见食物表示喜悦
6 个月	能独坐一会		能认识熟人和陌生人
7 个月	会翻身	能发“爸爸”“妈妈”等复音，但无意识	6~7 月龄能听懂自己的名字
8 个月	会爬	重复大人所发简单音节	开始认识物体
12 个月	独走	能叫出物品的名字	对人和事物有喜憎之分

助记歌谣 三月仰卧变侧卧，四月扶髋可就坐。六月独坐识熟陌，七月翻身听自我。

考点背诵 17：母乳喂养

（1）营养丰富，易消化吸收

①母乳中不饱和脂肪酸较多，蛋白质以乳清蛋白为主，酪蛋白较少，易于吸收。

②乙型乳糖含量丰富，利于脑发育；利于双歧杆菌、乳酸杆菌生长，并产生 B 族维生素；利于促进肠蠕动。

③母乳中钙、磷比例为 2∶1，易于吸收，可促进骨钙沉积，增加血磷浓度，利于骨的矿化，预防佝偻病。

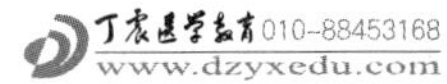

（2）增强婴儿免疫力：母乳中含丰富的 SIgA 和大量免疫活性细胞，如乳铁蛋白、巨噬细胞、淋巴细胞和中性粒细胞及较多溶菌酶、双歧因子等抗感染物质，具有增强婴儿免疫力的作用。

（3）婴儿 6 个月时开始引入半固体食物，并逐渐减少哺乳次数，增加引入食物的量，继续母乳喂养至 24 个月。

考点背诵 18：婴儿喂养

（1）6 个月以下婴儿脂肪供能占总能量的 45%~50%，随年龄的增长，脂肪占总能量的比例下降，年长儿为 25%~30%。

（2）配方奶粉

①以母乳的营养素含量及其组成为依据，接近母乳，较鲜乳或全脂奶粉更易消化吸收，为母乳喂养缺乏时的首选。

②若无条件选用配方奶而用全脂奶粉时，其奶粉与水的比例按重量计算为 1∶8，按容量（体积）计算为 1∶4。

（3）牛奶的调配

①牛奶、水及糖的需要量按婴儿每天所需总能量和总液量来计算。

②婴儿每天需要热量 460kJ/kg（110kcal/kg），需水量 150ml/kg，含糖 8% 的牛奶 100ml 可供给热量约 418kJ（100kcal/kg），则婴儿每天每千克体重需要 8% 糖牛乳乳量约 110ml，另需补水 150 － 110=40ml/（kg · d），每天需糖量 110×8%=8.8g/（kg · d）。

例：3 个月婴儿，体重 6kg，使用 8% 糖牛乳喂养，计算所需液体量、乳量及另外补水量等的方法如下。

每天所需液体量 =150ml×6=900ml。

每天所需 8% 糖牛乳 =110ml×6=660ml。

每天除牛奶外供水量 =900ml － 660ml=240ml。

每天所需糖量 =660ml×8%=53g。

（4）辅食添加原则

①循序渐进，从少到多，从稀到稠，从细到粗，由一种到多种，逐步过渡到固体食物。

②天气炎热或患病期间，应减少辅食量或暂停辅食，以免造成消化不良。

（5）辅食添加的顺序

月　龄	食物性状	添加辅食举例	供给的营养素
2 周至 3 个月		鱼肝油制剂、水果汁和菜汤	补充维生素和矿物质
4~6 个月	泥状食物	米汤、米糊、含铁配方米粉等，蛋黄（补铁）、鱼泥、豆腐、动物血、菜泥、水果泥	补充热量，动物、植物蛋白质，铁，维生素，纤维素，矿物质
7~9 个月	末状食物	稀（软）饭、烂面、饼干、蛋、鱼、肝泥、肉末	补充热量，动物蛋白质、铁、锌、维生素
10~12 个月	碎食物	软饭、挂面、馒头、面包、豆制品、碎肉	供给热量，维生素、蛋白质、矿物质、纤维素

考点背诵 19：预防接种

疫　苗	初种对象月（年）龄	接种部位	反应情况及处理	初种次数	复　种	注意事项
卡介苗	出生时	左上臂三角肌外下缘	接种后 4~6 周局部有小溃疡，防止感染，个别腋下或锁骨上淋巴结肿大或化脓，肿大时热敷，化脓时用针筒抽出脓液，溃破处涂 5% 异烟肼软膏	1		2 个月以上婴儿接种前应做结核菌素试验，阴性才能接种

续 表

疫 苗	初种对象月（年）龄	接种部位	反应情况及处理	初种次数	复 种	注意事项
乙肝疫苗	0、1、6 月龄	上臂三角肌	接种后一般反应轻微，个别有局部轻度红肿、疼痛症状，属正常反应，无须特殊处理	3	1 周岁复查：成功者 3~5 年加强；失败者重复基础免疫	
脊髓灰质炎减毒活疫苗	2、3、4 月龄		有时有低热或轻泻	3	4 岁时加强，口服三型混合糖丸疫苗	冷水送服或含服，1 小时内禁饮热水
百白破疫苗	3、4、5 月龄	上臂三角肌	个别有轻度发热、局部红肿、疼痛、发痒症状	3	1.5~2 岁用百白破混合制剂，7 岁用吸附白破二联类毒素	掌握间隔期，避免无效注射
麻疹减毒活疫苗	8 月龄	上臂外侧	部分接种后 9~12 天有发热及卡他症状，一般持续 2~3 天，也有个别婴儿出现散在皮疹或麻疹黏膜斑	1	7 岁时加强 1 次	接种前 1 个月及接种后 2 周避免用胎盘球蛋白、丙种球蛋白制剂
乙脑减毒活疫苗	8 月龄	上臂外侧	少数可能出现一过性发热反应，一般不超过 2 天可自行缓解。偶有散在皮疹，一般不需特殊处理	1	2 岁时加强 1 次	注射疫苗过程中，切勿使消毒剂接触疫苗。疫苗复溶后立即使用完

第二部分　强化 1000 题

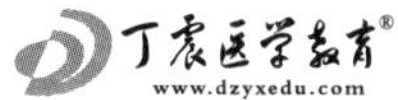

强化试卷一

一、单选题（每题 1 个得分点）：以下每道试题有 5 个备选答案，请从中选择 1 个最佳答案。提示：本部分在答题过程中可以回退（对已作答试题可以返回检查或修改答案）。

1. 2 岁以后收缩压的推算公式是
   A．年龄 ×2 ＋ 75mmHg
   B．年龄 ×2 ＋ 80mmHg
   C．年龄 ×2 ＋ 85mmHg
   D．年龄 ×5 ＋ 75mmHg
   E．年龄 ×5 ＋ 80mmHg

2. Graves 病最主要的病因是
   A．遗传因素
   B．应激因素
   C．自身免疫
   D．病毒感染
   E．环境因素

3. 出生后人体的主要造血器官是
   A．脾脏
   B．肝脏
   C．淋巴结
   D．骨髓
   E．造血细胞

4. 传染病的基本特征不包括
   A．潜伏性
   B．流行性
   C．季节性
   D．地方性
   E．免疫性

5. 促进乳腺发育，使乳腺导管增生的激素是
   A．雌激素
   B．孕激素
   C．雄激素
   D．人胎盘生乳素
   E．生乳素抑制激素

6. 促肾上腺皮质激素（ACTH）试验对诊断有意义的疾病是
   A．垂体性库欣病
   B．原发性肾上腺皮质肿瘤
   C．原发性甲状腺功能减退症
   D．弥漫性甲状腺肿
   E．垂体功能减退

7. 丹毒是指
   A．急性管状淋巴管炎
   B．急性网状淋巴管炎
   C．急性蜂窝织炎
   D．急性淋巴结炎
   E．多发性毛囊炎

8. 导致股骨颈骨折的原因主要是
   A．直接暴力
   B．间接暴力
   C．肌肉牵拉
   D．累积应力
   E．骨质疏松

9. 对妇科门诊妇女行阴道分泌物湿片检查用于
   A．防癌普查
   B．了解卵巢功能
   C．检查滴虫、假丝酵母菌
   D．检查阴道 pH
   E．了解子宫内膜情况

10. 对急性一氧化碳中毒有诊断价值的检查是
    A．碳氧血红蛋白测定
    B．胆碱酯酶活力测定

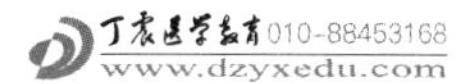

C. 淀粉酶测定
D. 心肌酶测定
E. 碱性磷酸酶测定

11. 对于肺炎链球菌肺炎的诊断最有意义的是
A. 白细胞总数、中性粒细胞分类均增高
B. 痰培养肺炎链球菌阳性
C. 出现咳嗽及血痰
D. X 线检查见大片状密度均匀阴影，呈肺叶或肺段分布
E. 高热

12. 反映心脏后负荷的监测指标是
A. 血压
B. 心率
C. 中心静脉压
D. 肺动脉楔压
E. 脉压差

13. 符合胃溃疡的特点是
A. 多见于老年男性
B. 好发于胃大弯
C. 疼痛多在餐后 3~4 小时发生
D. 疼痛发作无规律
E. 胃镜检查可确诊

14. 妇科检查注意事项不正确的是
A. 嘱排空膀胱
B. 取截石位
C. 一人一巾
D. 对所有患者均应做阴道检查
E. 男医生检查需要女护士陪同

15. 复苏是指
A. 人工呼吸
B. 胸外按压
C. 容量治疗
D. 对脑缺氧损伤的治疗措施
E. 为了挽救生命而采取的医疗措施

16. 骨盆外测量值在正常范围的是
A. 髂棘间径 25~28cm
B. 髂嵴间径 23~26cm
C. 骶耻外径 15~20cm
D. 坐骨结节间径 8.5~9.5cm
E. 耻骨弓角度＜ 90°

17. 关于心房颤动心电图的典型表现，描述正确的是
A. QRS 波群与 T 波消失，呈完全无规则的波浪状曲线，形状、频率、振幅高低各异
B. 正常的窦性 P 波消失，出现大小、形态相同，节律规则，快速的，连续锯齿样 F 波
C. 大小形态及规律不一的 f 波替代窦性 P 波，QRS 波群形态正常，RR 间隔不等
D. P 波提早出现，其形态与窦性 P 波不同，PR 间期大于 0.12 秒，QRS 波群形态与正常窦性心律的 QRS 波群相同，期前收缩后有不完全代偿间歇
E. QRS 波群提前出现，T 波与 QRS 波群方向相反，随之出现完全代偿间歇

18. 过敏性紫癜的病理基础是
A. 黏膜水肿
B. 毛细血管变态反应性炎症
C. 变态反应性全身小血管炎
D. 关节的慢性非化脓性炎症
E. 大量液体丢失

19. 护理人员在未取得执业证书期间可以独立进行的临床护理工作是
A. 与患者沟通观察病情
B. 肌内注射
C. 过敏试验
D. 给患者服药
E. 静脉穿刺

20. 急性出血坏死型胰腺炎所导致的休克类型是
A. 中毒性休克
B. 低血容量性休克
C. 过敏性休克
D. 感染性休克
E. 创伤性休克

21. 急性乳腺炎常见的致病菌是
A. 厌氧菌
B. 铜绿假单胞菌
C. 大肠埃希菌
D. 金黄色葡萄球菌
E. 白色葡萄球菌

22. 急性肾小球肾炎引起水肿的最主要机制是
A. 急性高血压引起的急性心力衰竭

B. 大量蛋白尿引起的低白蛋白血症
C. 醛固酮增多症引起的水、钠潴留
D. 肾小球滤过率下降引起的水、钠潴留
E. 肾小球基底膜通透性增加

23. 急性血源性骨髓炎最常见的致病菌是
A. 白色葡萄球菌
B. A 组 β 溶血性链球菌
C. 金黄色葡萄球菌
D. 大肠埃希菌
E. 肺炎链球菌

24. 脊髓损伤最轻的类型是
A. 脊髓挫伤
B. 脊髓震荡
C. 脊髓受压
D. 脊髓断裂
E. 马尾神经损伤

25. 检查结果中对确诊肝硬化最有价值的是
A. 血清 ALT 升高
B. 尿胆红素和尿胆原增加
C. 腹水阳性，且腹水性质为漏出液
D. 肝穿刺活检示有假小叶形成
E. 食管 X 线钡剂检查示食管胃底静脉呈菊花样充盈缺损

26. 简便而确诊原发性肝癌率高的定性诊断方法是
A. 甲胎蛋白测定
B. 血清酶学
C. B 超检查
D. 肝穿刺针吸细胞学检查
E. CT 检查

27. 结核分枝杆菌播散至肾脏主要是通过
A. 血行播散
B. 尿路
C. 淋巴管
D. 直接蔓延
E. 开放性伤口

28. 开放性气胸导致循环功能障碍和休克的主要原因是
A. 创伤
B. 出血
C. 伤侧肺萎陷
D. 反常呼吸
E. 纵隔扑动

29. 可作为甲状腺功能亢进症与单纯性甲状腺肿鉴别的检查是
A. 血清总 T_3
B. T_3 抑制试验
C. ^{131}I 摄取率
D. 甲状腺自身抗体
E. 促甲状腺激素

30. 临床上输卵管妊娠的复发率约为
A. 5%
B. 6%
C. 8%
D. 9%
E. 10%

31. 颅内压增高最严重的后果为
A. 脑缺血
B. 脑水肿
C. 脑疝
D. 库欣反应
E. 消化道出血

32. 慢性肾衰竭患者发生贫血的最主要原因是
A. 代谢产物抑制骨髓造血
B. 肾脏促红细胞生成素减少
C. 铁及叶酸缺乏
D. 毒素使红细胞寿命缩短
E. 透析时造成血液丢失

33. 慢性支气管炎、慢性阻塞性肺疾病的病因<u>不包括</u>
A. 吸烟
B. 感染
C. 大气污染
D. 精神因素
E. 遗传因素

34. 慢性阻塞性肺疾病的肺功能检查结果是
A. 潮气量增加
B. 肺活量增加
C. 肺总量减少
D. 残气量增加
E. 第 1 秒用力呼气容积增加

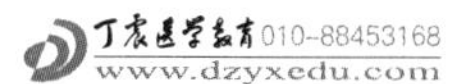

35. 泌尿系统最常见的肿瘤是
A. 前列腺癌
B. 膀胱癌
C. 肾癌
D. 输尿管肿瘤
E. 阴茎癌

36. 免疫制剂中，属于被动免疫制剂的是
A. 卡介苗
B. 乙脑疫苗
C. 免疫球蛋白
D. 白喉类毒素
E. 脊髓灰质炎疫苗

37. 某医院对恢复中病情轻微的患者，为保证其睡眠质量，夜间查房采用窗口查房方式，患者入院后因不适应病房环境而常失眠。由此发现有时夜间护士不查房，遂向护士长投诉护士偷懒。护士应做出的回应是
A. 认为该患者事多，不予理睬
B. 直接让该患者服用地西泮
C. 夜里象征性地打开门看一眼
D. 及时与该患者沟通交流，解释不入户查房的原因，并针对患者的失眠问题提出解决方法
E. 再次夜间查房时，即使该患者睡着也将其叫醒，嘘寒问暖

38. 某孕妇，妊娠 36 周，因近来胎动减少就诊。行无应激试验发现胎心基线 110 次 / 分，胎心基线变异 < 5 次 / 分，20 分钟内仅 1 次胎动，无胎心加速，并连续出现晚期减速。该监测结果提示胎儿
A. 脐带绕颈
B. 脐带受压
C. 胎头受压
D. 宫内缺氧
E. 先天性心脏病

39. 男，27 岁。右下腹持续性疼痛伴呕吐 5 小时。查体：右腹股沟区包块，有明显压痛，腹肌紧张，肠鸣音亢进。此时最适宜的处理是
A. 佩戴疝带
B. 紧急手术
C. 试行手法回纳
D. 择期手术治疗
E. 应用抗生素并观察

40. 男，30 岁。上腹部隐痛 4 年，突发上腹部剧痛半小时。查体：上腹部压痛、反跳痛，腹肌紧张。应做的检查是
A. 腹部立位 X 线检查
B. 胃肠钡剂造影检查
C. 腹腔穿刺
D. 急查血淀粉酶
E. 腹部 B 超检查

41. 男，40 岁。搬家公司员工，搬东西上楼后突然出现胸痛、干咳、呼吸困难。此时应进行的检查是
A. 血气分析
B. 胸部 X 线检查
C. 肺功能检查
D. 血液检查
E. 痰涂片和痰培养

42. 男，53 岁。体重 93kg，因工作压力大和应酬较多，近来经常出现恶心、呕吐、视物模糊、头晕等症状。查体：血压 180/95mmHg。护士向其解释最主要的发病机制是
A. 高级神经中枢功能紊乱
B. 肥胖
C. 饮酒
D. 年龄偏大
E. 高血压急症

43. 男，5 岁。发热 2 天，体温 39℃，伴有头痛、咽痛，病后第 2 天从头部及躯干开始出现皮疹，呈向心性分布，确诊为“水痘”。对患儿的护理措施<u>不正确</u>的是
A. 卧床休息
B. 保持皮肤清洁，衣着宽松
C. 给予乙醇拭浴
D. 给予高热量、高维生素、高蛋白、易消化的流质或半流质饮食
E. 做好口腔护理

44. 男，65 岁。因诊断甲状腺功能亢进症一直坚持服用甲巯咪唑（他巴唑）1 年，目前无任何不适。提示仍需要持续服药的指标是
A. 甲状腺影像学检查示甲状腺弥漫性肿大
B. C 反应蛋白增高

C．贫血，血沉增快
D．T_3 抑制试验可疑阳性
E．血清总 T_3、总 T_4 增高

45．尿瘘的最主要病因是
A．产伤
B．膀胱癌
C．膀胱结石
D．妇科手术损伤
E．长期放置子宫托

46．女，31 岁。因车祸导致胸部受伤，医师怀疑患者出现血胸，对诊断最有意义的检查方法是
A．触诊气管移位
B．血常规检查
C．胸部 X 线检查示胸腔积液
D．胸腔穿刺抽出不凝血
E．伤侧叩诊呈浊音、听诊呼吸音减弱

47．女，56 岁。无痛性血尿待查，准备行排泄性尿路造影，检查前准备措施错误的是
A．充分肠道准备
B．应在月经后 10 天进行
C．做碘过敏试验
D．鼓励患者多饮水
E．禁水 12 小时，排空膀胱

48．葡萄胎的病理改变特征是
A．滋养细胞侵入血管
B．绒毛结构被完全破坏
C．滋养细胞侵入子宫肌层
D．滋养细胞呈不同程度的增生
E．增生的滋养细胞有坏死及出血

49．全脂奶粉配制成全牛奶，容量比（奶粉与水的比例）为
A．1 : 1
B．1 : 2
C．1 : 3
D．1 : 4
E．1 : 8

50．确诊菌血症的可靠证据是
A．呼吸、脉搏增快，体温升高
B．神志淡漠、嗜睡
C．出现黄疸、皮下淤血
D．肝、脾大
E．血培养阳性

51．乳腺癌患者出现皮肤凹陷提示癌肿侵犯了
A．大乳管
B．胸筋膜
C．Cooper 韧带
D．胸大肌
E．皮内淋巴管

52．烧伤早期发生休克最主要的原因是
A．大量血浆从血管内渗出
B．组织坏死溶解
C．脓毒症
D．大量红细胞溶解破坏
E．使用广谱抗生素后发生真菌感染

53．属于左向右分流型的心脏病是
A．室间隔缺损
B．法洛四联症
C．肺动脉狭窄
D．右心室双出口
E．三尖瓣下移畸形

54．糖原贮积症的病因主要是缺乏
A．胰淀粉酶
B．丙氨酸氨基转移酶
C．天冬氨酸氨基转移酶
D．葡萄糖 -6- 磷酸酶
E．苯丙氨酸 -4- 羟化酶

55．我国慢性肾衰竭最常见的病因是
A．慢性肾盂肾炎
B．糖尿病肾病
C．慢性肾小球肾炎
D．过敏性紫癜肾损害
E．高血压肾小动脉硬化

56．我国首创的检查食管癌的方法是
A．食管 X 线钡剂检查
B．食管拉网脱落细胞学检查
C．食管镜检查
D．CT 检查
E．B 超检查

57. 我国最常见的贫血为
A. 再生障碍性贫血
B. 溶血性贫血
C. 缺铁性贫血
D. 营养性巨幼细胞贫血
E. 恶性贫血

58. 系统性红斑狼疮患者血液中的标志性抗体是
A. 核抗体
B. 抗 Sm 抗体
C. 抗双链 DNA 抗体
D. 抗核抗体（ANA）
E. 类风湿因子（RF）

59. 系统性红斑狼疮要避免的诱因有
A. 寒冷
B. 精神刺激
C. 过度疲劳
D. 阳光照射
E. 营养缺乏

60. 小儿出生时头围的平均值是
A. 31~32cm
B. 33~34cm
C. 35~36cm
D. 37~38cm
E. 39~40cm

61. 小儿发生惊厥时应首先采取的护理措施是
A. 送入抢救室
B. 解松衣扣，平卧，头偏向一侧
C. 给予物理降温
D. 准备急救用物
E. 将纱布放在患儿手心或腋下

62. 小儿最常见的内分泌疾病是
A. 生长激素缺乏症
B. 先天性甲状腺功能减退症
C. 儿童糖尿病
D. 尿崩症
E. 皮质醇增多症

63. 心脏破裂最常见的部位是
A. 左心房
B. 右心房
C. 左心室
D. 右心室
E. 心包内大血管

64. 心脏骤停最常见的原因是
A. 冠心病
B. 先天性心脏病
C. 病毒性心肌炎
D. 慢性肺源性心脏病
E. 心肌疾病

65. 新生儿败血症最常见的致病菌是
A. 大肠埃希菌
B. 厌氧菌
C. 葡萄球菌
D. 溶血性链球菌
E. 肺炎链球菌

66. 休克代偿期微循环变化的特点<u>不包括</u>
A. 微动脉、微静脉收缩
B. 动 - 静脉短路开放
C. 直捷通路开放
D. 组织灌流减少
E. 静脉回心血量减少

67. 腰椎间盘突出症、腰椎管狭窄症的基本病因是
A. 遗传因素
B. 先天性椎管狭窄
C. 慢性损伤
D. 退行性变
E. 软组织炎症

68. 移植术后的急性排斥反应多发生在
A. 24 小时内
B. 1 周内
C. 1~2 周
D. 6 个月内
E. 1 年内

69. 乙状结肠扭转患者 X 线钡剂灌肠检查呈现的特征性表现是
A. 杯口状阴影
B. 鸟嘴状阴影
C. 多个液平面
D. 鱼肋骨刺状阴影
E. 弹簧状阴影

70. 引起门静脉高压症的常见原因是
A. 肠系膜上静脉扩张
B. 肝静脉狭窄
C. 肝硬化
D. 胆道阻塞
E. 肝肿瘤

71. 婴儿营养不良最常见的病因是
A. 喂养不当
B. 先天不足
C. 人工喂养
D. 免疫缺陷
E. 缺乏锻炼

72. 婴幼儿时期最常见的肺炎类型是
A. 支气管肺炎
B. 大叶性肺炎
C. 间质性肺炎
D. 小叶性肺炎
E. 节段性肺炎

73. 硬膜外血肿的典型意识改变是
A. 嗜睡
B. 谵妄
C. 昏迷不超过 30 分钟
D. 有中间清醒期
E. 持续性深昏迷

74. 与雌激素有关的疾病不包括
A. 子宫内膜癌
B. 子宫内膜增生症
C. 卵巢颗粒细胞瘤
D. 卵巢卵泡膜细胞瘤
E. 阴道闭锁

75. 原发免疫性血小板减少症的主要病因是
A. 骨髓造血小板功能下降
B. 骨髓造血小板原料缺乏
C. 免疫反应造成骨髓抑制
D. 免疫反应致血小板破坏
E. 出血造成血小板大量丢失

76. 原发性腹膜炎和继发性腹膜炎的区别是
A. 致病菌不同
B. 发病年龄不同
C. 机体抵抗力不同
D. 腹腔内有无原发病灶
E. 有无腹膜刺激征

77. 原发性肝癌肝外血行转移最常见的部位是
A. 脑
B. 肺
C. 肾
D. 肾上腺
E. 骨

78. 早期诊断慢性肺源性心脏病的辅助检查是
A. 血常规
B. 血气分析
C. 心电图
D. 胸部 X 线检查
E. 肺功能测定

79. 正常成年女性的卵巢大小为
A. 1cm×2cm×4cm
B. 1cm×3cm×4cm
C. 2cm×3cm×4cm
D. 2cm×2cm×4cm
E. 2cm×2cm×3cm

80. 正常胎心率是每分钟
A. 60~80 次
B. 100~110 次
C. 110~160 次
D. 170~180 次
E. 200 次

81. 治疗胆绞痛不单独使用吗啡类药物的原因是
A. 避免成瘾
B. 镇痛效果不好
C. 药物来源困难
D. 疼痛缓解后可使病情恶化
E. 避免 Oddi 括约肌痉挛加重病情

82. 子宫内膜分泌期，激素变化表现为
A. 雌激素下降，孕激素上升
B. 雌激素上升，孕激素下降
C. 雌激素、孕激素均下降
D. 雌激素、孕激素维持稳定水平
E. 雌激素、孕激素均上升

83. 子宫内膜最适合受精卵着床的时期是
A. 增殖期
B. 分泌期
C. 月经前期
D. 月经期
E. 月经后期

84. 最简单又常用的早期诊断肺癌的检查方法是
A. 胸腔积液检查
B. 痰脱落细胞学检查
C. 胸部 X 线检查
D. 支气管镜检查
E. 肺活组织检查

二、共用备选答案单选题（每题 1 个得分点）：以下试题中，每连续的 2~6 个试题使用相同的 5 个备选答案，请从中为每道试题选择 1 个最佳答案。每个备选答案可被选择一次、多次或不被选择。提示：本部分在答题过程中可以回退（对已作答试题可以返回检查或修改答案）。进入此部分试题后，您不能返回前面部分查看试题或修改答案。您是否进入共用备选答案单选题部分？

（85~86 题共用备选答案）
A. 涂 2% 甲紫（龙胆紫）
B. 热敷
C. 涂薄荷淀粉
D. 涂硼酸软膏
E. 涂碘酊

85. 第 1 问：放疗后患者皮肤出现干反应，应如何处理
86. 第 2 问：放疗后患者皮肤出现湿反应，应如何处理

（87~88 题共用备选答案）
A. 乳头状癌
B. 滤泡状癌
C. 未分化癌
D. 腺癌
E. 髓样癌

87. 第 1 问：甲状腺癌中恶性程度相对低的是
88. 第 2 问：甲状腺癌中恶性程度最高的是

（89~90 题共用备选答案）
A. 面色苍白，脉压小，休克，持续性腹痛，腹膜刺激征不严重
B. 剧烈腹痛，恶心，呕吐，典型腹膜刺激征，膈下游离气体
C. 腹痛，恶心，呕吐，腹膜炎体征出现较晚，程度重。腹腔内有游离气体
D. 腹痛，腹肌紧张，有血尿
E. 会阴部剧烈疼痛，有鲜红色的血便

89. 第 1 问：肝、脾等实质性脏器损伤时的临床表现为
90. 第 2 问：下消化道破裂时临床表现为

（91~92 题共用备选答案）
A. 血栓闭塞性脉管炎
B. 动脉硬化性闭塞症
C. 雷诺综合征
D. 深静脉血栓形成
E. 下肢静脉曲张

91. 第 1 问：病变以深静脉为主的是
92. 第 2 问：病变以中、小动脉为主的是

（93~96 题共用备选答案）
A. 月经周期的第 1~4 天
B. 月经周期的第 1~14 天
C. 月经周期的第 5~14 天
D. 月经周期的第 15~28 天
E. 月经周期的第 24~28 天

93. 第 1 问：月经期为
94. 第 2 问：增殖期为
95. 第 3 问：分泌期为
96. 第 4 问：分泌晚期为

（97~100 题共用备选答案）
A. PR 间期＞ 0.20 秒，无 QRS 波群脱落
B. PR 间期＞ 0.20 秒，有 QRS 波群脱落
C. 连续 3 个或以上的室性期前收缩
D. 窦性心搏后紧接一个室性期前收缩
E. QRS-T 波消失，呈快慢不一、强弱不等振幅

97. 第 1 问：室性期前收缩二联律的心电图特点是
98. 第 2 问：室性心动过速的心电图特点是
99. 第 3 问：心室颤动的心电图特点是
100. 第 4 问：一度房室传导阻滞的心电图特点是

强化试卷二

一、单选题（每题 1 个得分点）：以下每道试题有 5 个备选答案，请从中选择 1 个最佳答案。提示：本部分在答题过程中可以回退（对已作答试题可以返回检查或修改答案）。

1. 不孕症指夫妇婚后同居，未采用避孕措施而未孕至少达
   A. 6 个月
   B. 12 个月
   C. 18 个月
   D. 24 个月
   E. 30 个月

2. 女，27 岁。停经 45 天，尿 hCG（+），诊断为早期妊娠，其末次月经时间为 2019 年 5 月 13 日，预产期约在
   A. 2020 年 3 月 1 日
   B. 2020 年 2 月 28 日
   C. 2020 年 2 月 20 日
   D. 2020 年 1 月 25 日
   E. 2020 年 1 月 5 日

3. 患者肢体能在床上移动，但不能抵抗自身重力，不能抬起。此患者肌力属
   A. 1 级
   B. 2 级
   C. 3 级
   D. 4 级
   E. 5 级

4. 最易发生骨折的肋骨是
   A. 1~3 肋
   B. 4~7 肋
   C. 8~10 肋
   D. 11、12 肋
   E. 9~11 肋

5. 颅内压正常值为
   A. 20~60mmH_2O
   B. 70~200mmH_2O
   C. 210~300mmH_2O
   D. 310~360mmH_2O
   E. 370~460mmH_2O

6. 烧伤后的体液渗出达到高峰的时间是
   A. 2 小时
   B. 8 小时
   C. 12 小时
   D. 24 小时
   E. 36 小时

7. 诊断肝癌首选的检查方法是
   A. 肝功能检查
   B. AFP
   C. B 超检查
   D. CT 检查
   E. MRI 检查

8. 产褥感染最常见的致病菌是
   A. 厌氧性链球菌
   B. A 组 β 溶血性链球菌
   C. 葡萄球菌
   D. 大肠埃希菌
   E. 肺炎链球菌

9. 能通过胎盘的免疫球蛋白是
   A. IgM
   B. IgA
   C. IgG
   D. IgD
   E. IgE

10. 腰椎间盘突出症最好发的部位是
   A. L_1
   B. L_2
   C. L_3
   D. L_4、L_5
   E. S_1

11. 可确诊食管癌的检查方法是
   A. 食管 X 线钡剂检查
   B. MRI 检查
   C. 食管镜检查

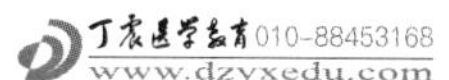

D. 食管拉网脱落细胞学检查
E. 放射性核素检查

12. 母乳中能有效抵抗病原微生物侵袭的免疫物质是
A. SIgA
B. SIgG
C. SIgM
D. 吞噬细胞
E. 淋巴细胞

13. 慢性胃炎的确诊依据是
A. 胃液分析
B. X 线钡剂造影
C. 胃镜检查
D. 腹部 B 超
E. 腹部 CT

14. 诊断有机磷农药中毒最重要的指标是
A. 农药接触史
B. 阿托品试验阳性
C. 呕吐物有大蒜味
D. 毒蕈碱样和烟碱样症状
E. 血胆碱酯酶活力降低

15. 导致我国产妇死亡的首要原因是
A. 产后出血
B. 产后感染
C. 妊娠合并心脏病
D. 胎盘早剥
E. 妊娠期高血压疾病

16. 与糖尿病发生有关的因素不包括
A. 自身免疫反应
B. 超重
C. 遗传
D. 内分泌疾病
E. 缺乏体育锻炼

17. 关于婴儿喂养，说法正确的是
A. 只要有母乳就应该坚持母乳喂养
B. 纯母乳喂养儿不需要添加辅食
C. 断奶时间一般在出生后 1~2 岁
D. 婴儿患病时应延迟断奶
E. 夏季炎热时宜断奶

18. 胚胎发育中，原始心脏开始形成的时间是
A. 第 2 周
B. 第 4 周
C. 第 6 周
D. 第 8 周
E. 第 10 周

19. 癫痫发病特点的叙述，不正确的是
A. 具有发作性与重复性的特点
B. 癫痫持续状态是该病的特殊情况，死亡率 50%
C. 是一组由于大脑神经元突然异常放电而造成短暂性大脑功能失常的临床综合征
D. 大脑功能失常可表现为运动、感觉、意识、行为、自主神经等不同障碍
E. 发病机制牵涉到神经系统的内在性质，迄今无全面、一致的了解

20. 有关骨折的病因叙述正确的是
A. 踢球时股直肌收缩致髌骨骨折称为直接暴力骨折
B. 跌倒时手掌撑地致桡骨骨折是间接暴力骨折
C. 长途行军时第 2 跖骨骨折是间接暴力骨折
D. 慢性骨髓炎致局部骨折称为肌牵拉性骨折
E. 股骨骨肉瘤处受撞击致骨折称为疲劳性骨折

21. 期前收缩形成的原因是
A. 窦房结发出冲动频率过慢
B. 房室结传导途径异常
C. 窦房结以外的起搏点激动
D. 窦房结发出冲动频率过快
E. 左、右束支传导阻滞

22. 慢性肺源性心脏病发病的主要机制是
A. 肺泡毛细血管急性损伤
B. 肺弥散功能障碍
C. 支气管阻塞
D. 支气管肺组织感染
E. 肺动脉高压形成

23. 急性上呼吸道感染最常见的病原体是
A. 肺炎支原体
B. 肺炎衣原体
C. 溶血性链球菌
D. 流感嗜血杆菌

E. 金黄色葡萄球菌

24. 颅内压增高患者宜采取的体位是
A. 平卧位
B. 俯卧位
C. 侧卧位
D. 床头抬高 15°~30°
E. 床尾抬高 15°~30°

25. 肝胆疾病首选的检查是
A. B 超检查
B. 腹部 X 线检查
C. 经皮肝穿刺胆管造影检查
D. 胆道镜检查
E. 内镜逆行胰胆管造影检查

26. 人体内源性维生素 D 的主要来源是
A. 肾脏合成
B. 肝脏合成
C. 甲状腺合成
D. 食物中摄取
E. 紫外线照射皮肤产生

27. 支气管哮喘反复发作的因素是
A. 缺氧
B. 感染
C. 免疫缺陷
D. 精神紧张
E. 气道变应性炎症

28. 急性肾盂肾炎最常见的致病菌是
A. 金黄色葡萄球菌
B. 革兰阴性杆菌
C. 大肠埃希菌
D. 克雷伯菌
E. A 组 β 溶血性链球菌

29. 判断再生障碍性贫血有价值的检查结果是
A. 全血细胞减少
B. 骨髓增生活跃
C. 网织红细胞增多
D. 肝、脾大，淋巴结肿大
E. 出现小细胞低色素性贫血

30. 有关血栓闭塞性脉管炎的描述，错误的是
A. 慢性、持续性、进行性疾病
B. 好发于男性青壮年
C. 病变多发生于下肢血管
D. 主要侵及大动脉
E. 早期症状为间歇性跛行

31. 小儿营养性缺铁性贫血最常见的原因是
A. 红细胞结构缺陷
B. 红细胞丢失过多
C. 红细胞酶缺乏
D. 自身免疫因素
E. 造血原料缺乏

32. 人体最大的能源仓库是
A. 肝脏
B. 肌肉
C. 糖原
D. 蛋白质
E. 体脂

33. 男，39 岁。慢性乙型肝炎病史 5 年，近半个月感肝区疼痛，食欲减退，来医院就诊。查体：肋下 2 横指可触及肝下缘，有压痛，疑为原发性肝癌。对诊断最有意义的检查是
A. 胆碱酯酶
B. 甲胎蛋白
C. γ 球蛋白
D. 血淀粉酶
E. 乳酸脱氢酶

34. 血管紧张素转换酶抑制剂降低高血压的机制是
A. 直接扩张血管
B. 减少左心室排血量
C. 增加水分由肾排出
D. 使小动脉平滑肌松弛
E. 抑制血管紧张素 II 形成

35. 男，35 岁。胃大部切除术后 10 小时，出现面色苍白，四肢湿冷，脉搏细速，胃肠减压瓶内有 60ml 鲜红色液体。首先应采取的措施是
A. 急查血常规
B. 经胃管注入去甲肾上腺素
C. 患者平卧，加快输液速度
D. 静脉滴注止血药
E. 配血，做好术前准备

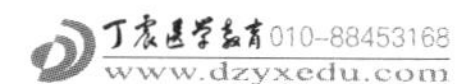

36. 心力衰竭最常见的诱因是
A. 摄入钠盐过多
B. 静脉输液过快
C. 情绪激动
D. 过度劳累
E. 感染

37. 系统性红斑狼疮标准筛选试验是
A. 抗核抗体检查
B. 抗双链 DNA 检查
C. 抗 Sm 抗体检查
D. 内因子抗体检查
E. 壁细胞抗体检查

38. 休克期微循环变化的中期改变是
A. 收缩期
B. 扩张期
C. 衰竭期
D. DIC 期
E. 痉挛期

39. 能固定宫颈位置使子宫不脱垂的重要韧带是
A. 主韧带
B. 阔韧带
C. 圆韧带
D. 宫骶韧带
E. 骶结节韧带

40. 加重慢性肾小球肾炎患者肾功能损害的因素不包括
A. 感染
B. 劳累
C. 持续低蛋白饮食
D. 血压控制不佳
E. 使用氨基糖苷类抗生素

41. 男，45 岁。患肝硬化腹水半年，大量利尿后意识不清 1 天住院。实验室检查：血钾 2.3mmol/L，血钠 135mmol/L，血氯化合物 102mmol/L，血氨 140mmol/L。首要的治疗是应用
A. 谷氨酸钠
B. 酪氨酸
C. 谷氨酸钾
D. 盐酸精氨酸
E. 复方氨基酸

42. 肾移植急性排斥反应首选的治疗方法是
A. 抗炎
B. 利尿
C. 限制液体摄入
D. 甲泼尼龙静脉冲击
E. 降压

43. 囟门是指
A. 颅缝
B. 菱形的颅骨
C. 重叠的颅骨
D. 颅缝的交界处
E. 胎儿的颅骨之一

44. 系统性红斑狼疮的诱因不包括
A. 紫外线
B. 氯丙嗪
C. 青霉胺
D. 鱼肝油
E. 避孕药

45. 局部麻醉药中毒的原因不包括
A. 一次用药超过最大安全剂量
B. 麻醉药直接注入血管
C. 局部组织血流丰富
D. 过敏体质
E. 药物浓度过高

46. 胎盘早剥的病因不包括
A. 高龄多产
B. 慢性高血压
C. 慢性肾疾病
D. 羊水过少
E. 辅助生殖

47. 门静脉高压症的病理变化不包括
A. 脾大，脾功能亢进
B. 门静脉交通支扩张
C. 肝静脉淤滞引起急性大出血
D. 肝功能损害，白蛋白合成障碍
E. 毛细血管滤过压增高，促进腹水形成

48. 男，48 岁。以门静脉高压症、脾大、脾功能亢进收入医院。实验室检查：白细胞 1.7×10^9/L，血红蛋白 65g/L，胃窦活检组织病理为胃溃疡及食

管胃底静脉曲张。CT 检查示肝硬化、脾大、少量腹水，门静脉左支显示欠佳，栓塞不排除。该患者可能的并发症是

A．感染
B．门静脉栓塞
C．消化道出血
D．肝性脑病
E．肝肾综合征

49. 女，50 岁。B 超检查显示膀胱颈可见一菊花状肿物。要确诊需要进行的检查是

A．膀胱 CT 平扫加增强
B．泌尿系统 MRI 平扫加增强
C．膀胱镜取组织活检
D．排泄性尿路造影
E．膀胱造影

50. 新生儿 ABO 溶血病最常见的母婴血型是

A．母 A 型、婴 O 型
B．母 B 型、婴 O 型
C．母 O 型、婴 A 型
D．母 AB 型、婴 B 型
E．母 AB 型、婴 A 型

51. 乙型肝炎的传播途径不包括

A．血液 - 体液传播
B．母婴传播
C．接触传播
D．性传播
E．虫媒传播

52. 良性前列腺增生的临床表现不正确的是

A．尿频
B．排尿困难
C．尿潴留
D．血尿
E．早期多伴肾积水

53. 患者因骨盆骨折大量出血难以控制，需要紧急手术，必要时可考虑结扎

A．髂内动脉
B．髂外动脉
C．髂总动脉
D．髂内静脉
E．髂外静脉

54. 妇女一生各阶段中，历时最长的阶段是

A．新生儿期
B．青春期
C．性成熟期
D．绝经过渡期
E．老年期

55. 使腹壁强度降低，诱发腹外疝的因素是

A．便秘
B．妊娠
C．肥胖
D．老年腹肌萎缩
E．排尿困难

56. 男，3 个月。在儿科保健门诊检查时，认为存在发育异常的现象为

A．前囟未闭 1~2cm
B．乳牙未萌出
C．头不能抬起
D．不能伸手取物
E．不能独坐

57. 儿童牙齿的发育，说法正确的是

A．6 个月婴儿尚未出牙视为异常
B．乳牙最晚于 1.5 岁出齐
C．6 岁左右开始出第 1 颗恒牙
D．青春期初期开始出第 3 恒磨牙
E．出齐时，所有人有乳牙 20 个，恒牙 32 个

58. 人体感染结核分枝杆菌后是否发病不取决于

A．入侵细菌的数量
B．入侵细菌的毒力
C．机体的免疫力
D．机体的过敏反应
E．年龄

59. 原发性高血压发病的可能相关因素中不包括

A．遗传因素
B．摄盐过多
C．精神紧张
D．情绪创伤
E．自身免疫损伤

60. 男，30 岁。因车祸撞伤腰部，肾外伤累及部分肾实质，形成肾瘀斑和肾包膜下血肿，属于

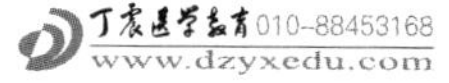

A．肾挫伤
B．肾部分裂伤
C．肾全层裂伤
D．肾横断伤
E．肾蒂外伤

61. 肠结核最常见的好发部位是
A．回盲部
B．升结肠
C．横结肠
D．降结肠
E．乙状结肠

62. 男，33 岁。上腹部闭合性损伤 3 小时入院。查体：面色苍白，四肢厥冷；血压 70/46mmHg，脉搏 140 次 / 分。B 超检查示腹腔积液。患者最可能的诊断是
A．胃穿孔
B．十二指肠穿孔
C．肝、脾破裂
D．腹壁软组织损伤
E．胰腺破裂

63. 女，24 岁。平时月经规律，体检时发现盆腔有一巨大包块，该患者拟于明天手术。术前准备的描述，<u>不正确</u>的是
A．术前 8 小时禁食，4 小时禁饮
B．术前 1 天备皮
C．术前测量生命体征
D．术前 1 晚普通灌肠
E．术前 3 天每天用 1∶5000 高锰酸钾行会阴擦洗

64. 急性肾小球肾炎常见的并发症包括
A．水肿、少尿、高血压
B．水肿、大量蛋白尿、低白蛋白血症
C．血尿、高血压脑病、肾衰竭
D．感染、血栓形成、急性肾损伤
E．严重循环充血、高血压脑病、急性肾损伤

65. 可能引起脑性瘫痪母体方面的因素<u>不包括</u>
A．高血压
B．糖尿病
C．腹部外伤
D．接触放射线
E．新生儿胆红素脑病

66. 男，8 岁。3 天前体温 39.5℃，左侧面颊部肿胀并伴有周围组织水肿、灼热、疼痛，患儿可分离出病原体的体液<u>不包括</u>
A．唾液
B．胃液
C．尿液
D．血液
E．脑脊液

67. 伤寒最主要的传播途径是
A．水源传播
B．蚊蝇
C．血液 - 体液传播
D．鼠类传播
E．器官移植传播

68. 神经系统与内分泌系统的联系枢纽是
A．垂体
B．下丘脑
C．甲状腺
D．肾上腺
E．胰腺

69. 婴儿期引起无热惊厥最常见的病因是
A．呼吸道感染
B．消化道感染
C．中毒性细菌性痢疾
D．低钙血症
E．皮肤化脓性感染

70. 肺癌的病理类型中，最常见的是
A．鳞癌
B．小细胞癌
C．大细胞癌
D．腺癌
E．混合型肺癌

71. 引起心前区疼痛最常见的疾病是
A．肺栓塞
B．心绞痛、急性心肌梗死
C．急性心包炎
D．心脏神经症
E．动脉瓣病变

72. 急性肾损伤最常见的原因是

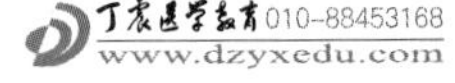

A. 血容量不足
B. 心排血量减少
C. 急性肾小管坏死
D. 急性肾间质病变
E. 肾小球疾病

73. 脑血管疾病的危险因素中不可干预的是
A. 年龄
B. 心脏病
C. 高血压
D. 高脂血症
E. 白血病

74. 确诊流行性乙型脑炎常检查的抗体是
A. 特异性 IgM 抗体
B. 血凝抑制抗体
C. 血凝素抗体
D. 中和抗体
E. 补体结合抗体

75. 对于疑似急性胰腺炎且发病 4 天的就医患者，其最具诊断价值的实验室检查是
A. 血淀粉酶测定
B. 血脂肪酶测定
C. C 反应蛋白测定
D. 肌酸激酶测定
E. 血糖测定

76. 继发性化脓性腹膜炎最多见的致病菌是
A. 大肠埃希菌
B. 厌氧拟杆菌
C. 链球菌
D. 金黄色葡萄球菌
E. 变形杆菌

77. 引起一氧化碳中毒的主要原因为
A. 一氧化碳与血红蛋白结合形成不能携带氧气的 COHb
B. 一氧化碳破坏血红蛋白结构
C. 一氧化碳对脑细胞造成不可逆损伤
D. 一氧化碳破坏了血小板，使凝血功能发生改变
E. 一氧化碳破坏了白细胞的结构

78. 急性胰腺炎最常见的原因是
A. 胆道疾病
B. 胰腺外伤
C. 暴饮暴食
D. 长期酗酒
E. 胰周手术

79. 妊娠滋养细胞疾病共同的病理变化特点是
A. 侵蚀子宫肌层
B. 以血行转移为主
C. 病变局限在宫腔内
D. 滋养细胞呈不同程度的增生
E. 保持完整的绒毛结构

80. 口服铁剂后排黑便的原因是
A. 铁剂可引起结肠黏膜出血
B. 引起胃十二指肠出血
C. 在肠道细菌作用下生成硫化铁
D. 铁剂本身颜色发黑
E. 铁剂可刺激食管下段出血

81. 婴幼儿最常见的肺炎是
A. 大叶性肺炎
B. 支气管肺炎
C. 腺病毒肺炎
D. 呼吸道合胞病毒肺炎
E. 金黄色葡萄球菌肺炎

82. 护士在呼吸病区进行护理质量问卷调查，某患者拒绝填表，但是护士坚持要该患者填写。其行为违反了患者的
A. 自主权
B. 知情权
C. 公平权
D. 匿名权
E. 隐私权

83. 子宫收缩乏力的病因不包括
A. 胎位异常
B. 子宫畸形
C. 头盆不称
D. 产妇精神紧张
E. 产程加速期使用镇静、镇痛药

84. 原发性甲状腺功能亢进症属
A. 代谢性疾病

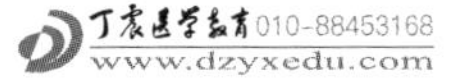

B. 自身免疫性疾病
C. 遗传性疾病
D. 先天性疾病
E. 内分泌失调性疾病

85. 男，36 岁。右前胸被刀刺伤，出现烦躁不安，呼吸困难，口唇发绀，呼吸时胸壁伤口有“嘶嘶”响声，气管向左侧移位，右侧胸部叩诊呈鼓音。该患者的病理生理变化不包括
A. 右肺完全萎陷
B. 左肺受压
C. 胸膜腔压力高于大气压
D. 纵隔扑动
E. 回心血量减少

二、共用备选答案单选题（每题 1 个得分点）：以下试题中，每连续的 2~6 个试题使用相同的 5 个备选答案，请从中为每道试题选择 1 个最佳答案。每个备选答案可被选择一次、多次或不被选择。提示：本部分在答题过程中可以回退（对已作答试题可以返回检查或修改答案）。进入此部分试题后，您不能返回前面部分查看试题或修改答案。您是否进入共用备选答案单选题部分？

（86~88 题共用备选答案）
A. 300ml
B. 500ml
C. 850ml
D. 1000ml
E. 1500ml
86. 第 1 问：水中毒患者的水摄入量，一般每天不超过
87. 第 2 问：正常成人每天至少需要排出尿量
88. 第 3 问：正常人体每天不显性失水量约为

（89~91 题共用备选答案）
A. 病理肾结核
B. 临床肾结核
C. 结核性脓肾
D. 肾自截
E. 膀胱挛缩
89. 第 1 问：患者免疫力低下，肾皮质结核发展为肾髓质结核，应诊断为
90. 第 2 问：膀胱广泛纤维化，膀胱容量缩小，称为
91. 第 3 问：输尿管完全闭合，含菌尿液不能进入膀胱，膀胱症状缓解，应诊断为

（92~94 题共用备选答案）
A. 吞咽反射、角膜反射
B. 觅食反射、吸吮反射
C. 腹壁反射、四肢肌腱反射
D. 巴宾斯基征、凯尔尼格征
E. 颈肢反射、吞咽反射
92. 第 1 问：出生时存在且永不消失的神经反射有
93. 第 2 问：出生时存在以后逐渐消失的神经反射是
94. 第 3 问：出生时不存在，以后逐渐出现且永不消失的神经反射有

（95~96 题共用备选答案）
A. 易复性疝
B. 难复性疝
C. 嵌顿性疝
D. 绞窄性疝
E. 滑动性疝
95. 第 1 问：当腹内压力骤然增高时，疝块突然增大，伴有明显疼痛，平卧或用手推送不能使之还纳，肿块紧张且硬，有明显触痛，此疝属于
96. 第 2 问：腹股沟有肿块，在站立、行走或咳嗽时出现，若平卧休息或用手将肿块向腹腔推送，肿块可向腹腔回纳而消失，此疝属于

（97~98 题共用备选答案）
A. 尿淀粉酶
B. 血淀粉酶
C. 血脂肪酶
D. 血钙
E. 血正铁蛋白
97. 第 1 问：急性胰腺炎发病后 6~12 小时开始增高的指标是
98. 第 2 问：急性胰腺炎发病后 12~24 小时开始增高的指标是

（99~100 题共用备选答案）
A. 阴道
B. 阴蒂
C. 卵巢
D. 子宫
E. 输卵管
99. 第 1 问：精子和卵子相遇发生受精的部位是
100. 第 2 问：胎儿生长发育的场所是

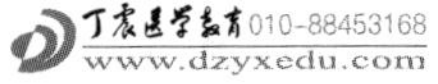

强化试卷三

一、单选题（每题 1 个得分点）：以下每道试题有 5 个备选答案，请从中选择 1 个最佳答案。提示：本部分在答题过程中可以回退（对已作答试题可以返回检查或修改答案）。

1. 吉兰 - 巴雷综合征的发病高峰季节是
   A．1~2 月
   B．3~4 月
   C．5~6 月
   D．7~9 月
   E．9~12 月

2. 男，34 岁。因右肾癌行右肾部分切除术后。关于患者卧床时间的健康宣教，正确的是
   A．1~3 天
   B．3~5 天
   C．5~7 天
   D．7~14 天
   E．14~21 天

3. 正常成人若要将体内固体代谢产物排出体外，每天至少需要排尿
   A．100~200ml
   B．300~400ml
   C．500~600ml
   D．800~900ml
   E．1000~1500ml

4. 胎儿各脏器已发育，开始出现眉毛及睫毛，此时妊娠已到
   A．12 周
   B．16 周
   C．20 周
   D．24 周
   E．28 周

5. 中度低渗性脱水是指血钠低于
   A．140mmol/L
   B．135mmol/L
   C．130mmol/L
   D．125mmol/L
   E．120mmol/L

6. 母乳中的钙磷比例合适，易于吸收，其比值为
   A．2∶1
   B．1∶2
   C．4∶1
   D．1∶1
   E．1∶4

7. 小儿前囟闭合的时间为出生后
   A．6~8 周
   B．3~4 个月
   C．1~1.5 岁
   D．2 岁
   E．2~2.5 岁

8. 婴儿期饮食以乳类为主，脂肪所提供的能量占每天总能量的
   A．60%
   B．45%
   C．30%
   D．25%
   E．15%

9. 男，27 岁。间歇性跛行 1 个月，疑为血栓闭塞性脉管炎。为检查患者动脉搏动情况，可采取的检查是
   A．X 线检查
   B．CT 检查
   C．静脉造影检查
   D．动脉造影检查
   E．多普勒超声检查

10. 门 - 体分流性脑病最重要的发病机制是
    A．氨中毒学说
    B．假性神经递质学说
    C．氨基酸代谢不平衡学说
    D．GABA/BZ 复合体学说
    E．锰的毒性学说

11. 属于闭合性损伤的是
    A．擦伤
    B．挫伤
    C．割伤

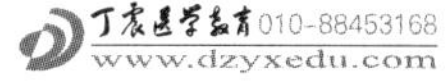

D. 刺伤
E. 撕裂伤

12. 男，38 岁。常规体检时行肝炎病毒标志物的普查，发现抗 HBe、抗 HBc IgG 两项指标升高。此实验室检查结果表示
A. 曾感染过乙型肝炎
B. 乙型肝炎急性期
C. 慢性乙型肝炎的急性发作
D. 传染性强的标志
E. 乙型肝炎最敏感、最特异的标志

13. 脑电图检查的主要目的是了解
A. 大脑功能有无障碍
B. 脑实质的形态与位置
C. 脑血流变化
D. 脑血管有无畸形
E. 脑干和颅后窝有无病变

14. 毛细支气管炎的主要病原体是
A. 单纯疱疹病毒
B. 呼吸道合胞病毒
C. 衣原体
D. EB 病毒
E. 螺旋体

15. 细菌性肝脓肿最常见的病因是
A. 胆道感染
B. 脓毒症
C. 坏疽性阑尾炎
D. 膈下脓肿
E. 肝脏开放性损伤

16. 女，45 岁。进油腻饮食后右上腹绞痛，向右肩、背部放射。查体：体温 39℃，右上腹有压痛，Murphy 征阳性，首选的检查是
A. 胆囊造影
B. CT 检查
C. B 超检查
D. PTC 检查
E. ERCP 检查

17. 女，28 岁。外伤后疑有膀胱外伤。有助于诊断的检查是
A. 导尿试验
B. 饮水试验
C. 尿常规
D. 排泄性尿路造影
E. 腹腔穿刺

18. 外科休克中最常见的类型是
A. 低血容量性和感染性
B. 创伤性和失血性
C. 感染性和心源性
D. 心源性和神经性
E. 神经性和过敏性

19. 婴幼儿惊厥最常见的病因是
A. 癫痫
B. 高热
C. 脑膜脑炎
D. 低钙血症
E. 中毒性脑病

20. 关于毒物吸收、代谢和排泄的描述，<u>不正确</u>的是
A. 毒物被吸收后进入血液
B. 大多数毒物经代谢后毒性增加
C. 生物碱由消化道排出
D. 气体和易挥发的毒物在吸收后，大部分以原形经呼吸道排出
E. 大多数毒物由肾排出

21. 女，38 岁。身体消瘦，近两周咳嗽、咳痰、低热、盗汗，应用抗生素静脉滴注 7 天，效果不明显，偶尔咳嗽、痰中带血。胸部 X 线检查示右上肺有一不典型片状阴影。首先考虑的诊断是
A. 肺癌
B. 肺结核
C. 病毒性肺炎
D. 胸腔积液
E. 肺脓肿

22. 导致新生儿窒息的原因<u>不包括</u>
A. 肺发育不良
B. 新生儿锁骨骨折
C. 脐带绕颈
D. 心脏发育不全
E. 胎儿吸入羊水

23. 女，36 岁。因妊娠 36^{+2} 周，双下肢水肿一月余，头晕、头痛、视物模糊 6 天就诊。查体：体温 36℃，脉搏 102 次 / 分，呼吸 22 次 / 分，血压

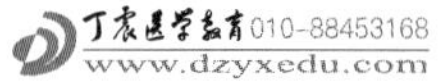

148/100mmHg，下肢水肿（++）；实验室检查：尿蛋白（+）。产科检查：胎心 138 次 / 分，先露头部，无宫缩，无阴道流血，未破膜。根据患者情况，应采取的措施是
A. 给予硫酸镁
B. 饮食应严格限制食盐入量
C. 给予间断吸氧
D. 每天监测孕妇体重及血压
E. 定期监测胎儿发育情况及胎盘功能

24. 容易发生缺血性肌挛缩的骨折是
A. 肱骨髁上骨折
B. 尺桡骨骨折
C. 股骨颈骨折
D. 股骨干骨折
E. 锁骨骨折

25. 初产妇，从分娩次日起持续 3 天体温在 37.5℃左右，子宫收缩好，无压痛，会阴切口无红肿、无疼痛，恶露鲜红色，无臭味，双乳肿胀，有硬结。发热的原因最可能是
A. 过度疲劳
B. 乳汁淤积
C. 会阴切口感染
D. 上呼吸道感染
E. 宫腔有胎膜残留

26. 预防维生素 D 缺乏性佝偻病应特别强调的是
A. 合理喂养
B. 经常晒太阳
C. 经常口服钙剂
D. 经常口服鱼肝油
E. 多吃含维生素 D 的食品

27. 女，65 岁。因外伤造成左侧胸部第 4~7 肋骨多处骨折，呼吸时患处可能出现的病理性特征是
A. 呼气时外突，吸气时正常
B. 吸气和呼气时均外突
C. 吸气时正常，呼气时内陷
D. 吸气和呼气时均内陷
E. 吸气时内陷，呼气时外突

28. 导致二尖瓣狭窄患者死亡的最常见原因是
A. 呼吸道感染
B. 心律失常
C. 充血性心力衰竭
D. 感染性心内膜炎
E. 心脏骤停

29. 急性呼吸衰竭时主要的病理生理变化是
A. 呼吸性酸中毒
B. 代谢性酸中毒
C. 缺氧和二氧化碳潴留
D. 脑水肿
E. 循环衰竭

30. 系统性红斑狼疮可累及多个系统和脏器，其最主要的发病机制是
A. 环境因素
B. 家族遗传
C. 过敏因素
D. 感染因素
E. 自身免疫

31. 免疫抑制药常见的不良反应<u>不包括</u>
A. 机会感染
B. 肝炎复发
C. 新生肿瘤
D. 呼吸抑制
E. 骨髓抑制

32. 急性化脓性腹膜炎发生严重休克的主要原因为
A. 急性呼吸衰竭
B. 中毒性心肌炎
C. 大量毒素被吸收
D. 血容量减少
E. 外周血管扩张

33. 对诊断结核性腹膜炎最有价值的指标是
A. 结核菌素试验强阳性
B. 血沉增快
C. 腹部 X 线检查见散在钙化影
D. 腹部 B 超检查发现中等量腹水
E. 腹腔镜活组织检查发现结核分枝杆菌

34. 小细胞低色素性贫血见于
A. 巨幼细胞贫血
B. 缺铁性贫血
C. 溶血性贫血
D. 失血性贫血
E. 白血病

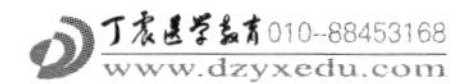

35. 根据化学结构，属于酯类局部麻醉药的是
A. 利多卡因
B. 布比卡因
C. 依替卡因
D. 罗哌卡因
E. 普鲁卡因

36. 急性胰腺炎患者尿淀粉酶与血淀粉酶描述正确的是
A. 两者同时增高
B. 尿淀粉酶先增高
C. 血淀粉酶先增高
D. 尿淀粉酶不增高
E. 尿淀粉酶持续增高

37. 胃癌按组织病理学分类，临床最常见的是
A. 鳞癌
B. 黏液癌
C. 腺癌
D. 低分化癌
E. 未分化癌

38. 颅底骨折诊断最可靠的依据是
A. 颅底 X 线检查
B. 脑脊液耳漏、鼻漏
C. 头颅皮下出血
D. 颅底骨质凹陷
E. 脑神经损伤

39. 慢性肾衰竭最常见的病因是
A. 慢性肾小球肾炎
B. 糖尿病肾病
C. 狼疮肾炎
D. 高血压肾病
E. 梗阻性肾病

40. 男，35 岁。消化性溃疡。经常胃出血，经医院检验血红蛋白 90g/L，红细胞 3.8×10^{12}/L，确诊为缺铁性贫血，此病的原因是
A. 慢性失血
B. 蛋白丢失
C. 缺维生素 B_{12}
D. 缺胃蛋白酶
E. 缺叶酸

41. 急性胰腺炎最常见的诱因是
A. 免疫抑制药
B. 胰腺外伤
C. 暴饮暴食
D. 长期酗酒
E. 胰周手术

42. 男，19 岁。运动后突然出现右上腹剧痛，疼痛放射至右侧中下腹及会阴部，伴恶心、呕吐，尿液呈浓茶色。查体：腹软，右下腹深压痛，右肾区叩击痛。考虑该患者为“右肾结石”。为了确诊应采用的检查为
A. 尿常规检查
B. 血常规检查
C. MRI 检查
D. CT 检查
E. X 线检查

43. 女，40 岁。室间隔缺损 30 年。3 个月前拔牙后持续发热至今。查体：体温 37.9℃，睑结膜苍白，有瘀点，胸骨左缘第 3 肋间可闻及全收缩期杂音，脾肋下可触及。最有助于确诊的检查是
A. 尿蛋白
B. 血清铁
C. 血培养
D. 血常规
E. 腹部 B 超

44. 尿路刺激征<u>不包括</u>
A. 尿频
B. 尿急
C. 尿痛
D. 多尿
E. 下腹坠痛

45. 风湿热最具有特征性的病理改变是
A. 皮下小结
B. 纤维结缔组织增生
C. 结缔组织渗出性炎症
D. 炎症和风湿小体
E. 基质水肿伴淋巴组织浸润

46. 总产程超过 24 小时称为
A. 潜伏期延长
B. 活跃期延长
C. 胎盘滞留

D. 滞产
E. 第二产程延长

47. 治疗肺炎链球菌肺炎首选
A. 青霉素
B. 红霉素
C. 氯霉素
D. 卡那霉素
E. 庆大霉素

48. 侵蚀性葡萄胎一般发生于
A. 人工流产后
B. 自然流产后
C. 足月分娩后
D. 葡萄胎清宫术后
E. 异位妊娠清除术后

49. 胎盘早剥最主要的病因是
A. 妊娠期高血压疾病
B. 胎膜早破
C. 子宫颈炎
D. 羊水过多
E. 子宫肌瘤

50. 女性青春期开始的一个重要标志是
A. 乳房丰满
B. 音调变高
C. 月经初潮
D. 出现阴毛及腋毛
E. 皮下脂肪增多

51. 男，3 个月。腹泻 2 天，呈黄绿色稀便，有奶瓣和泡沫。为纠正轻度脱水，应选择
A. 少量多次饮温开水
B. 静脉补充 10% 葡萄糖溶液
C. 少量多次喂服 ORS
D. 静脉补充复方氯化钠
E. 少量多次给予葡萄糖水

52. 肾病综合征最主要的原因是
A. 肾前列腺素合成减少
B. 肾小管坏死
C. 白三烯产生增加
D. 肾单位纤维化
E. 有效血容量减少

53. 嗜铬细胞瘤大多数发生在
A. 肾上腺皮质
B. 肾上腺髓质
C. 腹膜后
D. 胰腺
E. 肾脏

54. 原发性高血压发病机制中占主导地位的是
A. 肾性水、钠潴留
B. 肾素 - 血管紧张素 - 醛固酮系统失调
C. 细胞膜离子转运异常
D. 血浆胰岛素浓度升高
E. 高级神经中枢功能失调

55. 导致产褥病率的主要因素是
A. 手术切口感染
B. 乳腺炎
C. 上呼吸道感染
D. 尿路感染
E. 产褥感染

56. 男，50 岁。近半年反复出现咳嗽、胸闷、气短，支气管镜检示原发性支气管肺癌，对该患者首选的治疗方法是
A. 手术治疗
B. 化疗
C. 放疗
D. 内分泌治疗
E. 中药治疗

57. 关于双合诊检查的叙述，错误的是
A. 双合诊是妇科检查最常用的方法
B. 检查前应排空膀胱
C. 正常情况下不能触及输卵管
D. 正常妇女不容易触及卵巢
E. 正常情况有宫颈举痛

58. 急性肾损伤少尿或无尿期引起患者死亡的最常见原因是
A. 水中毒
B. 代谢性酸中毒
C. 尿毒症
D. 高钾血症
E. 低钙血症

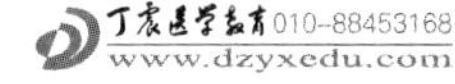

59. 腰椎管狭窄症的后天发病因素中，最多见的是
A. 损伤
B. 妊娠
C. 椎管退行性变
D. 腰棘韧带炎
E. 先天性颈椎管狭窄

60. 支气管扩张症的确诊依据是
A. 痰液培养
B. 胸透
C. 胸部 X 线检查
D. 肺功能测定
E. 支气管造影和高分辨率 CT 检查

61. 属于特异性感染的是
A. 铜绿假单胞菌感染
B. 大肠埃希菌感染
C. 结核分枝杆菌感染
D. 变形杆菌感染
E. 链球菌感染

62. 颅内压增高主要的临床表现是
A. 头痛、肢体运动与感觉障碍
B. 头痛、瞳孔散大
C. 血压、呼吸、脉搏改变
D. 头痛、呕吐、视神经乳头水肿
E. 昏迷、四肢强直

63. 女，32 岁。几天来自觉外阴疼痛、肿胀，走路困难。查体：外阴部有一包块，触及疼痛，有波动感。可能的诊断是
A. 外阴炎
B. 前庭大腺炎
C. 尿道炎
D. 外阴白斑
E. 外阴瘙痒

64. 某产妇，28 岁。妊娠 39 周，因宫缩痛由门诊收入产房。产科检查：宫缩规律，宫口扩张 1cm，胎心 148 次 / 分。目前该产妇的情况是
A. 未进入产程
B. 进入第一产程
C. 进入第二产程
D. 进入第三产程
E. 进入第四产程

65. 表现为持续性腹痛的疾病是
A. 胃十二指肠溃疡穿孔
B. 胆石病
C. 输尿管结石
D. 机械性肠梗阻
E. 胆道蛔虫病

66. 小儿出生后逐渐消失的先天性反射是
A. 吸吮反射
B. 腹壁反射
C. 吞咽反射
D. 提睾反射
E. 膝腱反射

67. 慢性支气管炎患者病情加重的重要原因是
A. 吸烟
B. 感染
C. 过敏
D. 理化因素
E. 环境因素

68. 引起上消化道出血最常见的疾病是
A. 消化性溃疡
B. 胃癌
C. 急性胃炎
D. 慢性胃炎
E. 十二指肠炎

69. 多器官功能障碍综合征最先受累的器官是
A. 心
B. 肝
C. 肺
D. 肾
E. 胰腺

70. 以肺淤血为主要表现的疾病是
A. 心绞痛
B. 右心衰竭
C. 左心衰竭
D. 慢性肺源性心脏病
E. 高血压

71. 迷走神经兴奋可引起
A. 心率减慢
B. 心肌耗氧量增加
C. 心肌收缩力增强

D. 心率加快
E. 外周血管收缩

72. 男，62 岁。咳嗽，活动后气短，X 线示胸腔积液，经抗结核治疗 2 个月，胸腔积液仍不减少。为明确诊断，进一步采取的措施是
A. 胸腔积液的酶学检查
B. 加强抗结核治疗
C. 胸部超声波检查
D. 胸腔积液结核分枝杆菌培养
E. 胸腔积液病理学检查及胸膜活检

73. 心肌梗死和稳定型心绞痛的主要区别是
A. 胸痛持续时间
B. 诱发因素
C. 起病时间
D. 血压改变
E. 心肌坏死的出现

74. 能对肾功能进行监测的是
A. 血尿素氮
B. 黄疸指数
C. 中心静脉压
D. 凝血酶原时间
E. “3P”试验

75. 鉴别再生障碍性贫血与急性白血病的主要检查是
A. 血小板计数
B. 外周血有幼红细胞
C. 外周血有幼粒细胞
D. 网织红细胞计数
E. 骨髓象检查

76. 腰椎结核的寒性脓肿可流注形成
A. 咽后壁脓肿
B. 背部脓肿
C. 腰小肌脓肿
D. 腹股沟脓肿
E. 椎旁脓肿

77. 与原发性肝癌的病因最有关的是
A. 饮用水污染
B. 黄曲霉毒素
C. 亚硝胺类物质
D. 硒缺乏
E. 乙型肝炎、肝硬化

78. 女，31 岁。心悸，气促 10 年，反复咯血 4 年。查体：心率 90 次 / 分，心律规则，可闻及心尖区舒张期隆隆样杂音，第一心音亢进，可闻及开瓣音，P_2 亢进，胸部 X 线检查示梨形心。最有效的治疗措施是
A. 应用洋地黄类药物
B. 静脉推注利尿药
C. 更换止血药类型
D. 行二尖瓣分离术
E. 行二尖瓣置换术

79. 高危妊娠的因素不包括
A. 孕妇年龄 23~32 岁
B. 剖宫产史
C. 双胎妊娠
D. 糖尿病
E. 家族中有遗传病

80. 小儿营养性缺铁性贫血的主要原因是
A. 长期腹泻
B. 生长发育过快
C. 先天储备不足
D. 慢性失血
E. 铁摄入量不足

81. 急性肾小球肾炎最常见的致病菌为
A. 真菌
B. 金黄色葡萄球菌
C. 大肠埃希菌
D. 寄生虫
E. 链球菌

82. 肿瘤细胞的常见扩散途径不包括
A. 直接蔓延
B. 播散转移
C. 淋巴转移
D. 血行转移
E. 种植性转移

83. 肠梗阻最常见的原因是
A. 肿瘤
B. 粘连
C. 炎症
D. 蛔虫
E. 肠系膜血管栓塞

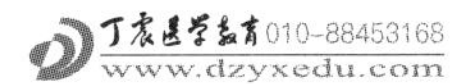

84. 风湿性心脏瓣膜病最常侵犯
A. 主动脉瓣
B. 肺动脉瓣
C. 二尖瓣
D. 三尖瓣
E. 人工瓣膜

85. 提示发生动脉粥样硬化的指标变化不包括
A. 总胆固醇增高
B. 甘油三酯增高
C. 高密度脂蛋白增高
D. 低密度脂蛋白增高
E. 极低密度脂蛋白增高

二、共用备选答案单选题（每题 1 个得分点）：以下试题中，每连续的 2~6 个试题使用相同的 5 个备选答案，请从中为每道试题选择 1 个最佳答案。每个备选答案可被选择一次、多次或不被选择。提示：本部分在答题过程中可以回退（对已作答试题可以返回检查或修改答案）。进入此部分试题后，您不能返回前面部分查看试题或修改答案。您是否进入共用备选答案单选题部分？

（86~87 题共用备选答案）
A. 病理肾结核
B. 临床肾结核
C. 结核性脓肾
D. 肾自截
E. 膀胱挛缩

86. 第 1 问：结核分枝杆菌由原发病灶经血液进入肾小球，在双侧肾皮质形成多发性微小结核病灶，此时可无临床症状，称为
87. 第 2 问：结核病变致肾盏或肾盂出口狭窄，形成局限性脓肿，称为

（88~89 题共用备选答案）
A. 红细胞管型
B. 白细胞管型
C. 上皮细胞管型
D. 透明管型
E. 宽而短的管型

88. 第 1 问：急性肾小球肾炎尿液显微镜检查可见
89. 第 2 问：急性肾盂肾炎尿液显微镜检查可见

（90~91 题共用备选答案）
A. 蛇咬伤
B. 心力衰竭
C. 大面积烧伤
D. 双侧输尿管结石
E. 低血容量性休克

90. 第 1 问：肾后性急性肾损伤最可能的原因是
91. 第 2 问：肾性急性肾损伤最可能的原因是

（92~94 题共用备选答案）
A. 输卵管
B. 子宫
C. 卵巢
D. 宫颈
E. 阴道

92. 第 1 问：精子获能的部位是
93. 第 2 问：正常受精的部位是
94. 第 3 问：异位妊娠最容易发生的部位

（95~96 题共用备选答案）
A. 易复性疝
B. 难复性疝
C. 嵌顿性疝
D. 绞窄性疝
E. 股疝

95. 第 1 问：腹内压力增高，疝内容物强行进入疝囊，疝囊颈弹性收缩，将内容物卡住，能够回纳的疝不包括
96. 第 2 问：疝内容物不能或不能完全回纳入腹腔内的疝称为

（97~100 题共用备选答案）
A. 脂肪合成减少
B. 脂肪重新分布
C. 蛋白质分解代谢亢进
D. 肾上腺雄激素分泌增多
E. 水、钠代谢紊乱

97. 第 1 问：造成皮质醇增多症患者出现高血压的原因是
98. 第 2 问：造成皮质醇增多症患者肌肉萎缩，疲乏无力的原因是
99. 第 3 问：造成皮质醇增多症患者向心性肥胖的原因是
100. 第 4 问：造成皮质醇增多症女性患者发生多毛、不孕的原因是

强化试卷四

一、单选题（每题 1 个得分点）：以下每道试题有 5 个备选答案，请从中选择 1 个最佳答案。提示：本部分在答题过程中可以回退（对已作答试题可以返回检查或修改答案）。

1. 正常阴道的 pH 是
A．3.5
B．4.2
C．4.8
D．5.6
E．6.2

2. 白细胞计数、中性粒细胞（包括杆状核及分叶核）分类的正常值分别为
A．（2~10）×10^9/L，0.20~0.55
B．（3~10）×10^9/L，0.30~0.65
C．（4~10）×10^9/L，0.50~0.70
D．（5~10）×10^9/L，0.45~0.60
E．（6~10）×10^9/L，0.35~0.70

3. 尿的正常 pH 为
A．1~2
B．2~4
C．3~5
D．5~7
E．8~10

4. 急性胰腺炎患者的血淀粉酶测定应在发病后
A．1~2 小时
B．4 小时
C．6 小时
D．8~12 小时
E．24 小时

5. 甲状腺功能亢进症患者术前准备服用普萘洛尔（心得安）时，最后一次服药应在术前
A．1~2 小时
B．3~4 小时
C．5~6 小时
D．7~8 小时
E．9~10 小时

6. 某夫妇被诊断为原发不孕，其诊断标准是指夫妇婚后同居，未采用避孕措施而未孕至少达
A．1 年
B．2 年
C．3 年
D．4 年
E．5 年

7. 小儿迁延性腹泻的病程是
A．1 周以内
B．2 周以内
C．2 周至 2 个月
D．3~6 个月
E．6 个月以上

8. 95% 小儿动脉导管解剖性关闭的时间是出生后
A．2 个月
B．4 个月
C．12 个月
D．1 岁半
E．2 岁半

9. 心脏骤停行口对口人工呼吸，可使患者的 PaO_2 达到
A．35~45mmHg
B．45~55mmHg
C．55~65mmHg
D．65~75mmHg
E．75~85mmHg

10. 白细胞分类出现两次交叉的年龄是
A．5~7 天及 5~7 岁
B．8~10 天及 8~10 个月
C．4~6 天及 4~6 岁
D．3~4 天及 3~4 岁
E．10~12 天及 10~12 个月

11. 男，35 岁。体重 60kg，其细胞外液量约为
A．6000ml
B．9000ml
C．12 000ml

D. 15 000ml
E. 18 000ml

12. 肾移植术后患者超急性排斥反应一般发生于术后
A. 96 小时内
B. 24 小时内
C. 72 小时内
D. 36 小时内
E. 48 小时内

13. 女，53 岁。2 天前行 B 超检查发现肝脏右叶实质性占位，肝功能检查正常。最有助于原发性肝癌诊断的实验室检查是
A. GGT
B. AFP
C. AKP
D. 酸性磷酸酶
E. 总胆红素

14. 急性白血病患儿发生急性肾损伤最常见的原因是
A. 白血病细胞浸润肾脏
B. 剧烈呕吐和腹泻所致严重失水
C. 高尿酸血症和尿酸性肾病
D. 肾盂肾炎
E. 大量使用肾毒性化疗药物或抗生素

15. 护士在医疗过程中发现不良事件，正确的做法是
A. 报告不良事件
B. 若当事人不是自己，可报可不报
C. 若无不良后果，可报可不报
D. 报告同事不良事件，是“小人”做法
E. 如果别人不知道，尽量化解

16. 关于慢性阻塞性肺疾病患者的肺功能检查结果，正确的是
A. 残气量增加
B. 残气量减少
C. 潮气量增加
D. 最大通气量增加
E. 时间肺活量增加

17. 男，25 岁。体温 39.5~39.9℃持续 1 周，脉搏 102 次 / 分，呼吸 28 次 / 分，怀疑为脓毒症，血培养的目的是
A. 测定血清酶
B. 查找致病菌
C. 做药物敏感试验
D. 测定特异性抗体
E. 测定肝肾功能

18. 新生儿颅内出血的病因<u>不包括</u>
A. 产伤
B. 臀位产
C. 滴注高渗性溶液
D. 新生儿窒息
E. 妊娠早期母亲患风疹

19. 关于肠外营养的描述，正确的是
A. 肠外营养时，应首选中心静脉营养
B. 禁止用输注营养液的中心静脉导管给药、输血和取血
C. 怀疑导管脓毒症时，立即应用大剂量抗生素
D. 肠外营养时，监测尿糖，以阴性为最佳
E. 无 3L 袋时，可将葡萄糖、氨基酸和脂肪乳剂依次单独输入

20. 胰岛素的生理作用<u>不包括</u>
A. 促进葡萄糖的利用
B. 促进葡萄糖的转化
C. 促进生长发育
D. 促进糖原合成
E. 抑制糖异生

21. 引起继发性腹膜炎最常见的致病菌是
A. 大肠埃希菌
B. 肺炎链球菌
C. 溶血性链球菌
D. 金黄色葡萄球菌
E. 厌氧杆菌

22. 引起血栓闭塞性脉管炎的常见原因为
A. 大量饮酒
B. 缺乏锻炼
C. 低盐饮食
D. 长期吸烟
E. 高碳水化合物饮食

23. 男，32 岁。胆总管结石病史 5 年。昨晚饱餐后突发上腹部持续剧烈疼痛，并向腰背部放射，伴恶心、呕吐，呕吐物为胃内容物，吐后腹痛不缓解，

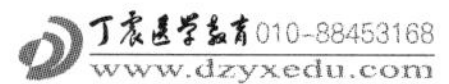

来医院就诊。实验室检查：血淀粉酶 650U/L。该患者最可能的病因是
A．胆管结石
B．酗酒和暴饮暴食
C．胰管结石
D．十二指肠液反流
E．急性胆囊炎

24. 判断小儿体格发育的常用主要指标是
A．动作能力或运动能力
B．语言发育程度
C．智力发育水平
D．对外界反应能力
E．体重、身高（长）、头围、胸围

25. 猩红热的皮疹出现于
A．发热前
B．发热同时出疹
C．发热后 24 小时内
D．发热后 24~48 小时
E．发热后 48~72 小时

26. 法洛四联症（TOF）最主要的畸形改变为
A．房间隔缺损
B．右心室流出道狭窄
C．室间隔缺损
D．右心室肥厚
E．主动脉骑跨

27. 原发性支气管肺癌组织大多起源于
A．肺毛细淋巴管
B．肺间质
C．肺小血管上皮
D．支气管黏膜上皮
E．支气管软骨

28. 我国导致二尖瓣狭窄最常见的病因是
A．风湿热
B．结缔组织病
C．先天畸形
D．急性心肌梗死
E．左心衰竭

29. 关于母乳的成分，说法正确的是
A．富含矿物质
B．含饱和脂肪酸较多
C．钙、磷比例合理，吸收率高
D．蛋白质以酪蛋白为主
E．乙型乳糖含量较低

30. 原发性腹膜炎和继发性腹膜炎的主要区别是
A．腹痛性质
B．腹胀程度
C．病原体种类
D．体温升高程度
E．腹腔内有无原发病灶

31. 男，32 岁。春游回家后出现胸闷、气促，诊断为支气管哮喘，其发病的原因最可能的是
A．感染
B．剧烈运动
C．精神因素
D．气候变化
E．过敏原吸入

32. 在妇科检查时，未婚女性应采用的方法是
A．肛门检查
B．双合诊
C．三合诊
D．阴道检查
E．直肠 - 腹部诊

33. 原发性高血压的主要危险因素<u>不包括</u>
A．高盐饮食
B．吸烟
C．高胆固醇血症
D．高血压患者的直系亲属
E．经常性的体育锻炼

34. 能够确诊宫颈癌前病变和宫颈癌的最可靠的检查方法是
A．宫颈碘试验
B．染色体检查
C．阴道镜检查
D．宫颈刮片细胞学检查
E．宫颈和宫颈管活组织检查

35. 外伤性血气胸最简便可靠的诊断依据是
A．患者出现呼吸困难
B．胸腔穿刺抽出血液和气体

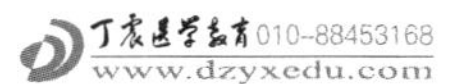

C. 气管向一侧移位
D. 胸部 X 线检查见液平面
E. 胸部超声探查见液平面

36. 肛瘘的常见病因是
A. 混合痔
B. 肛裂
C. 直肠肛管周围脓肿
D. 直肠脱垂
E. 直肠癌

37. 引起肝硬化的病毒性肝炎不包括
A. 甲型肝炎
B. 乙型肝炎
C. 丙型肝炎
D. 丁型肝炎
E. 庚型肝炎

38. 女，45 岁。已有数年怕热、多汗，心率 110 次 / 分，食量大，逐渐消瘦。检查发现 FT_3 及 FT_4 增高。昨天突然体温达 40℃，心率 150 次 / 分，恶心、呕吐、腹泻，大汗持续而昏睡，确诊为甲状腺功能亢进症伴甲状腺危象，其原因是
A. 甲状腺激素大量破坏
B. 机体消耗大量甲状腺激素
C. 垂体前叶功能亢进
D. 大量甲状腺激素释放入血
E. 下丘脑功能亢进

39. 关于受精的描述，错误的有
A. 精子与卵子相遇即为受精
B. 受精后 3 天，受精卵分裂成桑椹胚
C. 受精部位多在输卵管壶腹部
D. 晚期囊胚侵入到子宫内膜的过程，称受精卵着床
E. 受精通常发生在卵子排出后 12 小时内

40. 婴幼儿甲状腺激素分泌不足可造成
A. 巨人症
B. 矮小症
C. 呆小病
D. 肾上腺皮质功能不全
E. 尿崩症

41. 最容易导致再生障碍性贫血的药物是
A. 抗肿瘤药
B. 氯霉素
C. 磺胺类药物
D. 保泰松
E. 异烟肼

42. 类风湿关节炎最有诊断价值的 X 线检查部位是
A. 髋关节
B. 肩关节
C. 腕关节
D. 膝关节
E. 踝关节

43. 引起急性继发性化脓性腹膜炎最常见的原因是
A. 溃疡性结肠炎
B. 急性胆囊炎
C. 急性胃炎
D. 急性肠炎
E. 急性阑尾炎

44. 脑干损伤时瞳孔变化的特征是
A. 两侧瞳孔散大，固定
B. 一侧瞳孔散大，对光反射消失
C. 一侧瞳孔缩小，对光反射存在
D. 两侧瞳孔等大，对光反射存在
E. 两侧瞳孔大小多变，不等圆

45. 腹外疝最重要的发病因素是
A. 慢性咳嗽
B. 长期便秘
C. 排尿困难
D. 腹壁有薄弱点或缺损
E. 重体力劳动

46. 急性阑尾炎最常见的病因是
A. 免疫力低下
B. 胃肠道功能紊乱
C. 淋巴小结增生
D. 阑尾管腔阻塞
E. 粪石压迫阑尾

47. 尿道外伤类型不包括
A. 尿道挫伤
B. 尿道裂伤
C. 尿道狭窄

D. 尿道断裂
E. 尿道壁部分断裂

48. 关于胆汁的功能，不正确的是
A. 排泄肝代谢产物
B. 乳化脂肪
C. 中和胃酸
D. 抑制肠道细菌生长繁殖
E. 抑制肠蠕动

49. 男，50 岁。经常发生肾绞痛、血尿，疑为肾结石，需要做排泄性尿路造影。造影前准备工作正确的是
A. 全胃肠灌洗
B. 检查前 2 天禁食
C. 检查前憋尿
D. 鼓励饮水
E. 做碘过敏试验

50. 符合单纯扁平骨盆特征的骨盆径线是
A. 入口平面呈横扁圆形
B. 入口平面呈横椭圆形
C. 中骨盆平面呈纵扁圆形
D. 中骨盆平面呈纵椭圆形
E. 出口平面呈横椭圆形

51. 在三种损伤性气胸中，开放性气胸特有的病理生理变化是
A. 伤侧胸膜腔负压消失
B. 回心血量减少
C. 伤侧肺萎陷
D. 健侧肺受压
E. 纵隔扑动

52. 属于深Ⅱ度烧伤的是
A. 伤及表皮浅层，皮肤红斑，局部温度高
B. 伤及真皮层，小水疱，感觉迟钝，皮肤温度降低
C. 伤及真皮层，大小不一的水疱，感觉过敏，皮肤温度增高
D. 伤及皮肤全层，达到皮下、肌肉，无水疱
E. 伤及表皮生发层，有水疱，疱壁较薄，含黄色液体

53. 高渗性脱水的病理生理特点是
A. 失钠＞失水
B. 失水＞失钠
C. 失水＝失钠
D. 失钾＞失水
E. 失钾＞失钠

54. 成人门静脉高压症继发食管胃底静脉曲张破裂大出血，最常见的并发症是
A. 失血性休克
B. 急性重型肝炎
C. 急性弥漫性腹膜炎
D. 血氨增高，肝昏迷
E. 应激性溃疡

55. 肾炎性水肿最先发生的部位是
A. 双下肢
B. 胸腹腔
C. 心包
D. 腰骶部
E. 眼睑及面部

56. 面部危险三角区的部位是
A. 双眼、鼻及口唇
B. 双脸颊及鼻梁部
C. 前额及鼻部
D. 上唇和鼻部
E. 眼眶及鼻部

57. 对癫痫最有诊断价值的辅助检查是
A. 头颅 CT 检查
B. 头颅 MRI 检查
C. 脑电图检查
D. 经颅多普勒超声检查
E. 脑脊液检查

58. 上消化道出血最常见的原因是
A. 胃癌
B. 食管胃底静脉曲张
C. 急性胃黏膜病变
D. 消化性溃疡
E. 胆道感染出血

59. 鉴别右心衰竭与肝硬化水肿的依据是
A. 下肢水肿
B. 腹水形成

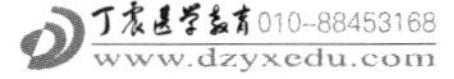

C. 腹围增大
D. 恶心、呕吐
E. 颈静脉怒张

60. 缓解心绞痛作用最快的药物是
A. 硝酸异山梨酯
B. 硝苯地平
C. 麝香保心丸
D. 冠心苏合丸
E. 硝酸甘油

61. 主要诱发肾盂肾炎的疾病是
A. 心力衰竭
B. 肺炎链球菌肺炎
C. 慢性消耗性疾病
D. 缺铁性贫血
E. 糖尿病

62. 女，7 岁。患急性黄疸型肝炎，两周来症状不见减轻，判断其病情严重程度，最有意义的检查是
A. 血丙氨酸氨基转移酶活性
B. 血乳酸脱氢酶活性
C. 凝血酶原时间及活动度
D. 血胆红素较上次升高
E. 血胆固醇明显降低

63. 男，70 岁。因持续心前区疼痛 6 小时入院。除心电图检查外，对急性心肌梗死诊断有价值的检查是
A. 血常规
B. 出、凝血时间
C. 血清心肌坏死标志物
D. 胆碱酯酶
E. 碱性磷酸酶

64. 闭合性腹部损伤时，有助于判断损伤脏器的辅助检查是
A. 血常规和血细胞比容
B. B 超检查
C. 腹部 X 线检查
D. 腹腔动脉造影检查
E. 诊断性腹腔穿刺术和腹腔灌洗术

65. 可作为系统性红斑狼疮筛查的实验室检查是
A. 血沉
B. C 反应蛋白
C. IgG
D. 血清补体
E. 抗核抗体

66. 对诊断肠结核最有价值的是
A. 血沉增快
B. 结核菌素试验
C. X 线钡剂检查
D. X 线钡剂灌肠
E. 结肠镜活组织检查

67. 小儿体液的分布与成人不同的是
A. 血浆的比例较高
B. 间质液的比例较高
C. 细胞内液的比例较高
D. 血浆与间质液含量均高
E. 间质液与细胞内液含量均高

68. 慢性肾衰竭辅助检查中最突出的改变是
A. 血清钙过高
B. 血清甘油三酯过高
C. 代谢产物蓄积
D. 血糖过高
E. 血清铁过高

69. 冠状动脉粥样硬化性心脏病产生心绞痛是由于
A. 血容量减少
B. 一过性心肌缺血
C. 神经功能失调
D. 坏死心肌刺激
E. 心肌酶的活性增高

70. 成人艾滋病最主要的传播途径是
A. 血液 - 体液传播
B. 母婴传播
C. 显性传播
D. 性传播
E. 隐性传播

71. 肺脓肿最多见的致病菌是
A. 厌氧菌
B. 支原体
C. 肺炎链球菌
D. 链球菌

E. 金黄色葡萄球菌

72. 小儿上呼吸道感染易并发中耳炎的原因是
A. 咽鼓管较窄、长，呈斜位
B. 咽鼓管易充血水肿
C. 咽鼓管较宽、短，呈水平位
D. 咽鼓管淋巴组织丰富
E. 小儿免疫力低下

73. 心肌炎最常见的病因是
A. 药物中毒
B. 电离辐射
C. 过敏反应
D. 病毒感染
E. 细菌感染

74. 局部麻醉药中毒的原因不包括
A. 一次用药超过最大安全剂量
B. 药物误注入血管内
C. 注射部位血管丰富
D. 患者体质衰弱，对药物耐受性差
E. 局部麻醉方法不同

75. 引起原发性肝癌的原因不包括
A. 乙型肝炎
B. 肝硬化
C. 饮食中富含粗纤维
D. 长期饮用蓝绿藻污染水
E. 黄曲霉毒素

76. 阴蒂位于
A. 阴道前庭窝
B. 阴唇系带处
C. 大阴唇前端
D. 尿道口后方
E. 小阴唇顶端的联合处

77. 乳头皲裂的主要原因是
A. 婴儿含接姿势不良
B. 婴儿吸吮时间过长
C. 乳房肿胀
D. 婴儿舌系带短
E. 未做到按需哺乳

78. 影响产妇乳汁分泌的因素不包括
A. 婴儿吸吮
B. 产妇的营养
C. 产妇的睡眠
D. 产妇的情绪
E. 产妇的产次

79. 慢性肺源性心脏病的发病机制为
A. 右心前负荷加重
B. 右心后负荷加重
C. 血液黏稠度增加
D. 左心后负荷加重
E. 全心负荷加重

80. 女，32 岁。4 年前经阴道分娩一子，则其宫口形状最可能为
A. 圆形
B. 横椭圆形
C. 横裂形
D. 纵椭圆形
E. 竖裂形

81. 婴幼儿时期最常见的肺炎类型是
A. 支气管肺炎
B. 吸入性肺炎
C. 大叶性肺炎
D. 间质性肺炎
E. 真菌性肺炎

82. 人体在应激反应早期的代谢变化是
A. 脂肪代谢增强
B. 糖代谢增加
C. 蛋白质代谢增强
D. 糖代谢紊乱
E. 糖原合成增加

83. 男，23 岁。因咽部干痛、声音嘶哑 1 天就诊。查体：咽部充血明显，下颌淋巴结肿大有触痛。根据患者的临床表现，其血常规检查最可能表现为白细胞总数正常，但分类会出现
A. 中性粒细胞增多
B. 淋巴细胞增多
C. 嗜酸性粒细胞增多
D. 单核细胞增多
E. 巨噬细胞增多

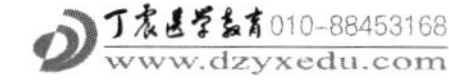

84. 有关吉兰 - 巴雷综合征的描述，正确的是
A. 周围神经脱髓鞘性疾病
B. 中枢神经脱髓鞘性疾病
C. 脊髓变性疾病
D. 中枢神经系统感染性疾病
E. 神经肌肉接头疾病

85. 最易发生脑出血的血管是
A. 椎动脉
B. 大脑后动脉
C. 大脑中动脉
D. 基底动脉
E. 后交通动脉

二、共用备选答案单选题（每题 1 个得分点）：以下试题中，每连续的 2~6 个试题使用相同的 5 个备选答案，请从中为每道试题选择 1 个最佳答案。每个备选答案可被选择一次、多次或不被选择。提示：本部分在答题过程中可以回退（对已作答试题可以返回检查或修改答案）。进入此部分试题后，您不能返回前面部分查看试题或修改答案。您是否进入共用备选答案单选题部分？

（86~87 题共用备选答案）
A. 安氟醚
B. 硫喷妥钠
C. 阿托品
D. 肾上腺素
E. 普鲁卡因
86. 第 1 问：属于麻醉前用药的是
87. 第 2 问：全身静脉麻醉常用药是

（88~89 题共用备选答案）
A. 大细胞性贫血
B. 正细胞性贫血
C. 造血不良性贫血
D. 单纯小细胞性贫血
E. 小细胞低色素性贫血
88. 第 1 问：营养性缺铁性贫血的细胞特点是
89. 第 2 问：营养性巨幼细胞贫血的细胞特点是

（90~91 题共用备选答案）
A. 胆碱酯酶活性受抑制
B. 碳氧血红蛋白在体内蓄积
C. 高铁血红蛋白在体内蓄积
D. 交感神经过度兴奋
E. 副交感神经过度兴奋
90. 第 1 问：CO 中毒的机制是
91. 第 2 问：有机磷农药中毒的机制是

（92~93 题共用备选答案）
A. 腹股沟斜疝
B. 腹股沟直疝
C. 切口疝
D. 股疝
E. 脐疝
92. 第 1 问：多见于年老体弱者的腹外疝是
93. 第 2 问：多见于中年经产妇女的腹外疝是

（94~95 题共用备选答案）
A. 宫底高度在脐耻之间
B. 宫底高度在脐下 1 横指
C. 宫底高度在脐上 1 横指
D. 宫底高度在脐上 2 横指
E. 宫底高度在脐上 3 横指
94. 第 1 问：妊娠满 20 周
95. 第 2 问：妊娠满 28 周

（96~97 题共用备选答案）
A. 排泄性尿路造影检查
B. 泌尿系统 X 线检查
C. 膀胱镜检查
D. 肾动脉造影检查
E. 尿流动力学测定
96. 第 1 问：尿路结石简便且检出率高的检查是
97. 第 2 问：评价肾损伤范围、程度和对侧肾功能的检查是

（98~100 题共用备选答案）
A. 阴道窥器检查
B. 双合诊
C. 三合诊
D. 阴道检查
E. 直肠 - 腹部诊
98. 第 1 问：未婚妇女适宜的妇科检查是
99. 第 2 问：阴道闭锁患者适宜的妇科检查是
100. 第 3 问：临产妇女适宜的检查是

强化试卷五

一、单选题（每题 1 个得分点）：以下每道试题有 5 个备选答案，请从中选择 1 个最佳答案。提示：本部分在答题过程中可以回退（对已作答试题可以返回检查或修改答案）。

1. 非特异性外阴炎患者坐浴的溶液是
   A. 生理盐水
   B. 1% 乳酸溶液
   C. 4% 碳酸氢钠溶液
   D. 1∶5000 高锰酸钾溶液
   E. 2% 醋酸溶液

2. 诊断镜下血尿，阿迪（Addis）计数 12 小时排泄的红细胞数须超过
   A. 10 万
   B. 20 万
   C. 30 万
   D. 40 万
   E. 50 万

3. 正常 5 个月小儿的体重是出生体重的
   A. 1.5 倍
   B. 2 倍
   C. 3 倍
   D. 3.5 倍
   E. 5 倍

4. 食管癌术后吻合口处于充血水肿期，需要禁饮禁食
   A. 1~2 天
   B. 3~4 天
   C. 5~6 天
   D. 7~10 天
   E. 11~12 天

5. 正常经量为
   A. 10~30ml
   B. 30~50ml
   C. 50~80ml
   D. 80~100ml
   E. >100ml

6. 孕妇宫底高度位于脐上 1 横指，现妊娠为
   A. 36 周
   B. 32 周
   C. 28 周
   D. 24 周
   E. 20 周

7. 女，28 岁。曾接种过卡介苗。若患者未感染结核分枝杆菌，护士观察其结核菌素试验的结果，硬结直径应为
   A. ＜ 5mm
   B. 5~9mm，3~5 天后消失
   C. 5~9mm，1 周后留有色素
   D. 10~19mm，1 周后留有色素
   E. ＞ 20mm

8. 脑血栓形成发生后要尽早实施溶栓治疗，“超早期”是指在发病后的
   A. 2 小时内
   B. 6 小时内
   C. 24 小时内
   D. 30 分钟内
   E. 3 小时内

9. 成人颅内压增高是指颅内压持续高于
   A. 40mmH_2O
   B. 70mmH_2O
   C. 100mmH_2O
   D. 200mmH_2O
   E. 300mmH_2O

10. 肛裂好发于膝胸卧位时的
    A. 12 点处
    B. 8 点处
    C. 10 点处
    D. 4 点处
    E. 3 点和 6 点处

11. 女，34 岁。经检查诊断为甲状腺功能减退症，其诊断最敏感的指标是
    A. FT_4 降低
    B. FT_3 降低
    C. TSH 升高

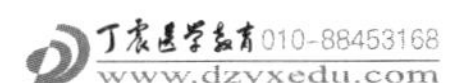

D. ^{131}I 摄取率降低
E. T_3、T_4 降低

12. 纠正代谢性酸中毒时，容易引起相关离子浓度下降的是
A. Na^+
B. K^+
C. Cl^-
D. H^+
E. HCO_3^-

13. 母乳中含有免疫物质最多的是
A. IgE
B. SIgA
C. IgG
D. IgM
E. 补体

14. 母乳中可以预防肠道感染的物质是
A. IgE
B. SIgA
C. IgG
D. IgM
E. 溶菌酶

15. 急性心肌梗死的特征性心电图改变是
A. ST 段弓背向上抬高
B. ST 段弓背向下
C. R 波增高
D. ST 段压低
E. T 波倒置

16. 女，2 个月。发热 2 天、呕吐 4 次入院，精神萎靡，目光凝视，脑膜刺激征阳性。考虑为化脓性脑膜炎，其常见病原菌为
A. 大肠埃希菌
B. 变形杆菌
C. 铜绿假单胞菌
D. 流感嗜血杆菌
E. 幽门螺杆菌

17. 诊断腹腔内实质性脏器损伤的最可靠依据是
A. 肝浊音界缩小
B. 肠鸣音减弱
C. 腹腔穿刺抽到不凝血
D. 出现休克
E. 有腹膜刺激征

18. 为冠心病患者治疗决策提供依据的重要检查是
A. 心电图
B. 超声心动图
C. 冠状动脉造影
D. 右室造影
E. 胸部 X 线检查

19. 急性一氧化碳中毒患者最好的氧疗方式是
A. 低流量吸氧
B. 持续低流量吸氧
C. 高压氧舱
D. 高浓度吸氧
E. 间断吸氧

20. 与系统性红斑狼疮病因<u>无关</u>的因素是
A. 遗传因素
B. 雌激素
C. 病毒感染
D. 理化因素
E. 关节活动

21. 确诊恶性肿瘤最重要的依据是
A. 症状和体征
B. 大便检查
C. B 超检查
D. CT 检查
E. 病理学检查

22. 胆管结石的主要原因是
A. 细菌感染
B. 胆管畸形
C. 胆管梗阻
D. 胰液反流
E. 胆囊萎缩

23. 对急性胰腺炎有诊断价值的检查是
A. 碳氧血红蛋白测定
B. 胆碱酯酶活力测定
C. 血淀粉酶测定
D. 心肌酶测定
E. 碱性磷酸酶测定

24. 男，40 岁。行尿道膀胱肿瘤电切术后 3 天。护理措施<u>不正确</u>的是

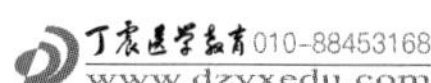

A. 心理护理
B. 导尿管的护理
C. 饮食指导
D. 减少饮水量，避免刺激
E. 加强基础护理

25. 形成原始心脏的心房隔，在胚胎期时限是
A. 第 1 周末
B. 第 2 周末
C. 第 3 周末
D. 第 4 周末
E. 第 5 周末

26. 躯体性疼痛的特点是
A. 痛觉迟钝，痛感弥散
B. 定位准确，感觉敏锐
C. 过程缓慢而持久
D. 伴有焦虑不安
E. 对张力、压力性刺激敏感

27. 女，20 岁。月经初潮 16 岁，量多，近期自觉乏力、头晕、耳鸣、视物模糊等症状，面色苍白，血象提示小细胞低色素性贫血，血清铁蛋白低于正常。医生诊断为缺铁性贫血。其原因是
A. 丢失铁过多
B. 对铁的需要增加
C. 铁的摄入不足
D. 铁的吸收不良
E. 三价铁增加

28. 男，67 岁。慢性咳嗽、咳痰二十余年。进行性气促加重 5 年。1 周前感冒后病情恶化入院。血气分析：pH7.30，$PaCO_2$65mmHg，$PaO_2$48mmHg。当即给予低浓度持续氧疗。对该患者强调低浓度氧疗是为了避免
A. 氧中毒
B. 肺不张
C. CO_2 潴留加重
D. 氧气浪费
E. 肺气肿

29. 最常见的社区获得性肺炎是
A. 肺炎链球菌肺炎
B. 肺炎支原体肺炎
C. 衣原体肺炎
D. 军团菌肺炎
E. 革兰阴性杆菌肺炎

30. 对绞窄性肠梗阻的诊断最有意义的检查是
A. 白细胞明显增高，中性粒细胞分类 0.90
B. 腹部 X 线检查可见多个气液平面
C. 腹腔穿刺抽出血性液体
D. 血气分析示血氧分压降低
E. 血生化检查示电解质紊乱

31. 男，30 岁。乏力 3 个月，伴左上腹饱胀感，刷牙时出血，有鼻出血。查体：浅表淋巴结未触及，肝未触及，脾肋下 5cm。红细胞 3.6×10^{12}/L，血红蛋白 90g/L，白细胞 170×10^9/L，血小板 300×10^9/L。为明确诊断，首选的检查是
A. B 超检查
B. 骨髓检查
C. 血沉
D. 血常规
E. 蛋白电泳

32. 风湿性疾病患者就诊最常见的原因是
A. 关节僵硬
B. 关节疼痛
C. 皮疹
D. 皮肤水肿
E. 活动受限

33. 女，32 岁。糖尿病已 11 年。查体发现下肢水肿，尿蛋白（+++），尿糖（+++），血糖 12.6mmol/L，血尿素氮及肌酐尚正常，应考虑患者已患有
A. 肾盂肾炎
B. 冠状动脉粥样硬化
C. 周围神经病变
D. 自主神经病变
E. 肾小球硬化症

34. 麻疹的主要传播途径是
A. 血液 - 体液传播
B. 呼吸道传播
C. 消化道传播
D. 皮肤接触传播
E. 虫媒传播

35. 与胃癌发病无关的是
A. 饮食因素

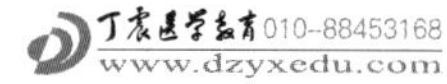

B. 环境因素
C. 应激性因素
D. 疾病因素（胃溃疡）
E. 遗传因素

36. 原发性肝癌的主要致病因素是
A. 幽门螺杆菌
B. 黄曲霉菌
C. 金黄色葡萄球菌
D. 溶血性链球菌
E. 结核分枝杆菌

37. 原发性肝癌的普查最常用的检查项目是
A. CT 检查
B. 甲胎蛋白测定
C. B 超检查
D. 肝穿刺活检
E. 丙氨酸氨基转移酶（AST）测定

38. 引起心脏后负荷过重的疾病是
A. 贫血
B. 甲状腺功能亢进症
C. 心力衰竭
D. 心脏瓣膜关闭不全
E. 主动脉或肺动脉狭窄

39. 急性化脓性腹膜炎最常见的病因是
A. 腹腔内空腔脏器穿孔
B. 绞窄性肠梗阻
C. 腹腔内脏器缺血
D. 腹部手术术中污染
E. 腹腔内脏器炎症扩散

40. 护士去给患者测量血压时，发现患者睡着了。此时正确的做法是
A. 继续完成操作
B. 叫醒患者，告知患者后测量血压
C. 检查病历，判断可否等患者醒后再测量
D. 不测，按当时情况估计血压值记录
E. 等患者醒后再测量

41. 患风湿性心脏病后风湿活动仍可反复发作而加重心脏瓣膜损害，引起风湿性心脏瓣膜病，最常见的导致风湿性心脏瓣膜病的细菌是
A. 脑膜炎奈瑟菌
B. 金黄色葡萄球菌
C. A 组 β 溶血性链球菌
D. 假丝酵母菌
E. 草绿色链球菌

42. 急性蜂窝织炎的主要致病菌为
A. 溶血性链球菌
B. 金黄色葡萄球菌
C. 铜绿假单胞菌
D. 厌氧菌
E. 大肠埃希菌

43. 肾移植术后消化道出血发生的主要原因是
A. 麻醉
B. 禁食
C. 大量应用免疫抑制药
D. 大量应用糖皮质激素
E. 应用抗生素

44. 急性脓胸最常见的致病菌是
A. 厌氧菌
B. 链球菌
C. 肺炎链球菌
D. 大肠埃希菌
E. 金黄色葡萄球菌

45. 钝性暴力造成的损伤一般为
A. 穿透伤
B. 裂伤
C. 火器伤
D. 挫伤
E. 擦伤

46. 婴幼儿缺铁性贫血最常见的原因是
A. 生长发育快
B. 慢性失血
C. 摄入量不足
D. 内因子缺乏
E. 维生素 B_{12} 缺乏

47. 18 个月健康小儿来院行常规体检，该小儿应达到的粗细动作发育水平是
A. 能握杯喝水
B. 能穿、脱衣服
C. 能爬上台阶
D. 能并足蹦

E. 能单足跳

48. 人体内维生素 D 的主要来源是
A. 蛋黄中的维生素 D
B. 牛奶中的维生素 D
C. 皮下 7- 脱氢胆固醇
D. 动物肝脏中的维生素 D
E. 植物食品中的维生素 D

49. 女，28 岁。近半年全身乏力、低热、关节疼痛。免疫学检查：抗 Sm 抗体（+）。应考虑是
A. 类风湿关节炎
B. 皮肤炎
C. 系统性红斑狼疮
D. 慢性关节炎
E. 先天性关节畸形

50. 慢性胃炎的主要病因是
A. 自身免疫反应
B. 十二指肠液反流
C. 幽门螺杆菌感染
D. 理化因素
E. 机械损伤

51. 关于雌激素的生理功能，正确的是
A. 使子宫肌肉松弛
B. 使排卵后体温升高
C. 促进乳腺腺泡发育
D. 促进乳腺导管增生
E. 使子宫内膜由增殖期变为分泌期

52. 卵子受精的正常部位是在
A. 宫腔
B. 输卵管伞端
C. 输卵管峡部
D. 输卵管壶腹部
E. 输卵管间质部

53. 某产妇，30 岁。G_2P_1，第 1 胎为剖宫产分娩，妊娠 40^{+3} 周常规产前检查就诊。产科检查：胎心 132 次 / 分，先露臀部，无宫缩，无阴道流血，未破膜。骨盆测量：提示漏斗骨盆。产科 B 超：双顶径 10.3cm，股骨长 7.8cm。产妇遵医生建议住院，于剖宫产术后回病房，为防止产妇产后出血的发生，护士应密切观察
A. 术后 4 小时内阴道流血情况
B. 术后 4 小时内血压、脉搏情况
C. 术后 2 小时内子宫收缩情况
D. 术后 2 小时内有无尿频或肛门坠胀感
E. 术后 4 小时内子宫收缩情况

54. 乳腺癌的致病因素<u>不包括</u>
A. 血型
B. 体内雌酮含量增高
C. 高脂饮食
D. 乳房良性病变
E. 月经初潮早于 12 岁、绝经晚于 50 岁、40 岁以上未孕

55. 产褥期变化最大的器官是
A. 乳房
B. 外阴
C. 阴道
D. 子宫
E. 输卵管

56. 女，32 岁。顺产后 1 年自诉外阴“肿物”脱出，行动不便，腰骶酸痛。首先应考虑的诊断是
A. 外阴癌
B. 外阴创伤
C. 前庭大腺囊肿
D. 子宫脱垂
E. 尿瘘

57. 婴儿易发生溢乳的原因是
A. 胃肠逆向蠕动
B. 胃呈水平位
C. 贲门肌发育差
D. 幽门括约肌发育良好
E. 胃容量小

58. 胃十二指肠溃疡形成的最终原因是
A. 饮食不调
B. 胃十二指肠运动异常
C. 幽门螺杆菌感染
D. 胃酸、胃蛋白酶的自身消化作用
E. 精神神经因素

59. 纵隔扑动指的是
A. 吸气时纵隔不动，呼气时纵隔摆向患侧
B. 吸气时，纵隔移向患侧，呼气时纵隔不动

C. 吸气时纵隔向健侧移动，呼气时纵隔摆向患侧
D. 吸气时纵隔向患侧移动，呼气时纵隔摆向健侧
E. 吸气时纵隔向健侧移动，呼气时纵隔不动

60. 慢性支气管炎发生的病因不包括
A. 天气寒冷
B. 吸烟
C. 感染
D. 大气污染
E. 高热量饮食

61. 小儿热性惊厥最常见的病因是
A. 呼吸道感染
B. 消化道感染
C. 中毒性细菌性痢疾
D. 低钙血症
E. 皮肤化脓性感染

62. 心电图检查不能反映
A. 心律失常
B. 心肌供血不足
C. 高钾血症
D. 束支传导阻滞
E. 瓣膜病变

63. 男，6 个月。患支气管肺炎，入院 6 小时后，突然烦躁不安，呼吸困难，口周青紫，心率 180 次 / 分，心音低钝，双肺细湿啰音密集，肝肋下 3cm，可能发生的并发症为
A. 脓气胸
B. 心力衰竭
C. 脓胸
D. 肺不张
E. 肺大疱

64. 水肿型营养不良的病理基础是
A. 肾功能不全
B. 心力衰竭
C. 肝功能不全
D. 低白蛋白血症
E. 低钾血症

65. 引起肾性急性肾损伤的疾病是
A. 休克
B. 心力衰竭
C. 重金属中毒
D. 双侧肾结石
E. 双侧肾盂输尿管梗阻

66. 了解子宫内膜周期性变化的最佳方法是
A. 基础体温测定
B. 性激素测定
C. 刮取子宫内膜行活组织检查
D. 宫颈黏液检查
E. B 超检查

67. 男，45 岁。不规则发热半年余，反复抗生素治疗无效，明显消瘦，临床考虑是否与艾滋病有关，为明确诊断，应进行的特异性检查是
A. 痰培养
B. 胸部 CT
C. 血清抗 HIV
D. HIV 分离
E. $CD4^+/CD8^+$，$CD4^+T$ 淋巴细胞计数

68. 慢性阻塞性肺疾病患者，剧烈咳嗽后突然出现呼吸困难，临床高度怀疑“气胸”，为明确诊断，首选的检查方法是
A. 胸部 X 线检查
B. 胸部 CT 检查
C. 支气管镜检查
D. 血气分析
E. 支气管碘油造影

69. 吉兰 - 巴雷综合征患者典型的检查结果是
A. 血免疫球蛋白增多
B. 血沉增快
C. 血淋巴细胞增多
D. 脑脊液的蛋白 - 细胞分离
E. 血免疫球蛋白减少

70. 男，48 岁。6 小时前饮酒后出现上腹部绞痛，向肩背部放射，送到医院急诊，此时最具有诊断意义的实验室检查为
A. 白细胞计数
B. 血淀粉酶测定
C. 血钙测定
D. 尿淀粉酶测定
E. 血脂肪酶测定

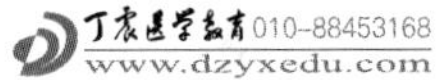

71. 被界定为中度贫血的指标是
A. 血红蛋白＜110g/L
B. 血红蛋白＜90g/L
C. 血红蛋白＜60g/L
D. 血红蛋白＜45g/L
E. 血红蛋白＜30g/L

72. 休克患者死亡的主要原因是
A. 呼吸衰竭
B. 循环衰竭
C. 脑功能障碍
D. 肾衰竭
E. MODS

73. 确诊深部脓肿的依据是
A. 红肿
B. 压痛
C. 皮肤温度高
D. 有波动感
E. 穿刺

74. 局部麻醉药中加肾上腺素的首要目的是
A. 延缓药物吸收，避免或减轻中毒
B. 延缓药物吸收，缩短作用时间
C. 使局部血管扩张，减少出血
D. 预防术中血压下降
E. 预防术中脉搏减慢

75. 血常规检查发现粒细胞核左移，提示患者
A. 过敏性休克
B. 严重感染
C. 贫血
D. 营养不良
E. 碱中毒

76. 急性胰腺炎的常见病因不包括
A. 饮酒过量
B. 胰管结石
C. 暴饮暴食
D. 脂肪肝
E. 胆道蛔虫

77. 有机磷农药引起中毒的机制主要是
A. 抑制磷酸二酯酶
B. 抑制胆碱酯酶
C. 抑制单胺氧化酶
D. 抑制细胞色素氧化酶
E. 抑制血管紧张素转换酶

78. 女，59 岁。肝硬化腹水 15 年，多次因为腹水住院治疗，今晨患者呕出鲜红色血液约 1000ml，排黑便 1 次，急送医院。查体：血压 80/45mmHg，神志不清，呼之不应，腱反射减弱，考虑患者出现肝性脑病。最可能的诱发因素是
A. 大量放腹水
B. 饮食不当
C. 下消化道出血
D. 上消化道出血
E. 血容量不足

79. 认识各种传染病的潜伏期，最重要的意义是
A. 预测疫情
B. 有助于诊断
C. 预测病情变化
D. 有助观察预后
E. 确定检疫期

80. 骨折临床愈合后，骨痂的改造塑形主要取决于
A. 外固定的牢固性
B. 肢体活动和负重所形成的应力
C. 局部血液供应情况
D. 骨痂的多少
E. 是否很好地配合理疗、按摩及药物治疗

81. 护士执业注册后才能独立从事护理工作，每次注册的有效期限为
A. 注册后 2 年内有效
B. 注册后 3 年内有效
C. 注册后 4 年内有效
D. 注册后 5 年内有效
E. 注册后 6 年内有效

82. 某产妇，宫口已开全，S＋3，护士在指导产妇用力时，应告知产妇现在的产力包括
A. 子宫收缩力＋腹肌收缩力＋肛提肌收缩力
B. 子宫收缩力＋膈肌收缩力＋肛提肌收缩力
C. 子宫收缩力＋膈肌收缩力＋腰大肌收缩力＋肛提肌收缩力
D. 子宫收缩力＋腹肌收缩力＋膈肌收缩力＋臀大肌收缩力
E. 子宫收缩力＋腹肌收缩力＋膈肌收缩力＋肛提肌收缩力

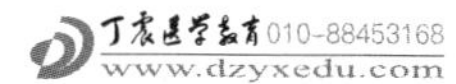

83. 烧伤后发生脓毒症的原因不包括
   A. 皮肤屏障作用丧失
   B. 组织坏死溶解
   C. 缺氧
   D. 白细胞功能减弱
   E. 免疫功能下降

84. 原发性高血压患者长期血压升高可使
   A. 左心室前负荷加重
   B. 左心室后负荷加重
   C. 右心室前负荷加重
   D. 右心室后负荷加重
   E. 左、右心室前负荷加重

二、共用备选答案单选题（每题 1 个得分点）：以下试题中，每连续的 2~6 个试题使用相同的 5 个备选答案，请从中为每道试题选择 1 个最佳答案。每个备选答案可被选择一次、多次或不被选择。提示：本部分在答题过程中可以回退（对已作答试题可以返回检查或修改答案）。进入此部分试题后，您不能返回前面部分查看试题或修改答案。您是否进入共用备选答案单选题部分？

（85~86 题共用备选答案）
   A. 11.5cm
   B. 11.0cm
   C. 10.5cm
   D. 10.0cm
   E. 9.0cm
85. 第 1 问：中骨盆平面前后径平均长度为
86. 第 2 问：骨盆出口平面横径平均长度为

（87~89 题共用备选答案）
   A. 碳水化合物
   B. 电解质
   C. 蛋白质
   D. 脂肪
   E. 维生素
87. 第 1 问：禁食 24 小时后，机体的主要能源供应是
88. 第 2 问：有储备，一般情况下为机体提供能量的是
89. 第 3 问：构成体内组织器官，一旦消耗必定损伤组织器官的结构并影响功能的是

（90~91 题共用备选答案）
   A. 腺病毒
   B. 呼吸道合胞病毒
   C. 轮状病毒
   D. 支原体
   E. 柯萨奇病毒
90. 第 1 问：病毒性心肌炎常见的病原体是
91. 第 2 问：秋季腹泻常见的病原体是

（92~93 题共用备选答案）
   A. 骑跨伤
   B. 枪弹锐器伤
   C. 骨盆骨折
   D. 腰部撞击伤
   E. 盆腔手术或腹膜后手术
92. 第 1 问：尿道膜部撕裂多见于
93. 第 2 问：肾外伤多见于

（94~95 题共用备选答案）
   A. 胸腔积气
   B. 胸腔积液
   C. 肺气肿
   D. 肺实变
   E. 胸膜粘连与增厚
94. 第 1 问：可出现鼓音的是
95. 第 2 问：可出现过清音的是

（96~98 题共用备选答案）
   A. 外阴检查
   B. 阴道窥器检查
   C. 双合诊
   D. 三合诊
   E. 直肠 - 腹部诊
96. 第 1 问：检查前庭大腺采用
97. 第 2 问：检查未婚女子盆腔情况采用
98. 第 3 问：检查已婚妇女直肠子宫陷凹病变情况采用

（99~100 题共用备选答案）
   A. 纵隔向健侧移位
   B. 纵隔扑动
   C. 吸气时纵隔向患侧移位
   D. 呼气时纵隔向健侧移位
   E. 纵隔位置不变
99. 第 1 问：开放性气胸的主要病理生理改变是
100. 第 2 问：张力性气胸的主要病理生理改变是

强化试卷六

一、单选题（每题 1 个得分点）：以下每道试题有 5 个备选答案，请从中选择 1 个最佳答案。提示：本部分在答题过程中可以回退（对已作答试题可以返回检查或修改答案）。

1. 一般情况下，正常基线胎心率摆动频率
   A．≥3 次 / 分
   B．≥4 次 / 分
   C．≥5 次 / 分
   D．≥6 次 / 分
   E．≥7 次 / 分

2. 新生儿出生后母乳喂养，断奶时间一般为
   A．4~6 个月
   B．7~9 个月
   C．10~12 个月
   D．13~14 个月
   E．15 个月

3. 肾盂肾炎患者尿中白细胞数每高倍视野应大于
   A．3 个
   B．4 个
   C．5 个
   D．6 个
   E．7 个

4. 门静脉提供的血液占肝脏全部血液供应量的
   A．50%~55%
   B．56%~60%
   C．60%~65%
   D．66%~70%
   E．70%~75%

5. 早期诊断原发性肝癌最特异性的肿瘤标志物是
   A．GGT- Ⅱ
   B．AP
   C．AFP
   D．AFU
   E．AIF

6. 确诊胃癌比较可靠的方法是
   A．大便隐血试验
   B．X 线钡剂检查
   C．B 超检查
   D．胃镜检查
   E．CT 检查

7. 诊断膀胱结石最可靠的方法是
   A．尿道探子检查
   B．双合诊
   C．B 超检查
   D．X 线检查
   E．膀胱镜检查

8. 有关心房颤动的心电图描述，错误的是
   A．P 波消失
   B．f 波替代 P 波
   C．RR 间期绝对不等
   D．QRS 波群宽大畸形
   E．QRS 波群大小不一

9. 鉴别急性心肌梗死和心绞痛最有意义的心电图改变是
   A．ST 段压低
   B．ST 段抬高
   C．T 波倒置
   D．T 波高尖
   E．病理性 Q 波

10. 某血尿患者，行尿三杯试验后第一杯为血尿，提示出血部位为
    A．肾脏
    B．前列腺
    C．膀胱颈部
    D．后尿道
    E．前尿道

11. 关于护士的基本任务，错误的是
    A．促进健康
    B．预防疾病
    C．保护环境
    D．恢复健康
    E．减轻痛苦

12. 肠梗阻时，肠腔积液的主要来源是
A．经口腔饮入
B．梗阻近端的胃肠分泌液
C．肠腔渗出液
D．腹腔液体经肠壁渗入
E．炎性渗出液

13. 某新生儿出生体重2800g，身长50cm。面色红润，哭声响亮，一般情况好，现母乳喂养。该新生儿开始母乳喂养的时间是
A．出生半小时后即可
B．出生6小时后
C．出生12小时后
D．出生24小时后
E．出生3天后

14. 癫痫的发病机制主要是
A．脑血管破裂出血
B．大脑神经元异常放电
C．大脑假性神经递质形成
D．血液中芳香族氨基酸增多
E．血氨增高影响脑细胞代谢

15. 恶性程度最高的肺癌是
A．鳞癌
B．小细胞癌
C．大细胞癌
D．腺癌
E．腺鳞癌

16. 原始心脏开始起循环作用的时间是
A．第2周
B．第3周
C．第4周
D．第5周
E．第6周

17. 支气管肺炎患者，做X线检查时，可发现其典型X线征象是
A．多发球形致密阴影
B．粟粒状阴影
C．点片状阴影
D．肺纹理增强
E．纤维条索状阴影

18. 原发性高血压的病因是
A．进食盐量过多
B．周围血管阻力增加
C．动脉粥样硬化
D．在一定遗传背景下多种后天因素作用
E．精神紧张和劳累过度

19. 子宫收缩力以宫底部最强、最持久，向下逐渐减弱的特点称为
A．缩复作用
B．节律性
C．对称性
D．极性
E．规律性

20. 多器官功能障碍综合征中，最常见的首发器官是
A．脑
B．肝
C．肺
D．肾
E．心

21. 年长儿链球菌感染后可诱发的疾病是
A．肝炎
B．脑膜炎
C．肺脓肿
D．急性肾小球肾炎
E．急性尿路感染

22. 支气管扩张症最常见的病因是
A．大叶性肺炎
B．儿童时期的麻疹、百日咳
C．肺脓肿
D．急性支气管炎
E．哮喘持续发作

23. 急性血源性骨髓炎最常见的致病菌是
A．大肠埃希菌
B．真菌
C．肺炎链球菌
D．金黄色葡萄球菌
E．铜绿假单胞菌

24. 小儿肺炎并发脓胸、脓气胸，最可能的病原体是
A．金黄色葡萄球菌

B. 腺病毒
C. 肺炎支原体
D. 真菌
E. 呼吸道合胞病毒

25. 下肢深静脉血栓脱落容易栓塞的部位是
A. 肾
B. 脑
C. 肝
D. 肺
E. 心

26. 诊断菌血症最可靠的依据是
A. 血培养阳性
B. 皮下出现瘀点
C. 肝、脾大及黄疸
D. 寒战、高热，呈稽留热
E. 出现休克

27. 外科患者最常发生的脱水是
A. 原发性脱水
B. 继发性脱水
C. 高渗性脱水
D. 低渗性脱水
E. 等渗性脱水

28. 新生儿颅内出血的病因不包括
A. 孕母患有心力衰竭
B. 产程延长
C. 高位产钳助产
D. 母亲妊娠前 3 个月患有风疹
E. 出生后快速滴注高渗性溶液

29. 人体感染结核分枝杆菌后发病原因不包括
A. 细菌的数量
B. 细菌的毒力
C. 患者的免疫力
D. 患者的精神状态
E. 细菌介导的变态反应

30. 房间隔缺损常见的类型是
A. 第一孔型缺损
B. 第二孔型缺损
C. 肌部型
D. 膜周型
E. 原发孔型缺损

31. 确诊溃疡性结肠炎最有价值的检查是
A. 血液细菌培养
B. 大便细菌培养
C. 结肠镜检查
D. X 线钡剂检查
E. X 线钡剂灌肠检查

32. 急性重症胆管炎的首要治疗原则是
A. 使用有效抗生素
B. 在抗休克的同时，尽早行胆管引流术
C. 禁食，胃肠减压
D. 行急性胆囊引流术
E. 纠正水、电解质及酸碱平衡紊乱

33. 下肢静脉曲张常见的病因不包括
A. 静脉瓣膜缺陷
B. 静脉瓣膜功能不全
C. 静脉壁薄弱
D. 静脉腔内压力增高
E. 长期吸烟

34. 急性弥散性血管内凝血（DIC）高凝期须及时应用的药物是
A. 阿司匹林
B. 肝素
C. 抗纤溶药
D. 凝血因子
E. 止血敏

35. 夏季小儿腹泻的病原体主要是
A. 致病性大肠埃希菌
B. 金黄色葡萄球菌
C. 轮状病毒
D. 变形杆菌
E. 柯萨奇病毒

36. 水痘 - 带状疱疹病毒的特点是
A. 耐酸性环境
B. 耐高温高压
C. 耐寒冷潮湿
D. 对乙醚敏感
E. 对乙醇敏感

37. 判断有机磷农药中毒程度的有效指标是
A. 血液中有机磷农药测定

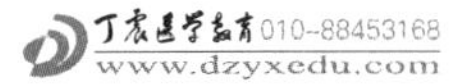

B．胃内容物气味
C．尿中有机磷农药代谢产物
D．血胆碱酯酶活力
E．血乙酰胆碱含量

38. 结核菌素试验的主要目的是
A．测定人体是否受过结核分枝杆菌感染
B．诊断是否患有肺结核
C．判断结核有无活动性
D．增强机体对结核分枝杆菌的免疫力
E．明确肺结核患者是否需隔离治疗

39. 急性肾盂肾炎最常见的致病菌是
A．变形杆菌
B．大肠埃希菌
C．葡萄球菌
D．厌氧菌
E．A 组 β 溶血性链球菌

40. 腹股沟斜疝患者用力排便时疝块增大，有明显疼痛，用手推挤疝块不能回纳，其类型属于
A．易复性疝
B．难复性疝
C．嵌顿性疝
D．绞窄性疝
E．滑动性疝

41. 流行性乙型脑炎的主要传播媒介是
A．鼠
B．猪
C．犬
D．蚊子
E．血吸虫

42. 对放疗最不敏感的肿瘤是
A．霍奇金病
B．精原细胞瘤
C．乳腺癌
D．鼻咽癌
E．黑色素瘤

43. 慢性胃炎的典型表现是
A．反酸、嗳气
B．贫血
C．上腹饱胀不适
D．食欲减退
E．消化不良

44. 治疗慢性原发免疫性血小板减少症的首选方案是
A．输新鲜血或浓缩血小板
B．脾脏 X 线检查
C．使用止血药
D．脾切除术
E．使用糖皮质激素

45. 颅内压增高的重要客观体征是
A．头痛
B．呕吐
C．视神经乳头水肿
D．口渴
E．尿频

46. 男，56 岁。行全胃切除术后第 3 天，肠蠕动正常，拟行肠内营养，为防止营养液堵塞，喂养管应
A．输注营养液前后各冲管 1 次即可
B．输注营养液时每 2 小时冲管 1 次
C．输注营养液时每 4 小时冲管 1 次
D．输注营养液时每 6 小时冲管 1 次
E．输注营养液时每 8 小时冲管 1 次

47. 有关小儿辅食添加原则错误的是
A．由少到多
B．由单一到多样
C．数种一起添加
D．由细到粗
E．由稀到稠

48. 消瘦型营养不良的主要特点是
A．蛋白质缺乏为主
B．脂肪缺乏为主
C．碳水化合物缺乏为主
D．能量缺乏为主
E．蛋白质和能量缺乏为主

49. 引起地方性甲状腺肿最主要的原因是缺乏
A．锌
B．钾
C．铁
D．碘
E．镁

50. 发音含糊不清，但用词正确的语言障碍属
　A. 表达性
　B. 失读性
　C. 听觉性
　D. 构音性
　E. 命名性

51. 小儿出血性疾病中最常见的是
　A. 原发免疫性血小板减少症
　B. 继发性血小板减少性紫癜
　C. 维生素 C 缺乏症
　D. 血友病
　E. 血小板无力症

52. 脂溶性维生素不包括
　A. 维生素 A
　B. 维生素 C
　C. 维生素 D
　D. 维生素 E
　E. 维生素 K

53. 确诊胃十二指肠溃疡的首选检查是
　A. X 线钡剂检查
　B. 大便隐血试验
　C. 胃酸测定
　D. B 超检查
　E. 胃镜

54. 卵巢肿瘤中最常见的功能性肿瘤是
　A. 不成熟型畸胎瘤
　B. 卵黄囊瘤
　C. 无性细胞瘤
　D. 卵泡膜细胞瘤
　E. 颗粒细胞瘤

55. 开放性气胸急救的首要措施是
　A. 立即补液
　B. 应用抗生素
　C. 吸氧
　D. 封闭胸壁伤口
　E. 行胸膜腔闭式引流

56. 关于输卵管黏膜的描述，正确的是
　A. 无纤毛
　B. 有纤毛但不摆动
　C. 纤毛摆动向宫腔方向
　D. 纤毛摆动向伞端方向
　E. 激素对其无影响

57. 容易形成硬膜外血肿的颅骨骨折是
　A. 颅盖骨折
　B. 颅底骨折
　C. 线形骨折
　D. 闭合性骨折
　E. 颅顶骨折

58. 脑血栓形成最常见的病因是
　A. 高血压
　B. 颅内动脉瘤
　C. 心房颤动
　D. 脑动脉粥样硬化
　E. 脑血管畸形

59. 囟门迟闭多见于
　A. 佝偻病
　B. 小头畸形
　C. 新生儿窒息
　D. 先天性心脏病
　E. 甲状腺功能亢进症

60. 男，60 岁。吸烟 40 年，胃大部切除术后 2 天，出现痰多、无力咳出，烦躁不安，呼吸急促。查体：体温 38.5℃，脉搏 96 次 / 分，呼吸 26 次 / 分，右下肺叩诊浊音，呼吸音消失，应首先考虑
　A. 支气管炎
　B. 肺不张
　C. 胸腔积液
　D. 气胸
　E. 脓胸

61. 食管癌的好发部位是
　A. 颈段食管
　B. 胸上段食管
　C. 胸中段食管
　D. 胸下段食管
　E. 腹段食管

62. 对诊断原发性肝癌具有较高特异性的检查是
　A. 放射性核素肝扫描
　B. B 超检查

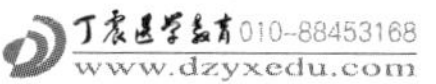

C. 选择性肝动脉造影术
D. CT 检查
E. 甲胎蛋白测定

63. 女，39 岁。停经 2.5 个月，阴道流血 3 天。妇科检查：子宫为妊娠 12 周大小，质软，双侧附件有直径 3cm 囊性肿物。此时急需的检查是
A. 血 hCG 测定
B. 血 CA125 测定
C. 血 AFP 测定
D. 血 FSH 测定
E. 血 LH 测定

64. 男，10 个月。因惊厥、手足搐搦，诊断为维生素 D 缺乏性手足搐搦症。引起该病发作症状的直接原因为
A. 维生素 A 缺乏
B. 维生素 D 缺乏
C. 血清总钙降低
D. 血清离子钙降低
E. 维生素 E 缺乏

65. 我国与原发性肝癌发病关系最密切的疾病是
A. 胆道感染
B. 肝炎后肝硬化
C. 血吸虫性肝硬化
D. 酒精性肝硬化
E. 肝良性肿瘤

66. 各类型休克的共同病理生理基础是
A. 组织缺氧
B. 代谢改变
C. 血压下降
D. 重要脏器受损
E. 有效循环血容量锐减

67. ^{131}I 摄取率增高的甲状腺疾病是
A. 甲状腺功能亢进症
B. 甲状腺功能减退症
C. 亚急性甲状腺炎
D. 地方性甲状腺肿
E. 皮质醇增多症

68. 原发性腹膜炎最常见的致病菌是
A. 大肠埃希菌和变形杆菌
B. 溶血性链球菌和肺炎链球菌
C. 厌氧菌和链球菌
D. 铜绿假单胞菌和葡萄球菌
E. 大肠埃希菌和厌氧菌

69. 目前我国产妇最常见的死亡原因是
A. 产褥感染
B. 产后出血
C. 羊水栓塞
D. 子宫破裂
E. 妊娠合并心脏病

70. 在我国，流行性出血热的主要传染源是
A. 家兔
B. 鼠
C. 恙螨
D. 猪
E. 患者

71. 可导致皮质醇增多的疾病不包括
A. 肺癌
B. 胸腺癌
C. 胰腺癌
D. 甲状腺髓样癌
E. 肾上腺结核

72. 急性胰腺炎是
A. 胰腺细菌感染
B. 胃酸、胃蛋白酶消化自身组织
C. 胰腺病毒感染
D. 胰酶自身消化所致的炎症反应
E. 蛔虫感染导致胰腺炎症

73. 某产妇，33 岁。阴道分娩，产后 42 天到医院复查。可恢复到妊娠前状态的器官不包括
A. 子宫内膜
B. 盆底组织
C. 阴道
D. 卵巢
E. 会阴

74. 在小儿各年龄阶段死亡率最高的是
A. 围生期
B. 新生儿期
C. 婴儿期

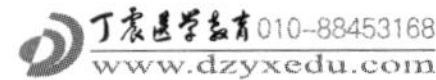

D. 幼儿期
E. 学龄前期

75. 浅Ⅱ度烧伤的损伤深度为
A. 表皮层
B. 真皮浅层
C. 真皮深层
D. 皮肤全层
E. 皮下组织

76. 慢性阻塞性肺疾病最常见的病因是
A. 支气管哮喘
B. 慢性支气管炎
C. 支气管扩张症
D. 肺纤维化
E. 肺尘埃沉着症

77. 诊断自发性气胸最有意义的检查是
A. 胸部 X 线检查
B. 胸部 CT 检查
C. 支气管造影
D. 支气管镜检查
E. 超声检查

78. 胃十二指肠溃疡穿孔后早期休克的原因是
A. 强烈的化学刺激
B. 腹膜炎
C. 中毒
D. 体液丢失
E. 失血

79. 为患者行结核菌素试验，72 小时后观察注射局部发红、硬结，平均直径 21mm，并出现水疱、坏死。护士判断其结果为
A. 阴性
B. 弱阳性
C. 中阳性
D. 强阳性
E. 极强阳性

80. 最易引起胸腺肥大的自身免疫性疾病是
A. 系统性红斑狼疮
B. 类风湿关节炎
C. 重症肌无力
D. 帕金森病
E. 癫痫

81. 女性性功能成熟的标志是
A. 月经初潮
B. 规律月经
C. 子宫增大
D. 乳房丰满
E. 阴毛出现

82. 女，35 岁。临床确诊为系统性红斑狼疮。医生嘱其夏天穿长袖衣服，戴帽子或撑伞遮阳，减少暴露部位，避免日光直射。其原因是
A. 紫外线可致药物作用减弱
B. 紫外线可诱发狼疮细胞增殖
C. 紫外线是本病重要诱因
D. 紫外线可促进免疫细胞活性，加重疾病
E. 紫外线直接损害骨髓

83. 机体水分的吸收部位主要在
A. 右半结肠
B. 横结肠
C. 左半结肠
D. 空肠
E. 回肠

84. 冠心病患者心绞痛发作的常见部位为
A. 心前区
B. 下腰
C. 左肩
D. 右臂
E. 左腋下

85. 子宫脱垂是指宫颈外口下降超过
A. 阴道口
B. 处女膜缘
C. 坐骨棘水平
D. 骶尾关节水平
E. 坐骨结节水平

二、共用备选答案单选题（每题 1 个得分点）：以下试题中，每连续的 2~6 个试题使用相同的 5 个备选答案，请从中为每道试题选择 1 个最佳答案。每个备选答案可被选择一次、多次或不被选择。提示：本部分在答题过程中可以回退（对已作答试题可以返回检查或修改答案）。进入此部分试题后，您不能返

回前面部分查看试题或修改答案。您是否进入共用备选答案单选题部分？

（86~87 题共用备选答案）

A. B 期
B. D 期
C. A 期
D. C_1 期
E. C_2 期

86. 第 1 问：大肠癌穿透肠壁，无淋巴结转移者，病理分期属于

87. 第 2 问：大肠癌已有淋巴广泛转移，或有腹腔转移或肺远处转移者的病理分期属于

（88~89 题共用备选答案）

A. 挤压伤
B. 骨盆骨折
C. 腹部手术
D. 腰部挫伤
E. 骑跨伤

88. 第 1 问：尿道膜部外伤最常见于

89. 第 2 问：尿道球部外伤最常见于

（90~91 题共用备选答案）

A. 涂 2% 甲紫（龙胆紫）
B. 热敷
C. 涂薄荷淀粉
D. 涂硼酸软膏
E. 涂碘酊

90. 第 1 问：放疗后局部皮肤有水疱时，可局部使用

91. 第 2 问：放疗后患者皮肤出现湿反应，可使用

（92~93 题共用备选答案）

A. 滴虫阴道炎
B. 外阴阴道假丝酵母菌病
C. 细菌性阴道病
D. 淋菌性阴道炎
E. 萎缩性阴道炎

92. 第 1 问：女，56 岁。糖尿病患者，抵抗力低下所导致的阴道炎为

93. 第 2 问：女，52 岁。绝经 3 年，雌激素水平低下所致的阴道炎最可能是

（94~96 题共用备选答案）

A. 雌激素
B. 孕激素
C. 雄激素
D. 催乳素
E. 前列腺素

94. 第 1 问：使宫颈黏液分泌量增加、稀薄、透明、易拉成丝的激素是

95. 第 2 问：使增殖期子宫内膜转化为分泌期子宫内膜的激素是

96. 第 3 问：维持女性第二性征，促进阴毛和腋毛生长的激素是

（97~100 题共用备选答案）

A. 以冠状动脉管腔狭窄，导致心肌严重缺血为主要特征的疾病
B. 以双侧心室扩大，心脏收缩受损为主要特征的疾病
C. 以引起心脏冲动起源或冲动传导异常为主要特征的疾病
D. 以肺循环和体循环淤血为主要特征的疾病
E. 由于心脏瓣膜狭窄、粘连导致的疾病

97. 第 1 问：心力衰竭是

98. 第 2 问：心律失常是

99. 第 3 问：心肌梗死是

100. 第 4 问：心脏瓣膜病是

强化试卷七

一、单选题（每题 1 个得分点）：以下每道试题有 5 个备选答案，请从中选择 1 个最佳答案。提示：本部分在答题过程中可以回退（对已作答试题可以返回检查或修改答案）。

1. 小儿开始控制自主排尿的年龄是
   A．6~12 个月
   B．12~18 个月
   C．18~24 个月
   D．24~30 个月
   E．30~36 个月

2. 小儿乳牙总数目为
   A．16 个
   B．18 个
   C．20 个
   D．22 个
   E．24 个

3. 不孕症是指婚后未避孕，有正常性生活，同居时间达
   A．6 个月
   B．1 年
   C．2 年
   D．3 年
   E．4 年

4. 女性一生中可发育成熟的卵泡数目是
   A．200 个或 200 个以下
   B．200~300 个
   C．300~400 个
   D．400~500 个
   E．500 个以上

5. 3 岁小儿的正常血压为
   A．40/20mmHg
   B．60/30mmHg
   C．86/57mmHg
   D．100/70mmHg
   E．120/90mmHg

6. 肝癌定位检查中首选的方法是
   A．B 超检查
   B．AFP 测定
   C．CT 检查
   D．MRI 检查
   E．肝血管造影

7. 男，56 岁。慢性乙型肝炎 20 年，患者非常担心逐渐发展成肝癌，但目前无任何临床症状。此时建议检查
   A．甲胎蛋白
   B．B 超检查
   C．CT 检查
   D．肝动脉造影
   E．放射性核素扫描

8. 血液中最重要的一对缓冲物质是
   A．HPO_4^{2-}/H_2PO_4
   B．HCO_3^-/H_2CO_3
   C．SO_4^{2-}/H_2SO_4
   D．NO_3^-/HNO_3
   E．Cl^-/HCl

9. 诊断慢性胃炎最可靠的确诊检查是
   A．胃脱落细胞学检查
   B．X 线钡剂造影
   C．胃液分析
   D．胃镜
   E．促胃液素及抗壁细胞抗体测定

10. 易引起机体水、电解质紊乱的因素是
    A．留置导尿管
    B．膀胱造口
    C．腹腔引流
    D．胃肠减压
    E．鼻饲饮食

11. 关于急性肾小球肾炎的叙述，正确的是
    A．由细菌引起的感染性疾病
    B．病变主要累及肾小管
    C．血尿、水肿、高血压是主要症状

D．常见的致病菌是葡萄球菌
E．尿频、尿痛、尿急是主要症状

12. 急性化脓性乳腺炎好发于
A．产后 3~4 周
B．产后 5~6 周
C．产后 4~5 周
D．产后 6~7 周
E．产后 1~2 周

13. 直肠肛管周围脓肿的主要感染途径是
A．肛腺感染扩散
B．肠黏膜感染扩散
C．淋巴网感染扩散
D．远处感染血行播散
E．肛周皮肤直接感染

14. 门静脉压力增高首先出现的病理变化是
A．交通支扩张
B．充血性脾大
C．直肠上、下静脉曲张
D．食管胃底静脉曲张
E．腹壁静脉曲张

15. 女，65 岁。有 30 年吸烟史，患糖尿病 5 年、高血压 3 年，长期服用降糖药、降压药。近半年体力活动后经常出现心前区疼痛，考虑为心绞痛。其发生的危险因素不包括
A．吸烟
B．雌激素
C．年龄
D．高血压
E．糖尿病

16. 消化和吸收的主要场所是
A．胃
B．大肠
C．肝
D．脾
E．小肠

17. 改善急性呼吸窘迫综合征患者缺氧的最佳措施是
A．持续高流量吸氧
B．大剂量有效抗生素
C．呼气末正压通气
D．避免输液过量、过快
E．鼓励深呼吸和排痰

18. 女，37 岁。因发热、腰痛、尿频、尿急、尿痛就医。其尿液实验室检查的特点是
A．颗粒管型（＋＋）
B．大量红细胞
C．蜡样管型
D．蛋白（＋＋）
E．白细胞＞ 5 个 /HPF

19. 女性外生殖器的组成部分不包括
A．阴阜
B．大阴唇
C．小阴唇
D．阴蒂和阴道前庭
E．会阴

20. 通气过度会引起的酸碱平衡失调是
A．代谢性酸中毒
B．代谢性碱中毒
C．呼吸性酸中毒
D．呼吸性碱中毒
E．呼吸性酸中毒合并代谢性碱中毒

21. 女，44 岁。阵发性剑突下偏右腹痛 6 小时，发作时辗转不安，缓解时症状消失。查体：体温 37.5℃，脉搏 85 次 / 分，腹软，剑突下及右侧轻压痛，为明确诊断首选的检查是
A．腹部 X 线检查
B．胆囊 B 超检查
C．血淀粉酶测定
D．PTC 检查
E．CT 检查

22. 正常足月新生儿解剖特点是
A．胎毛多而长
B．耳壳软
C．哭声弱
D．指甲达到或超过指端
E．足底纹少

23. 风湿性心脏病患者预防风湿活动的关键措施是
A．卧床休息
B．防止链球菌感染

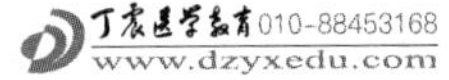

C. 加强体育锻炼
D. 低盐饮食
E. 女性患者避免妊娠

24. 交替脉见于
A. 心房颤动
B. 肺动脉高压
C. 高血压
D. 左心衰竭
E. 右心衰竭

25. 关于休克造成的肺损伤的描述，错误的是
A. 毛细血管内皮损伤
B. 肺毛细血管通透性增加
C. 肺泡过度膨胀
D. 氧弥散障碍
E. 通气 / 血流失调

26. 肺癌又称为
A. 原发性支气管肺癌
B. 肺泡癌
C. 原发性肺癌
D. 继发性肺癌
E. 肺叶肺癌

27. 引起暴发型化脓性脑膜炎常见的病原菌是
A. 大肠埃希菌
B. 肺炎链球菌
C. 脑膜炎奈瑟菌
D. 流感嗜血杆菌
E. 金黄色葡萄球菌

28. 受精卵着床后的子宫内膜称
A. 增殖期
B. 分泌期
C. 底蜕膜
D. 蜕膜
E. 包蜕膜

29. 难复性疝发生的主要原因是
A. 腹腔内容物反复突出致疝囊颈损伤产生粘连
B. 腹壁缺损丧失抵挡作用
C. 腹腔内容物进入疝囊内过多，疝囊颈相对狭窄
D. 腹腔内容物进入疝囊内，刺激疝囊颈收缩
E. 疝环较小，疝内容物体积相对大

30. 男，33 岁。腹部被汽车撞伤后 1 小时。查体：烦躁不安，面色苍白，血压 80/60mmHg，脉搏 120 次 / 分，腹部移动性浊音阳性。为明确诊断简单而可靠的检查是
A. 血常规检查
B. 腹部 B 超检查
C. 腹腔穿刺
D. 血、尿淀粉酶检查
E. 胸腹联合 X 线检查

31. 合并哮喘的高血压患者药物治疗时不宜选用
A. 利尿药
B. 钙通道阻滞剂
C. β受体阻滞剂
D. α受体阻滞剂
E. 血管紧张素转换酶抑制剂

32. 急性阑尾炎的主要致病菌是
A. 革兰阴性球菌
B. 革兰阳性球菌
C. 革兰阴性杆菌
D. 革兰阳性杆菌
E. 革兰阳性球菌、杆菌

33. 双合诊不易查清的部位是
A. 阴道
B. 宫颈
C. 子宫
D. 宫旁组织
E. 直肠子宫陷凹

34. 产后出血的主要原因是
A. 子宫收缩乏力
B. 宫颈撕裂伤
C. 胎盘、胎膜残留
D. 凝血功能障碍
E. 会阴III度裂伤

35. 关于母乳喂养的优点，说法正确的是
A. 乳清蛋白和球蛋白多，酪蛋白少，易吸收
B. 含不饱和脂肪酸与牛奶大致相同，有利于消化吸收
C. 含铁量及吸收率均比牛奶高

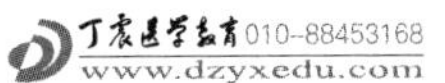

D. 含钙量比牛奶高
E. 含有多种免疫成分，尤以成熟乳为高

36. 支气管扩张症反复咯血的主要原因是
A. 支气管过度扩张
B. 呼吸道感染
C. 凝血功能受损
D. 肺动脉压力过高
E. 肺静脉压力过高

37. 女，25 岁。天寒，燃木炭取暖，出现呕吐、昏迷，经医生诊断为急性一氧化碳中毒，其发病机制是
A. 细胞中毒
B. 呼吸中枢受抑制
C. 血红蛋白不能携氧
D. 呼吸道通气障碍
E. 大脑受抑制

38. 新生儿先天性甲状腺功能减退症筛查时，X 线检查的部位是
A. 腕部
B. 肩部
C. 踝部
D. 髋部
E. 肘部

39. 开放性气胸产生纵隔扑动的主要原因是
A. 伤侧肺萎陷
B. 健侧肺复张不全
C. 纵隔移向健侧
D. 吸气与呼气时两侧胸膜腔内的压力改变
E. 伤侧胸膜腔内压力超过大气压

40. 继发性腹膜炎的常见致病菌是
A. 肺炎链球菌
B. 金黄色葡萄球菌
C. 类杆菌
D. 大肠埃希菌
E. 变形杆菌

41. 学龄儿童复种卡介苗前，应做的特异性试验是
A. PPD 试验
B. 卡介苗接种
C. 链霉素皮试
D. 利福平试验
E. 血沉

42. 男，58 岁。吸烟史 40 年，近来右胸痛，咳血丝痰，胸部 X 线检查示右肺门增大，为确诊最可靠的检查应是
A. 胸部 CT 检查
B. 开胸肺活检
C. 支气管镜检查
D. 痰脱落细胞学检查
E. 支气管造影

43. 吉兰 - 巴雷综合征的常见病原菌是
A. 金黄色葡萄球菌
B. 空肠弯曲菌
C. 铜绿假单胞菌
D. 溶血性链球菌
E. 大肠埃希菌

44. 皮质醇增多症又可称为
A. 席汉综合征
B. 库欣综合征
C. 霍纳综合征
D. Graves 病
E. 艾迪生病

45. 男，45 岁。因小脑占位病变 1 天入院，护士在巡视时发现患者出现鼾声呼吸，呼吸次数呈进行性下降趋势，立即通知医生。医生应采取的有效急救措施是
A. 立即静脉输注甘露醇，生命体征平稳后，准备行肿瘤切除术
B. 立即行 CT 检查，明确病因
C. 立即行脑室穿刺及脑脊液引流术
D. 使用呼吸机辅助呼吸
E. 腰椎穿刺放出部分脑脊液

46. 肿瘤的转移途径<u>不包括</u>
A. 直接蔓延
B. 淋巴转移
C. 血行转移
D. 种植性转移
E. 膨胀性生长

47. 疼痛调控的初级中枢是
A. 脊髓
B. 脑干网状系统
C. 丘脑

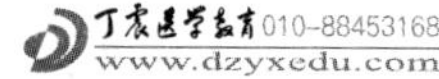

D．边缘系统
E．纹状体 - 苍白球系统

48. 颅内压增高时颅内压的调节主要通过
A．脑组织从高压区向低压区部分移位
B．脑静脉血被挤压到颅腔外
C．颅腔内脑脊液量的减少
D．脑血管的自动调节
E．脑组织被压缩

49. 大面积烧伤后 48 小时内最主要的病理生理反应为
A．低血容量性休克
B．脓毒症
C．急性呼吸衰竭
D．急性肾损伤
E．应激性溃疡

50. 腰椎间盘突出症病理分型不包括
A．椎体侧突型
B．膨出型
C．突出型
D．游离型
E．经骨突出型

51. 男，38 岁。因寒战、高热、咳嗽、胸痛，来院急诊，胸部 X 线检查示左上肺有云絮状阴影，查痰肺炎链球菌（+），其血象表现为
A．嗜酸性粒细胞增加
B．全血细胞增加
C．大单核细胞增加
D．中性粒细胞增加
E．单核细胞增加

52. 在高温下劳动、大量出汗、饮水过多而盐分补充不足时，可能发生
A．热衰竭
B．热射病
C．中暑高热
D．热痉挛
E．高血压

53. 乳腺的解剖生理不包括
A．成年女性乳房有 15~20 个腺叶
B．乳腺是内分泌器官的靶器官
C．腺小叶和小乳管是乳腺的基本单位
D．绝经后，乳腺腺体逐渐萎缩
E．妊娠和哺乳期乳腺明显增生

54. 伤寒的主要致病因素是
A．伤寒杆菌
B．伤寒杆菌菌体“O”抗原
C．伤寒杆菌表面抗原
D．伤寒杆菌外毒素
E．伤寒杆菌内毒素

55. 血栓闭塞性脉管炎最常见的病变部位在
A．下肢中小动、静脉
B．上肢中小动、静脉
C．髂股深静脉
D．上腔静脉
E．下腔静脉

56. 肾脏结构和功能的基本单位是指
A．肾小球和肾小管
B．肾小体和肾小球
C．肾小管和肾小囊
D．肾小球和肾小囊
E．肾小管和肾小体

57. 男，35 岁。静脉注射药物史 10 天，HIV 检测阳性。导致感染最可能的途径是
A．蚊虫叮咬
B．生活不洁
C．血液
D．性交
E．呼吸道

58. 男，48 岁。吞咽有硬物感半年，目前仅能进半流质食物。查体：稍消瘦，锁骨上未触及肿大淋巴结。食管 X 线钡剂检查示食管中下段 4cm 长局限性管壁僵硬，黏膜部分中断，钡剂尚能通过。为明确诊断，应进行的检查是
A．血管造影检查
B．食管镜检查
C．放射性核素检查
D．食管拉网脱落细胞学检查
E．B 超检查

59. 临床判断法洛四联症病情轻重及预后的主要依据是

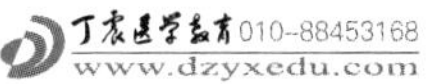

A. 肺动脉狭窄
B. 室间隔缺损
C. 主动脉瓣关闭不全
D. 房间隔缺损
E. 右心房肥厚

60. 导致呼吸衰竭最常见的诱因是
A. 脑外伤
B. 输液过快
C. 肺部感染
D. 甲状腺功能亢进症
E. 应用麻醉药

61. 男，58 岁。体检发现空腹血糖 6.3mmol/L，无自觉症状，医生建议做口服葡萄糖耐量试验，试验结果确诊为糖尿病。糖尿病诊断标准为
A. 葡萄糖耐量 2 小时 8mmol/L
B. 糖负荷 2 小时血糖 ≥ 11.1mmol/L 或空腹血糖 ≥ 7.0mmol/L
C. 随机血糖 7.8mmol/L 及空腹血糖 5.6mmol/L
D. 空腹血糖 3.6~6.1mmol/L
E. 餐后 1 小时血糖 11.1mmol/L

62. 可能与原发性癫痫有关的是
A. 遗传
B. 外伤
C. 脑部肿瘤
D. 脑血管病
E. 尿毒症

63. 小儿营养不良主要病因是
A. 能量及蛋白质缺乏
B. 维生素 A 缺乏
C. 维生素 D 缺乏
D. 铁合成不足
E. 钙吸收障碍

64. 关于护士的行为规范，叙述错误的是
A. 尊重关心爱护患者
B. 为患者提供优质服务
C. 密切观察病情变化
D. 没有对医嘱的审查责任
E. 工作严谨、慎独，对执业行为负责

65. 十二指肠球部溃疡的发病机制是
A. 胃酸分泌增加、幽门螺杆菌感染
B. 胃酸分泌正常、吸烟
C. 胃酸分泌明显升高，形成多发溃疡
D. 胃酸分泌减少、胃肠蠕动功能异常
E. 胃酸分泌正常或稍高、保护因素削弱

66. 术后急性胃扩张最重要的处理措施是
A. 输液
B. 洗胃
C. 灌肠
D. 禁饮、禁食
E. 胃肠减压

67. 器官移植前常规的免疫学检查不包括
A. 血型
B. 细胞毒试验
C. 混合淋巴细胞培养
D. HLA 配型
E. 抗体测定

68. 急性上呼吸道感染最常见的致病微生物是
A. 病毒
B. 细菌
C. 衣原体
D. 真菌
E. 支原体

69. 导致心肌梗死患者 24 小时内死亡最常见的原因是
A. 心律失常
B. 心力衰竭
C. 心源性休克
D. 心脏破裂
E. 脑栓塞

70. 男，58 岁。高血压病史多年。平素有心前区不适，持续 3~5 分钟，含服硝酸甘油可缓解。今晨患者出现心前区疼痛，持续 2 小时不缓解，为明确诊断首选的检查是
A. 心电图和血清心肌坏死标志物检查
B. 胸部 X 线检查
C. 运动试验
D. Holter
E. 超声心动图

71. 贫血最重要的指标是
A. 红细胞计数
B. 血红蛋白量
C. 网织红细胞计数
D. 红细胞沉降率
E. 红细胞形态

72. 可用于肾衰竭患者肾功能监测的指标是
A. 血丙氨酸氨基转移酶
B. 血尿素氮
C. 血白蛋白
D. 凝血酶原时间
E. 血胆红素

73. 中心静脉压低于 5cmH_2O 提示
A. 心力衰竭
B. 血容量不足
C. 左心房压力增高
D. 右心房压力增高
E. 肺水肿

74. 最能评估贫血患者“活动无耐力”的指标是
A. 皮肤、黏膜的苍白程度
B. 血压情况
C. 头晕程度
D. 心悸、气短程度
E. 血红蛋白水平

75. 胆碱酯酶活力测定用于诊断
A. 一氧化碳中毒
B. 亚硝酸盐中毒
C. 阿托品类药物中毒
D. 有机磷农药中毒
E. 甲醇中毒

76. 缓解急性心肌梗死疼痛的最佳药物是
A. 硝酸甘油
B. 亚硝酸异戊酯
C. 硝酸异山梨酯（消心痛）
D. 罂粟碱
E. 吗啡

77. 胰腺疾病和胆道疾病互相关联的解剖学基础是
A. 胰管和胆总管两者解剖位置靠近
B. 胰腺副胰管和胆总管相通
C. 胰管开口在胆总管开口之下
D. 胰管和胆总管下端有共同通道和共同开口
E. 胆总管和胰管均开口于十二指肠内侧壁

78. 胆道蛔虫病引起腹部剧痛时，蛔虫常在
A. 十二指肠
B. 胰腺管
C. 胆总管内
D. 胆囊内
E. 胆囊管内

79. 急性白血病患者容易发生感染的主要原因是
A. 化疗药不良反应
B. 营养不良
C. 长期贫血
D. 成熟粒细胞缺乏
E. 白细胞增多

80. 生长发育遵循一定的顺序，正确的是
A. 由下到上
B. 由远到近
C. 由粗到细
D. 由复杂到简单
E. 由高级到低级

81. 关于输卵管的描述，正确的是
A. 有周期性的组织学变化
B. 有纤毛但不摆动
C. 由黏膜、肌层和外膜构成
D. 与子宫相连的部位是峡部
E. 其黏膜不受性激素的影响

82. 门静脉高压症患者出现呕血、黑便，其破裂的门静脉分支是
A. 前腹壁交通支
B. 直肠下段 - 肛管交通支
C. 胃底 - 食管下段交通支
D. 肠系膜上静脉与下腔静脉交通支
E. 肠系膜下静脉与下腔静脉交通支

83. 与胎心率一致的声音是
A. 脐带杂音
B. 子宫杂音
C. 胎盘杂音
D. 胎动
E. 肠蠕动音

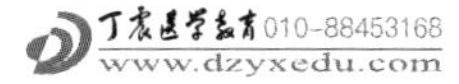

84. 关于排泄性尿路造影检查前准备，错误的是
A. 检查前需要做碘过敏试验
B. 做充分肠道准备
C. 限制饮水 6~12 小时
D. 检查前 2~3 小时多饮水，使膀胱充盈
E. 肾功能严重损害为禁忌证

二、共用备选答案单选题（每题 1 个得分点）：以下试题中，每连续的 2~6 个试题使用相同的 5 个备选答案，请从中为每道试题选择 1 个最佳答案。每个备选答案可被选择一次、多次或不被选择。提示：本部分在答题过程中可以回退（对已作答试题可以返回检查或修改答案）。进入此部分试题后，您不能返回前面部分查看试题或修改答案。您是否进入共用备选答案单选题部分？

（85~86 题共用备选答案）
A. 3~5 天
B. 6~7 天
C. 9~10 天
D. 12~16 天
E. 18~20 天
85. 第 1 问：晚期囊胚透明带消失后，开始着床的时间相当于受精
86. 第 2 问：卵巢排卵后黄体形成，若卵子未受精，则黄体寿命一般为

（87~88 题共用备选答案）
A. $PaCO_2$ 正常，$PaO_2 < 60mmHg$
B. $PaCO_2 < 30mmHg$，$PaO_2 < 80mmHg$
C. $PaCO_2 > 50mmHg$，$PaO_2 < 60mmHg$
D. $PaCO_2 < 50mmHg$，$PaO_2 > 60mmHg$
E. $PaCO_2 > 50mmHg$，$PaO_2 < 80mmHg$
87. 第 1 问：可诊断 I 型呼吸衰竭的血气分析结果是
88. 第 2 问：可诊断 II 型呼吸衰竭的血气分析结果是

（89~90 题共用备选答案）
A. 厌氧菌
B. 肺炎链球菌
C. 大肠埃希菌
D. 溶血性链球菌
E. 金黄色葡萄球菌
89. 第 1 问：丹毒的致病菌为
90. 第 2 问：急性脓胸最主要的致病菌为

（91~92 题共用备选答案）
A. 庆大霉素
B. 磺胺类药物
C. 林可霉素
D. 红霉素
E. 青霉素
91. 第 1 问：能引起听神经损害的药物是
92. 第 2 问：能引起血尿的药物是

（93~94 题共用备选答案）
A. 全脓胸
B. 局限性脓胸
C. 包裹性脓胸
D. 脓气胸
E. 多房性脓胸
93. 第 1 问：脓胸患者脓腔内有气体，出现液平面称为
94. 第 2 问：脓胸患者脓液满布全胸膜腔称为

（95~96 题共用备选答案）
A. 脑动脉粥样硬化
B. 先天性心脏病
C. 高血压合并脑动脉粥样硬化
D. 先天性颅内动脉瘤
E. 高血压
95. 第 1 问：脑出血最常见的病因是
96. 第 2 问：脑梗死最常见的病因是

（97~100 题共用备选答案）
A. 前置胎盘
B. 异位妊娠破裂
C. 软产道裂伤
D. 胎盘早剥
E. 蜕膜残留
97. 第 1 问：妊娠 50 天出现腹膜刺激征伴少量阴道流血的原因是
98. 第 2 问：妊娠晚期出现反复的无痛性阴道流血的原因是
99. 第 3 问：产后 24 小时内出现阴道流血、颜色为鲜红色，其原因是
100. 第 4 问：产后 10 天左右出现阴道流血的原因是

强化试卷八

一、单选题（每题 1 个得分点）：以下每道试题有 5 个备选答案，请从中选择 1 个最佳答案。提示：本部分在答题过程中可以回退（对已作答试题可以返回检查或修改答案）。

1. 高血压的诊断标准为血压
   A. ≥125/75mmHg
   B. ＞130/80mmHg
   C. ≥135/80mmHg
   D. ＞140/85mmHg
   E. ＞140/90mmHg

2. 正常小儿，男。体重 12kg，身长 85cm，头围 48cm，护士判断其年龄约为
   A. 4 个月
   B. 8 个月
   C. 12 个月
   D. 18 个月
   E. 24 个月

3. 正常小儿乳牙出齐的年龄为
   A. 1 岁
   B. 1~1.5 岁
   C. 1.5~2 岁
   D. 2~2.5 岁
   E. 3 岁

4. 某正常单胎孕妇，查体宫底在脐与耻骨联合之间位置，可推测其目前妊娠周数为
   A. 12 周
   B. 16 周
   C. 20 周
   D. 24 周
   E. 28 周

5. 乳腺癌的易发因素不包括
   A. 有乳腺癌家族史者
   B. 月经初潮早于 12 岁者
   C. 绝经期在 40~50 岁者
   D. 40 岁以上未孕者
   E. 营养过剩、肥胖者

6. 营养不良患儿的发病年龄多见于
   A. 2 岁以下
   B. 3 岁以下
   C. 4 岁以下
   D. 5 岁以下
   E. 6 岁以下

7. 受精卵着床的时期是在受精后
   A. 3~4 天
   B. 4~5 天
   C. 5~6 天
   D. 6~7 天
   E. 7~8 天

8. 可开始添加一些固体食物的月龄是
   A. 1~2 个月
   B. 3~4 个月
   C. 5~6 个月
   D. 7~9 个月
   E. 10~12 个月

9. 根据儿童语言发育的规律，开始能发“爸爸”“妈妈”等复音的年龄是
   A. 3~4 个月
   B. 5~6 个月
   C. 7~8 个月
   D. 9~10 个月
   E. 11~12 个月

10. 女，51 岁。近两年用力屏气时，宫颈脱出阴道口外，但宫体未脱出，应诊断为
    A. Ⅰ度轻型子宫脱垂
    B. Ⅰ度重型子宫脱垂
    C. Ⅱ度轻型子宫脱垂
    D. Ⅱ度重型子宫脱垂
    E. Ⅲ度子宫脱垂

11. 原发性肝癌早期最有诊断价值的检查是
    A. ALT
    B. AKP
    C. AST

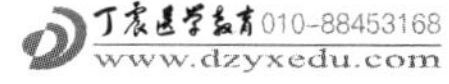

D. AFP
E. AFU

12. 女，32 岁。反复出现右季肋部胀痛并伴寒战，高热，轻度黄疸，为明确诊断应首选的检查是
A. CT 检查
B. 血、尿淀粉酶测定
C. X 线检查
D. B 超检查
E. ERCP 检查

13. 前列腺癌患者血中，数值增高的指标是
A. AKP
B. PSA
C. AFP
D. CEA
E. Hb

14. 分泌盐酸的胃黏膜细胞是
A. 主细胞
B. 壁细胞
C. 黏液细胞
D. G 细胞
E. 嗜银细胞

15. 在小儿特异性免疫中，主要担负细胞免疫功能的是
A. IgG
B. IgA
C. IgM
D. T 淋巴细胞
E. B 淋巴细胞

16. 确诊肿瘤的可靠方法是
A. CT 检查
B. MRI 检查
C. B 超检查
D. X 线检查
E. 病理学检查

17. 非麻醉性镇痛药为
A. 可待因
B. 吗啡
C. 哌替啶（度冷丁）
D. 阿司匹林
E. 美沙酮

18. 骨盆底的作用不包括
A. 支撑作用
B. 控制排尿
C. 协助分娩
D. 保持盆腔脏器的正常位置
E. 封闭骨盆出口

19. 急性胰腺炎最常见的病因是
A. 酗酒
B. 胰管梗阻
C. 胆道疾病
D. 暴饮暴食
E. 十二指肠病变

20. 容易引起颅内感染的骨折是
A. 颅盖骨折
B. 颅底骨折
C. 线形骨折
D. 闭合性骨折
E. 颅顶骨折

21. 决定肺结核发生与转归的因素不包括
A. 入侵的结核分枝杆菌数量
B. 入侵的结核分枝杆菌毒力
C. 感染部位
D. 变态反应的能力
E. 免疫功能

22. 典型心绞痛发作时的心电图改变为
A. ST 段抬高
B. ST 段压低，T 波倒置
C. QRS 波群增宽
D. 病理性 Q 波
E. T 波高尖

23. 初产妇，26 岁。第二产程延长行胎头吸引器助产后 12 小时，阴道流血量似月经量，自感头晕、乏力、心慌。血压 80/60mmHg，脉搏 108 次 / 分，面色苍白，宫底脐上 1 横指。最可能的原因是
A. 凝血功能障碍
B. 软产道裂伤
C. 子宫收缩乏力
D. 产后虚脱

E. 胎盘残留

24. 确诊心脏瓣膜病最常用的辅助检查是
A. X 线检查
B. 心电图
C. 心脏导管检查
D. 超声心动图
E. 心室造影

25. 直肠癌的好发部位是
A. 直肠与乙状结肠交界处
B. 直肠壶腹部
C. 腹膜返折平面以上
D. 齿状线附近
E. 直肠上 1/4 部分

26. 产生连枷胸的原因是
A. 胸骨骨折
B. 胸壁内陷
C. 多根多处肋骨骨折
D. 单根单处肋骨骨折
E. 单根肋骨多处骨折

27. 关于上尿路结石引起的疼痛，错误的是
A. 疼痛一般与活动无关
B. 易活动的结石表现为肾绞痛
C. 较大的结石表现为钝痛
D. 当结石嵌顿时可引起剧烈的肾绞痛
E. 疼痛位于腰部或上腹部，沿输尿管放射至同侧下腹及会阴

28. 关于急性感染性喉炎，正确的描述是
A. 有犬吠样咳嗽、声音嘶哑、喉鸣
B. 为喉部黏膜慢性局限性炎症
C. 有呼气性呼吸困难
D. 多发生在夏、秋季
E. 多见于学龄儿童

29. 异位妊娠破裂出血较为可靠的检查方法为
A. 根据病史
B. 血 hCG
C. 腹部检查
D. 妇科检查
E. 阴道后穹隆穿刺

30. 可直接观察溃疡的部位、病变大小的检查是
A. X 线钡剂检查
B. 超声检查
C. 胃镜检查
D. 腹部 MRI 检查
E. 腹部 CT 检查

31. 胃癌的主要转移途径是
A. 直接蔓延
B. 淋巴转移
C. 血行转移
D. 腹腔种植
E. 胃内转移

32. 1 型糖尿病的发病机制是
A. 肾小球葡萄糖滤过减少
B. 摄糖过多，短期内无法排出
C. 胰岛 β 细胞破坏引起胰岛素缺乏
D. 肝糖原快速分解释放大量葡萄糖入血
E. 肾小管葡萄糖重吸收增多

33. 男，65 岁。肝硬化病史 2 年，近来出现持续肝区疼痛。急诊入院行 B 超检查示大量腹水，肝大伴弥漫性改变，肝右叶可见多个大小不等的强回声光团。最可能的诊断是
A. 肝硬化癌变
B. 肝硬化失代偿期
C. 肝肾综合征
D. 肝硬化腹水
E. 肝硬化、肝囊肿

34. 社区获得性肺炎的常见病原体是
A. 真菌
B. 支原体
C. 肺炎链球菌
D. 革兰阳性球菌
E. 革兰阴性球菌

35. 成年女性缺铁性贫血常见的原因是
A. 铁摄入量不足
B. 铁吸收不良
C. 月经过多
D. 钩虫病
E. 痔出血

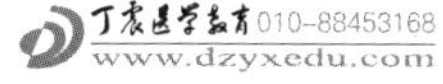

36. 可以增强免疫功能的氨基酸是
A. 色氨酸
B. 亮氨酸
C. 精氨酸
D. 谷氨酰胺
E. 苯丙氨酸

37. 与系统性红斑狼疮发病有关的因素不包括
A. 紫外线
B. 食物成分
C. 药物
D. 关节活动
E. 病原微生物和精神刺激

38. 结核分枝杆菌主要的传播途径是
A. 消化道传播
B. 泌尿道传播
C. 生殖道传播
D. 呼吸道传播
E. 皮肤接触传播

39. 女，45 岁。发热、咳嗽、胸痛、呼吸急促，怀疑急性脓胸，最有诊断意义的是
A. 胸痛
B. 肋间隙饱满
C. 胸腔穿刺抽出脓液
D. 呼吸音减弱
E. 胸部 X 线检查示大面积阴影

40. 卵巢非赘生性囊肿不包括
A. 皮样囊肿
B. 黄素囊肿
C. 滤泡囊肿
D. 黄体囊肿
E. 卵巢巧克力囊肿

41. 对子宫发育不良的患者，可用于治疗的激素是
A. 雌激素
B. 孕激素
C. 卵泡刺激素
D. 黄体生成素
E. 促性腺激素释放激素

42. 用来判断胎儿肾成熟度的羊水检查是
A. 淀粉酶测定
B. 脂肪细胞出现率
C. 卵磷脂 / 鞘磷脂
D. 肌酐测定
E. 胆红素测定

43. 女，30 岁。诊断子宫肌瘤，子宫如妊娠 8 周大小，无子宫及宫颈癌前病变，希望生育，最适宜的治疗方法是
A. 非手术治疗
B. 激素治疗
C. 化疗
D. 肌瘤切除术
E. 中医中药治疗

44. 治疗支气管哮喘首选的给药方法是
A. 皮内注射
B. 口服
C. 吸入
D. 肌内注射
E. 静脉注射

45. 外科感染的主要病原体是
A. 病毒
B. 细菌
C. 真菌
D. 寄生虫
E. 螺旋体

46. 引起原发性肝癌最常见的原因是
A. 乙型肝炎
B. 食物中致癌物质
C. 亚硝胺类化合物
D. 寄生虫感染
E. 长期接触工业毒物

47. 与系统性红斑狼疮的发病和复发无关的药品是
A. 普鲁卡因胺
B. 肼类
C. 氯丙嗪
D. 甲基多巴
E. 大环内酯类抗生素

48. 有机磷农药中毒的机制为
A. 直接抑制呼吸中枢
B. 使胆碱酯酶活性增加

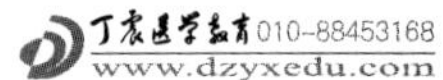

C．使乙酰胆碱在体内蓄积
D．间接抑制血红蛋白合成酶
E．抑制延髓的中枢神经引起呼吸循环衰竭

49. 感染导致脓毒症的主要革兰阳性菌是
A．大肠埃希菌
B．链球菌
C．金黄色葡萄球菌
D．结核分枝杆菌
E．铜绿假单胞菌

50. 新生儿破伤风细菌入侵的最常见途径是
A．脐部
B．皮肤破损处
C．睑结膜
D．口腔黏膜
E．呼吸道

51. 小儿热性惊厥最常见的病因是
A．感染
B．水电解质紊乱
C．颅内出血
D．颅外感染
E．代谢性疾病

52. 女，58 岁。腹痛伴呕吐 2 天，怀疑为急性胰腺炎。最有意义的检查是
A．血常规
B．血钾
C．血钙
D．尿淀粉酶
E．血淀粉酶

53. 颅内压增高的“三主征”是
A．偏瘫、偏盲、抽搐
B．头痛、呕吐、视神经乳头水肿
C．头痛、抽搐、偏瘫
D．偏瘫、偏盲、偏身感觉障碍
E．头痛、呕吐、偏瘫

54. 急性腹膜炎治疗过程中最常见的残余脓肿是
A．膈下脓肿
B．肾周脓肿
C．盆腔脓肿
D．髂窝脓肿
E．脾周脓肿

55. 疝内容物嵌顿未能及时解除，发生血液循环障碍而坏死的疝称为
A．易复性疝
B．难复性疝
C．滑动性疝
D．嵌顿性疝
E．绞窄性疝

56. 血常规显示杆状核粒细胞增多，可能的疾病是
A．细菌性肺炎
B．原发免疫性血小板减少症
C．急性白血病
D．缺铁性贫血
E．伤寒

57. 风湿性心脏病的发病机制是
A．细菌侵犯瓣膜
B．细菌毒素所致
C．自身免疫反应
D．溶血性链球菌引起的变态反应
E．病毒直接侵犯

58. 护理道德监督的方式<u>不包括</u>
A．舆论监督
B．制度监督
C．传统习俗
D．社会监督
E．自我监督

59. 影响小儿生长发育最基本的因素是
A．生长发育个体差异性
B．生长发育的顺序
C．遗传和环境影响
D．神经系统发育状况
E．生殖系统发育状况

60. 急性一氧化碳中毒，最先受累的是
A．心
B．骨骼肌
C．胃肠道
D．肾
E．脑

61. 高渗性脱水的病理生理特点是
A．失钠＞失水

B. 失水＞失钠
C. 失水＝失钠
D. 失钾＞失水
E. 失钾＞失钠

62. 关于雌激素的生理功能，叙述错误的是
A. 使乳腺导管增生
B. 使子宫内膜增生变厚
C. 使子宫肌层发育、增厚，收缩力增强
D. 使宫口关闭，黏液减少变稠，拉丝度减弱
E. 使阴道上皮增生，角化变厚，糖原储存增加

63. 与患者手术切口感染无关的因素是
A. 切口局部的坏死组织
B. 营养状况
C. 年龄大小
D. 手术时间的长短
E. 从事脑力劳动者

64. 急腹症患者 T_{11}、T_{12} 右旁区域牵涉痛多见于
A. 胆石病
B. 十二指肠穿透性溃疡
C. 急性胰腺炎
D. 输尿管结石
E. 肾结石

65. 引起肾后性急性肾损伤的原因是
A. 长时间休克
B. 心力衰竭
C. 毒蛇咬伤
D. 双侧输尿管结石
E. 挤压伤

66. 外科疾病按病因分类大致可分为
A. 损伤、感染、肿瘤、休克和畸形
B. 损伤、感染、肿瘤、畸形和烧伤
C. 损伤、感染、肿瘤、畸形
D. 损伤、感染、肿瘤、休克和功能障碍
E. 损伤、感染、肿瘤、畸形和功能障碍

67. 糖尿病患者血糖控制程度监测指标是
A. 24 小时尿糖定量测定
B. 餐后 2 小时血糖测定
C. 空腹血糖测定
D. 糖化血红蛋白测定
E. 尿糖测定

68. 引起左心室后负荷增加的主要因素是
A. 二尖瓣狭窄
B. 静脉回流增加
C. 相对性主动脉瓣狭窄
D. 外周血管阻力增加
E. 动脉血容量增加

69. 麻痹性肠梗阻患儿，腹部 X 线征象为
A. 龛影＋液平面
B. 肠袢充气扩张＋气液平面
C. 肠袢充气扩张＋龛影
D. 线样征
E. 半月征

70. 心肌耗氧常用的计算方式是
A. 心率与收缩压的乘积
B. 收缩压与舒张压的乘积
C. 心率与舒张压的乘积
D. 心率与平均压的乘积
E. 舒张压与平均压的乘积

71. 最能反映小儿营养状况的指标是
A. 身高（长）
B. 头围
C. 体重
D. 胸围
E. 皮下脂肪

72. 与重症肌无力发生关系最密切的病变器官是
A. 下丘脑
B. 垂体
C. 肾上腺
D. 胸腺
E. 甲状腺

73. 诊断肺结核的方法中，最可靠的是
A. 胃液分析
B. 胸部 X 线检查
C. 结核菌素试验
D. 血沉检查
E. 痰结核分枝杆菌检查

74. 急性阑尾炎右下腹疼痛是由于

A. 内脏神经反射
B. 胃肠道功能紊乱
C. 炎症侵及阑尾黏膜下层
D. 炎症刺激右下腹壁腹膜
E. 炎症侵及阑尾浆膜

75. 男，52 岁。反复腰腿痛及间歇性跛行十余年，伴左侧大腿外侧放射性疼痛，行走时加重，平卧时减轻。查体：弯腰及腰椎过伸试验阳性。该患者最可能的诊断是
A. 腰椎间盘突出症
B. 腰椎管狭窄症
C. 腰椎结核
D. 腰椎肿瘤
E. 马尾部肿瘤

76. 支持胎膜早破的诊断不包括
A. 阴道持续性流液
B. 阴道液涂片可见毳毛
C. 宫缩时肛门检查触不到前羊膜囊
D. 阴道液 pH 试纸测定呈弱酸性
E. 阴道液涂片镜检可见羊齿状结晶

77. 流行性乙型脑炎最主要的传染源是
A. 猪
B. 蚊虫
C. 跳蚤
D. 隐性感染者
E. 患者

78. 传染病最主要的特征是
A. 有传染性
B. 有季节性
C. 有地方性
D. 有病原体
E. 有免疫性

79. 慢性阻塞性肺疾病的患者，突感呼吸困难伴胸痛，最佳的检查方法是
A. 胸部 X 线检查
B. 痰脱落细胞学检查
C. 肺功能检查
D. 支气管镜检查
E. 血气分析

80. 在普查和诊断肺癌时，占重要地位的检查是
A. 肺功能检查
B. 胸部 X 线检查
C. 痰脱落细胞学检查
D. 支气管镜检查
E. 胸腔积液检查

81. 慢性阻塞性肺疾病的主要病因是
A. 慢性支气管炎
B. 急性支气管炎
C. 慢性肺源性心脏病
D. 支气管扩张症
E. 肺脓肿

82. 肠结核的发病部位主要位于
A. 空肠
B. 回肠
C. 结肠
D. 直肠
E. 回盲部

83. 符合早产儿外观特征的描述是
A. 胎毛少
B. 肌张力低
C. 足底纹理多
D. 指甲长过指端
E. 耳廓发育良好

84. 关于急性肾小球肾炎的病因与发病机制，正确的是
A. 主要由溶血性链球菌直接侵入肾小球引起
B. 上呼吸道感染至肾小球肾炎发病经过 2~3 周
C. 冬季皮肤感染是本病的主要前驱诱因
D. 主要因机体细胞免疫功能紊乱所致
E. 体内水、钠潴留由肾小球滤过率降低所致

85. 软产道的组成不包括
A. 宫颈
B. 阴道
C. 骨盆底软组织
D. 子宫下段
E. 尿道

二、共用备选答案单选题（每题 1 个得分点）：以下试题中，每连续的 2~6 个试题使用相同的 5 个

备选答案，请从中为每道试题选择 1 个最佳答案。每个备选答案可被选择一次、多次或不被选择。提示：本部分在答题过程中可以回退（对已作答试题可以返回检查或修改答案）。进入此部分试题后，您不能返回前面部分查看试题或修改答案。您是否进入共用备选答案单选题部分？

（86~87 题共用备选答案）

A. IgA
B. IgB
C. IgD
D. IgE
E. IgM

86. 第 1 问：与支气管哮喘的发生关系密切的抗体是
87. 第 2 问：与类风湿关节炎的发生关系密切的抗体是

（88~89 题共用备选答案）

A. 产后 10 天
B. 产后 3 周
C. 产后 3~4 周
D. 产后 4~6 周
E. 产后 6 周

88. 第 1 问：正常产褥期的时间是
89. 第 2 问：子宫降至盆腔，在腹部摸不到宫底的时间是

（90~92 题共用备选答案）

A. 内生软骨瘤
B. 骨肉瘤
C. 骨巨细胞瘤
D. 卵巢囊肿
E. 宫颈不典型增生

90. 第 1 问：属于恶性肿瘤的是
91. 第 2 问：属于良性肿瘤的是
92. 第 3 问：属于潜在恶性肿瘤的是

（93~94 题共用备选答案）

A. 原发型肺结核
B. 血行播散型肺结核
C. 浸润性肺结核
D. 慢性纤维空洞性肺结核
E. 结核性胸膜炎

93. 第 1 问：最常见的继发型肺结核为
94. 第 2 问：多发生于儿童的肺结核为

（95~96 题共用备选答案）

A. 脑动脉粥样硬化
B. 脑血管痉挛
C. 脑动脉炎
D. 心源性栓子
E. 非心源性栓子

95. 第 1 问：脑栓塞最常见的病因是
96. 第 2 问：脑血栓形成常见的病因是

（97~98 题共用备选答案）

A. 自体移植
B. 支架移植
C. 同质移植
D. 异种移植
E. 同种异体移植

97. 第 1 问：断指（或趾）再植属于
98. 第 2 问：单卵双生间异体移植属于

（99~100 题共用备选答案）

A. 血压下降
B. 肢体瘫痪
C. 生命体征紊乱，呼吸暂停
D. 意识障碍，瞳孔散大
E. 癫痫持续状态

99. 第 1 问：颞叶钩回疝急性期的首发症状是
100. 第 2 问：小脑扁桃体疝急性期的首发症状是

强化试卷九

一、单选题（每题 1 个得分点）：以下每道试题有 5 个备选答案，请从中选择 1 个最佳答案。提示：本部分在答题过程中可以回退（对已作答试题可以返回检查或修改答案）。

1. 横产式占妊娠足月分娩总数的比例是
A．0.20%
B．0.25%
C．0.30%
D．0.35%
E．0.40%

2. 发生低渗性脱水时，患者血钠的水平为
A．＜135mmol/L
B．＜140mmol/L
C．＜145mmol/L
D．＜150mmol/L
E．＜155mmol/L

3. 基础代谢率的正常值波动范围是
A．±10%
B．±15%
C．±20%
D．±30%
E．±40%

4. 男，27 岁。外伤致右手示指离断后行再植手术，护士在术后多长时间内要密切注意血管危象并发症
A．2 天内
B．3~4 天
C．5~7 天
D．8~10 天
E．11~14 天

5. 女，7 个月。因甲床、口唇苍白，头发枯黄就诊，经检查后，被诊断为贫血，其血红蛋白低于
A．110g/L
B．120g/L
C．130g/L
D．140g/L
E．150g/L

6. 接种活疫苗、菌苗时，应选择的皮肤消毒是
A．2% 碘酊
B．0.5% 碘伏
C．75% 乙醇
D．3% 过氧化氢
E．2.5% 碘酊

7. 维生素 D 预防量每天为
A．100U
B．200U
C．300U
D．400U
E．500U

8. 新生儿期 1 个月内定期家庭访视的次数为
A．1 次
B．2~3 次
C．4~5 次
D．5~6 次
E．6 次以上

9. 经阴道分娩后的妇女，其胎盘附着处的子宫内膜恢复正常需要
A．4 周
B．5 周
C．6 周
D．7 周
E．8 周

10. 有助于结肠癌确诊的检查方法是
A．大便隐血试验
B．X 线钡剂灌肠检查
C．癌胚抗原检查
D．结肠镜检查
E．B 超检查

11. 普查早期肝癌的常用方法是
A．MRI ＋ B 超
B．X 线＋ B 超
C．CT ＋ B 超
D．AFP ＋ B 超
E．CEA ＋ B 超

12. 颅底骨折属于
    A. 闭合性骨折
    B. 开放性骨折
    C. 不稳定性骨折
    D. 青枝骨折
    E. 凹陷性骨折

13. 符合过敏性疾病血常规改变的是
    A. 嗜碱性粒细胞增高
    B. 嗜酸性粒细胞增高
    C. 红细胞增高
    D. 巨噬细胞增高
    E. 白细胞增高

14. 对大部分心脏瓣膜病患者进行评估时，护士能从患者的健康史了解到其童年时患过
    A. 猩红热
    B. 脊髓灰质炎
    C. 风湿热
    D. 肺炎
    E. 百日咳

15. 男，15 岁。下腹部外伤 3 小时，出现腹痛伴排尿困难，试插导尿管可以顺利进入膀胱，注入 200ml 生理盐水后抽出不足 100ml。应首先考虑
    A. 前尿道断裂
    B. 后尿道断裂
    C. 输尿管外伤
    D. 膀胱颈损伤
    E. 膀胱破裂

16. 急性胰腺炎的病因是
    A. 细菌感染
    B. 病毒感染
    C. 自身免疫异常
    D. 化学性炎症
    E. 变态反应炎症

17. 男，32 岁。进食后突发上腹部撕裂样疼痛，迅速波及全腹，于 3 小时后急诊就诊，既往有消化性溃疡病史多年。查体：腹肌紧张，肠鸣音减弱。初步诊断为胃十二指肠溃疡穿孔，腹膜炎。引起继发性腹膜炎最常见的细菌是
    A. 链球菌
    B. 肺炎链球菌
    C. 大肠埃希菌
    D. 厌氧拟杆菌
    E. 变形杆菌

18. 新生儿，胎龄 39 周。全身皮肤青紫，呼吸不规则，心率 100 次 / 分，四肢稍屈。对外界刺激有反应。该新生儿情况属于
    A. 正常
    B. 轻度窒息
    C. 中度窒息
    D. 重度窒息
    E. 苍白窒息

19. 晚期产后出血的定义是指
    A. 产后 2 小时至产褥期内的阴道大量流血
    B. 产后 12 小时至产褥期内的阴道大量流血
    C. 产后 24 小时至产褥期内的阴道大量流血
    D. 产后 48 小时至产褥期内的阴道大量流血
    E. 产褥期后的阴道大量流血

20. 男，52 岁。从事搬运工作 28 年，双下肢内侧出现隆起、纡曲、扩张的静脉，部分呈团块状，足靴区出现淤滞性皮炎，诊断为原发性静脉曲张。原发性静脉曲张的发病原因不包括
    A. 先天性的静脉壁薄弱
    B. 在湿冷的环境下工作
    C. 下肢静脉压力增高
    D. 静脉瓣膜发育不良
    E. 从事负重工作使腹压增高

21. 引起病毒性心肌炎最常见的病毒是
    A. 腺病毒
    B. 流感病毒
    C. 呼吸道合胞病毒
    D. 柯萨奇 B 组病毒
    E. 单纯疱疹病毒

22. 尿中含有大量胆红素提示是
    A. 胃炎
    B. 胃溃疡
    C. 肝炎
    D. 胰腺炎
    E. 胆囊炎

23. 骨与关节结核最好发的部位是

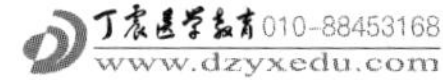

A. 指关节
B. 脊柱
C. 踝关节
D. 腕关节
E. 骶髂关节

24. 婴幼儿断奶的最佳季节是
A. 春、秋季
B. 夏季
C. 夏、秋季
D. 冬季
E. 冬、春季

25. 胃十二指肠溃疡的常见病因不包括
A. 胃酸分泌过多
B. 胃黏膜屏障受损
C. 尿道狭窄
D. 慢性胃炎
E. 多愁善感

26. 属于左向右分流型的先天性心脏病是
A. 右位心
B. 室间隔缺损
C. 肺动脉狭窄
D. 主动脉缩窄
E. 法洛四联症

27. 对肺癌的普查和诊断有重要作用的检查是
A. PET
B. MRI 检查
C. 痰脱落细胞学检查
D. 支气管镜检查
E. 肺穿刺检查

28. 诊断慢性肺源性心脏病呼吸衰竭最确切的根据是
A. 白细胞计数及中性粒细胞在感染时增多
B. 红细胞计数和血红蛋白含量可增多
C. 二氧化碳结合力明显升高
D. $PaCO_2 > 50mmHg$，$PaO_2 < 60mmHg$
E. 肺通气功能明显减退

29. 细菌性肝脓肿致病菌侵入的主要途径是
A. 肝动脉
B. 胆道、门静脉
C. 肠系膜上静脉
D. 开放性肝损伤
E. 肝静脉

30. 门静脉高压症的发病原因不包括
A. 巴德 - 吉亚利综合征
B. 肝炎肝硬化
C. 肝外门静脉栓塞
D. 门静脉主干先天性畸形
E. 肝良性肿瘤

31. 吸气时每分钟进入肺泡进行气体交换的气量，称为
A. 潮气量
B. 肺泡通气量
C. 最大通气量
D. 每分通气量
E. 功能残气量

32. 宫颈癌的好发部位是
A. 宫颈阴道部
B. 宫颈扁平上皮与柱状上皮交界处
C. 宫颈管内
D. 子宫峡部
E. 宫颈外口

33. 冠状动脉粥样硬化性心脏病最常见的病因是
A. 主动脉瓣关闭不全
B. 病毒性心肌病
C. 冠状动脉粥样硬化
D. 肥厚型心肌病
E. 冠状动脉痉挛

34. 慢性支气管炎病情加剧的重要因素是
A. 大气污染
B. 粉尘刺激
C. 吸烟
D. 反复感染
E. 过敏

35. 可确诊输卵管妊娠流产或破裂的辅助检查是
A. 妊娠试验
B. 腹部检查
C. 血常规检查
D. X 线检查
E. 后穹隆穿刺

36. 引起再生障碍性贫血最常见的药物是
A. 阿司匹林
B. 柔红霉素
C. 氯霉素
D. 保泰松
E. 环磷酰胺

37. 可直接影响阴道上皮自净作用的激素是
A. 孕激素
B. 雌激素
C. 催乳素
D. 卵泡刺激素
E. 黄体生成素

38. 与营养不良无关的指标是
A. 肌酐身高指数
B. 血白蛋白
C. 氮平衡
D. 整体蛋白更新率
E. 肌酐清除率

39. 引起膀胱癌的主要因素是
A. 吸烟
B. 食用蔗糖
C. 长期应用抗生素
D. 长期尿失禁
E. 急性膀胱炎

40. 血淀粉酶显著增高见于
A. 急性胰腺炎
B. 肠结核
C. 肝性脑病
D. 肝炎
E. 急性心肌梗死

41. 反映呼吸性酸碱平衡的最佳指标是
A. pH
B. 二氧化碳结合力（CO_2CP）
C. 二氧化碳分压（$PaCO_2$）
D. 标准碳酸氢盐（SB）
E. 碱剩余（BE）

42. 女，50 岁。体重指数（BMI）为 30。自诉经常头晕、头痛、耳鸣、乏力、失眠。查体：血压 160/110mmHg；实验室检查：甘油三酯 4.9mmol/L，胆固醇 8.12mmol/L，血糖 7.0mmol/L。导致患者血压升高最可能的发病机制为
A. 胰岛素抵抗
B. 内皮素水平升高
C. 肾素 - 血管紧张素 - 醛固酮系统失调
D. 细胞膜离子转运异常
E. 交感神经兴奋，儿茶酚胺水平升高

43. 女，35 岁。右上腹阵发性绞痛伴恶心、呕吐 5 小时，Murphy 征阳性，进一步检查应首选
A. 腹部 CT 检查
B. 腹部 B 超检查
C. 腹部 MRI 检查
D. 腹部 X 线检查
E. 经皮肝穿刺胆管造影检查

44. 新生儿肺炎产时感染的病因是
A. 胎膜早破
B. 孕母妊娠期感染史
C. 脐带感染
D. 上呼吸道下行感染
E. 经胎盘感染

45. 病毒性脑炎最常见的病毒是
A. 疱疹病毒
B. 腮腺炎病毒
C. 流感病毒
D. 乙脑病毒
E. 柯萨奇病毒

46. 男，39 岁。因多发性肋骨骨折、肺挫伤导致急性呼吸窘迫综合征，医生查房听诊时双肺有中、细湿啰音，管状呼吸音，胸部 X 线检查示双肺有散在斑片状阴影，可见支气管充气征。提示患者处于
A. 初期
B. 稳定期
C. 进展期
D. 进展期和末期
E. 末期

47. 颅内压增高引起死亡的主要原因是
A. 呕吐
B. 意识障碍
C. 脱水
D. 感染
E. 脑疝

48. 创伤和感染时，机体代谢的主要反应是
A. 能量代谢增强，蛋白质丢失增加
B. 能量代谢降低，蛋白质丢失增加
C. 能量代谢增强，脂肪丢失降低
D. 能量代谢降低，脂肪丢失增加
E. 能量代谢增强，电解质丢失增加

49. 女，35 岁。慢性肾小球肾炎 6 年。实验室检查：内生肌酐清除率 20ml/min，血肌酐 470μmol/L，血尿素氮 25mmol/L。此患者目前的肾功能状况属
A. 肾功能正常
B. 肾功能代偿期
C. 肾衰竭期
D. 尿毒症期
E. 尿毒症晚期

50. 引起小儿热性惊厥最常见的疾病是
A. 急性上呼吸道感染
B. 消化道感染
C. 中毒性细菌性痢疾
D. 急性尿路感染
E. 脓毒症

51. 女，3 个月。受凉后第 2 天出现咳嗽，体温 38.5℃，呼吸急促，有喘憋现象，精神萎靡，食欲减退。查体：呼吸 50 次 / 分，脉搏 120 次 / 分，鼻翼扇动，口唇微发绀，三凹征（+），双肺下部可闻及中等量细湿啰音。目前该患儿最主要的护理问题是
A. 体温过高
B. 活动无耐力
C. 心排血量减少
D. 有感染的危险
E. 气体交换受损

52. 热烧伤的病理改变主要取决于
A. 热源类型及受热时间
B. 热源温度及烧伤部位
C. 受热时间及烧伤面积
D. 热源温度及受热时间
E. 热源温度及烧伤面积

53. 杆状核粒细胞增多见于
A. 细菌性肺炎
B. 阿米巴痢疾
C. 急性白血病
D. 出血
E. 伤寒

54. 溃疡性结肠炎病变常见的累及部位是
A. 直肠和乙状结肠
B. 回盲部
C. 回肠末段
D. 空肠
E. 十二指肠

55. 大便隐血试验持续阳性多提示
A. 胃癌
B. 胃溃疡
C. 浅表性胃炎
D. 萎缩性胃炎
E. 十二指肠球部溃疡

56. 女，34 岁。近一周间断咳嗽，痰中带血，5 分钟前突然开始咯血，应立即采取的处理措施是
A. 使用镇咳药
B. 静脉滴注止血药
C. 保持呼吸道通畅
D. 吸氧
E. 使用呼吸兴奋药

57. 给患者应用地高辛前首先检查
A. 心率
B. 尿量
C. 心电图
D. 心功能
E. 水肿程度

58. 女，35 岁。因车祸脾破裂，现出现面色苍白、四肢冰冷。查体：体温 38℃，脉搏 120 次 / 分，血压 86/66mmHg，中心静脉压 4cmH$_2$O，左下胸压痛明显；左小腿有陈旧性 3cm×1.5cm 伤口，有脓性分泌物，该患者最可能是发生了
A. 感染性休克
B. 心源性休克
C. 神经源性休克
D. 低血容量性休克
E. 疼痛性休克

59. 女，28 岁。妊娠期糖尿病，宫内妊娠 40 周分娩。婴儿出生后容易发生
A. 低血糖

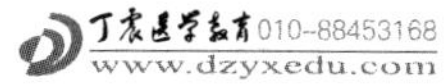

B. 低血压
C. 体温低于正常
D. 高血糖
E. 体温高于正常

60. 食管癌最多见的病理类型是
A. 腺癌
B. 鳞癌
C. 小细胞癌
D. 类癌
E. 腺鳞癌

61. 女，78岁。脑卒中偏瘫，双眼白内障视物不清，意识清楚，智力正常。护士为患者治疗前，职业行为恰当的做法是
A. 查对信息正确后，解释治疗目的，开始治疗
B. 查对床头卡信息正确后，无须解释治疗目的，开始治疗
C. 向亲属确认患者正确后，无须解释治疗目的，开始治疗
D. 查对患者姓名确认无误后，解释治疗目的，开始治疗
E. 向亲属确认患者无误后，解释治疗目的，开始治疗

62. 提前出现的宽大畸形QRS波群，T波与QRS波群主波方向相反的心律失常类型是
A. 房室传导阻滞
B. 房性期前收缩
C. 房室交界区性期前收缩
D. 室性期前收缩
E. 心室扑动

63. 男，52岁。突然意识丧失，呼吸不规则，判断心脏骤停的指标是
A. 桡动脉搏动消失
B. 颈动脉搏动消失
C. 瞳孔散大
D. 血压下降明显
E. 心音消失

64. 糖尿病对胎儿的影响不包括
A. 胎儿畸形发生率高
B. 胎儿胰岛素分泌减少
C. 新生儿并发症增多
D. 围生儿死亡率高
E. 新生儿抵抗力弱

65. 对冠心病的诊断有重要意义的检查是
A. 心电图
B. 超声心动图
C. 冠状动脉造影
D. 右心室造影
E. 胸部X线

66. 乳腺癌淋巴转移的常见部位是
A. 锁骨上淋巴结
B. 锁骨下淋巴结
C. 患侧腋窝淋巴结
D. 健侧腋窝淋巴结
E. 胸骨旁淋巴结

67. 弥散性血管内凝血（DIC）的常见病因不包括
A. 感染
B. 创伤
C. 恶性肿瘤
D. 电解质紊乱
E. 休克晚期

68. 疑有腹部空腔脏器损伤时，首选的辅助检查是
A. X线检查
B. B超检查
C. MRI检查
D. CT检查
E. 选择性血管造影检查

69. 急性肾盂肾炎可出现的实验室检查结果不包括
A. 可有肉眼血尿
B. 可有脓尿
C. 可有管型尿
D. 大量蛋白尿
E. 血沉增快

70. 女，21岁。发热，多处关节炎，面部有蝶形红斑，诊断为系统性红斑狼疮。实验室检查最具特征性的发现是
A. 红细胞花环形成
B. 类风湿因子（+）
C. 抗核抗体（+）
D. 抗Sm抗体（+）
E. 血沉增快

71. 上消化道出血患者出血控制理想的指标是
A. 呕出的血液转为暗红色
B. 网织红细胞计数增高
C. 血尿素氮持续升高
D. 血压稳定
E. 血红蛋白下降

72. 女，32 岁。因下腹痛伴发热就诊。体温 39.4℃，伴寒战、脉搏增快。妇科检查：阴道黏膜充血，有宫颈举痛。为了能够尽快确诊，应做的检查是
A. 阴道分泌物悬滴检查
B. 阴道分泌物的培养
C. 后穹隆穿刺
D. 三合诊检查
E. 血培养

73. 与急性一氧化碳中毒程度呈正相关的血液检查指标是
A. 氧合血红蛋白浓度
B. 碳氧血红蛋白浓度
C. 碳氧血红蛋白解离速度
D. 血红蛋白浓度
E. 氧合血红蛋白解离速度

74. 子宫峡部下界为
A. 组织学内口
B. 组织学外口
C. 解剖学内口
D. 解剖学外口
E. 移行带区

75. 断腕再植属于
A. 自体移植
B. 同种移植
C. 异质移植
D. 结构移植
E. 异体移植

76. 护士为肝炎、肝硬化患者行健康宣教时，关于诱发肝性脑病最主要的因素，正确的是
A. 进食富含维生素 C 的新鲜水果
B. 限制蛋白质摄入
C. 上消化道出血
D. 保持排便通畅
E. 饮食细软

77. 导致产妇乳头皲裂的最主要原因是
A. 穿紧身内衣
B. 营养不良
C. 妊娠期未行乳房护理
D. 未早开奶
E. 婴儿含接姿势不正确

78. 与儿童生长发育描述<u>不符</u>的是
A. 生长发育是连续的过程
B. 儿童神经系统发育相对晚
C. 动作发育依次为抬头、坐、走
D. 有个体差异
E. 婴儿期前半年发育速度最快

79. 胸膜腔闭式引流的目的<u>不包括</u>
A. 引流胸膜腔内的液体、气体
B. 重建胸膜腔负压
C. 维持纵隔的正常位置
D. 促进肺复张
E. 预防肺部感染

80. 剧烈寒战后发生弛张热，最多见于
A. 脓毒症
B. 革兰阳性菌菌血症
C. 革兰阴性菌菌血症
D. 厌氧菌菌血症
E. 真菌性菌血症

81. 肺癌中预后最差的是
A. 鳞癌
B. 小细胞癌
C. 大细胞癌
D. 腺癌
E. 中央型肺癌

82. 国际抗癌联盟组织针对恶性肿瘤的临床分期提出 TNM 分期法，其中 N 代表
A. 原发肿瘤
B. 淋巴结
C. 远处转移
D. 血行转移
E. 种植性转移

83. 目前诊断子宫内膜异位症的最佳方法是
A. B 超检查
B. 腹腔镜检查

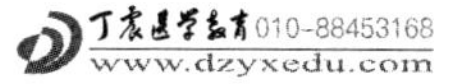

C．宫腔镜检查
D．诊断性刮宫
E．子宫输卵管造影

84. 女，26 岁。妊娠 40 周分娩。新生儿出生 1 分钟后 Apgar 评分 5 分，轻度窒息，实习生与护士协调配合，立即按 ABCDE 程序行新生儿复苏。有关复苏及复苏后的护理措施，错误的是
A．立即通畅气道
B．正常人工呼吸
C．氧气吸入
D．复苏成功，立即协助母乳喂养
E．做好母亲的情感支持

二、共用备选答案单选题（每题 1 个得分点）：以下试题中，每连续的 2~6 个试题使用相同的 5 个备选答案，请从中为每道试题选择 1 个最佳答案。每个备选答案可被选择一次、多次或不被选择。提示：本部分在答题过程中可以回退（对已作答试题可以返回检查或修改答案）。进入此部分试题后，您不能返回前面部分查看试题或修改答案。您是否进入共用备选答案单选题部分？

（85~86 题共用备选答案）
A．1~3g
B．1~2g
C．＞ 3.5g
D．＞ 5g
E．2~5g
85. 第 1 问：慢性肾小球肾炎患者每天尿蛋白定量常在
86. 第 2 问：原发性肾病综合征患者每天尿蛋白定量一般为

（87~88 题共用备选答案）
A．阵发性绞痛
B．持续性钝痛
C．持续性胀痛
D．持续性锐痛
E．持续性疼痛伴阵发性加剧
87. 第 1 问：胆石病合并胆道感染时可出现
88. 第 2 问：机械性肠梗阻时可出现

（89~91 题共用备选答案）
A．从规律宫缩至胎儿娩出
B．从规律宫缩至宫口开全
C．从胎儿娩出至胎盘娩出
D．从规律宫缩至胎儿、胎盘娩出
E．从宫口开全至胎儿娩出
89. 第 1 问：总产程是指
90. 第 2 问：第一产程是指
91. 第 3 问：第二产程是指

（92~93 题共用备选答案）
A．脑动脉粥样硬化
B．脑血管痉挛
C．高血压
D．心源性栓子
E．非心源性栓子
92. 第 1 问：脑出血最常见的原因是
93. 第 2 问：脑梗死最常见的原因是

（94~95 题共用备选答案）
A．持续低流量吸氧
B．低浓度吸氧
C．高压吸氧
D．高流量吸氧
E．间歇低流量吸氧
94. 第 1 问：慢性肺源性心脏病合并呼吸衰竭应
95. 第 2 问：急性左心衰应使用

（96~98 题共用备选答案）
A．椎动脉型颈椎病
B．脊髓型颈椎病
C．交感型颈椎病
D．颈椎间盘突出症
E．神经根型颈椎病
96. 第 1 问：颈椎病中发病最高的是
97. 第 2 问：以眩晕和头痛为主要症状的是
98. 第 3 问：颌枕带牵引不适用于

（99~100 题共用备选答案）
A．生长激素
B．醛固酮
C．皮质醇
D．甲状腺激素
E．胰岛素
99. 第 1 问：呆小病是因为缺乏
100. 第 2 问：参与物质代谢、抑制免疫功能，抗过敏、抗炎、抗毒素的激素是

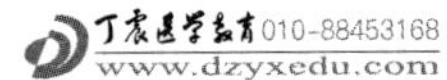

强化试卷十

一、单选题（每题 1 个得分点）：以下每道试题有 5 个备选答案，请从中选择 1 个最佳答案。提示：本部分在答题过程中可以回退（对已作答试题可以返回检查或修改答案）。

1. 中度甲亢的标准是基础代谢率在
   A. ±10%
   B. ＋10%~＋20%
   C. ＋20%~＋30%
   D. ＋30%~＋50%
   E. ＋30%~＋60%

2. 急性胰腺炎患者血淀粉酶最有诊断价值的时间为起病后
   A. 1~2 小时
   B. 24 小时以后
   C. 3~4 小时
   D. 12 小时以内
   E. 8~12 小时

3. 身长中点在脐以上，头围 46cm，乳牙 6 颗，其可能的年龄为
   A. 6 个月
   B. 8 个月
   C. 12 个月
   D. 18 个月
   E. 24 个月

4. 男，20 岁。确诊为开放性股骨干骨折，患者的失血量为
   A. 200~250ml
   B. 250~500ml
   C. 1000ml
   D. 2400ml
   E. 3000ml

5. 滞产是指总产程超过
   A. 12 小时
   B. 20 小时
   C. 24 小时
   D. 30 小时
   E. 36 小时

6. 外阴硬化性苔藓多见于
   A. 20 岁妇女
   B. 30 岁妇女
   C. 40 岁妇女
   D. 50 岁妇女
   E. 60 岁妇女

7. 小儿开始认识母亲的时间为
   A. 2~3 个月
   B. 4~5 个月
   C. 5~6 个月
   D. 6~7 个月
   E. 7 个月以上

8. 足月胎儿脐带平均长度是
   A. 30cm
   B. 40cm
   C. 55cm
   D. 60cm
   E. 70cm

9. 常温下移植器官耐受缺氧的时间是
   A. 5 分钟
   B. 10 分钟
   C. 30 分钟
   D. 60 分钟
   E. 90 分钟

10. 婴儿出现生理性贫血的时间是
   A. 2~3 周
   B. 2~3 个月
   C. 4~6 个月
   D. 7~9 个月
   E. 10~12 个月

11. 一般认为心脏骤停后脑组织对缺氧的耐受时限是
   A. 1 分钟
   B. 6 分钟
   C. 36 分钟

D. 72 分钟
E. 120 分钟

12. 正常情况下 1 次月经的平均出血量为
A. 10ml
B. 20ml
C. 50ml
D. 80ml
E. 100ml

13. 某孕妇，妊娠 36 周。行无应激试验，发现其 20 分钟内有 4 次胎动伴胎心率加速 15~20 次 / 分，可称为
A. NST 有反应型
B. NST 无反应型
C. CST 阳性
D. CST 阴性
E. OCT 阳性

14. 女，21 岁。诊断脊柱结核，最可靠的依据是
A. 有低热、盗汗史
B. 血沉增快
C. 结核菌素试验（＋）
D. X 线检查示椎间隙狭窄，相邻椎体边缘模糊
E. 全身虚弱、贫血

15. 常用于原发性肝癌的筛查检查是
A. CT 检查
B. 超声检查
C. 甲胎蛋白测定
D. 癌胚抗原测定
E. γ- 谷氨酰转移酶测定

16. 可致肝癌的微生物是
A. 真菌
B. 乳酸杆菌
C. 黄曲霉菌
D. 白假丝酵母菌
E. 放线菌

17. 膀胱癌的好发部位是
A. 膀胱顶部
B. 膀胱后壁
C. 膀胱出口
D. 膀胱顶部与后壁
E. 膀胱三角区

18. 尿瘘常见的病因不包括
A. 剖宫产手术损伤
B. 放射治疗
C. 长期安放子宫托
D. 膀胱结核
E. 阑尾炎手术损伤

19. 尿道球部外伤的常见原因是
A. 骨盆骨折
B. 会阴部骑跨伤
C. 锐器伤
D. 暴力打击下腹部
E. 医源性损伤

20. 秋季小儿腹泻的病原体主要是
A. 致病性大肠埃希菌
B. 金黄色葡萄球菌
C. 轮状病毒
D. 变形杆菌
E. 柯萨奇病毒

21. 良性、恶性肿瘤的根本区别是
A. 活动度
B. 细胞分化程度
C. 肿块大小
D. 表面光滑程度
E. 有无外包膜

22. 系统性红斑狼疮属
A. 自身免疫性疾病
B. 变态反应性疾病
C. 细菌感染性疾病
D. 病毒感染性疾病
E. 支原体感染性疾病

23. 肾结核一般继发于
A. 淋巴结结核
B. 骨关节结核
C. 膀胱结核
D. 肠结核
E. 肺结核

24. 腹部手术后肠胀气的基本原因是

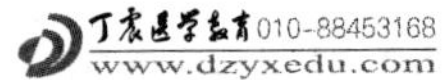

A．肠内细菌代谢产生的气体过多
B．血液内的气体弥散到肠腔内
C．胃肠功能受抑制
D．肠内容物代谢产生的气体过多
E．经口吞咽气体过多

25. 原发性腹膜炎的常见致病菌是
A．类杆菌
B．金黄色葡萄球菌
C．肺炎链球菌
D．大肠埃希菌
E．变形杆菌

26. 经产妇，33 岁。G_2P_2，无难产史，妊娠 39 周。4 小时前开始规律宫缩，查体：宫缩持续 40~50 秒，间歇 3 分钟，胎心率 140 次 / 分，头先露，宫口开大 4cm，羊膜囊鼓胀，骨盆正常。此时最佳处理方法是
A．急诊室留观
B．立即住院待产
C．急送产房消毒接生
D．待破膜后住院
E．灌肠促进产程

27. Murphy 征阳性多见于
A．急性胆囊炎
B．急性胰腺炎
C．胃十二指肠溃疡穿孔
D．胆总管结石
E．胆道蛔虫病

28. 甲状腺功能亢进症、高热、心动过速患者术前使用的药物不包括
A．苯巴比妥钠
B．吗啡
C．阿托品
D．地西泮
E．哌替啶

29. 引起单纯性甲状腺肿最主要的病因是
A．甲状腺激素合成障碍
B．甲状腺激素分泌增加
C．甲状腺激素需要量增高
D．碘缺乏
E．长期服用甲状腺激素类药物

30. 判断机体低氧血症最敏感的指标是
A．发绀
B．PaO_2
C．SaO_2
D．动脉血氧含量
E．弥散功能测定

31. 乳管 Cooper 韧带的作用是
A．分泌乳汁
B．分泌激素
C．支持、固定乳房
D．防止乳头内陷
E．维持乳房生理功能

32. 与高血压发病无关的是
A．遗传因素
B．饮食习惯
C．心理因素
D．肥胖
E．运动量大

33. 法洛四联症中对病情轻重起决定性作用的病变是
A．室间隔缺损
B．主动脉骑跨
C．右心室肥厚
D．肺动脉狭窄
E．房间隔缺损

34. 有吸气性呼吸困难的患者，可能患有的疾病是
A．上呼吸道病变
B．小气道梗阻
C．肺组织病变
D．肺气肿
E．胸膜病变

35. 男，62 岁。患胃溃疡多年，近年来上腹痛发作频繁，无规律，体重下降，营养不良。胃 X 线钡剂检查见龛影。该患者最需要进行的检查为
A．胃镜和组织学检查
B．胃酸测定
C．大便隐血试验
D．腹部 B 超检查
E．ERCP 检查

36. 胃十二指肠溃疡急性穿孔时腹部触诊的特点是

A．腹软
B．腹肌轻度紧张
C．腹肌紧张、无压痛
D．腹肌极度紧张、无反跳痛
E．板状腹、压痛、反跳痛

37．大面积烧伤早期发生的休克多为
A．神经源性休克
B．心源性休克
C．低血容量性休克
D．感染性休克
E．过敏性休克

38．目前认为子宫肌瘤发生最可能的相关因素是
A．晚婚、晚育
B．早婚、早育
C．多个性伴侣
D．高血压、肥胖
E．雌激素的长期刺激

39．女，40 岁。反复发作胰腺炎 3 年，每次发作前均无明显诱因，考虑复发的原因最可能是
A．药物影响
B．胆道疾病
C．内分泌失调
D．高脂血症
E．遗传因素

40．引起急性肾小球肾炎发生免疫复合物损伤的常见细菌是
A．大肠埃希菌
B．金黄色葡萄球菌
C．A 组 β 溶血性链球菌
D．革兰阳性杆菌
E．变形杆菌

41．我国肝硬化最常见的病因是
A．病毒性肝炎
B．乙醇中毒
C．胆汁淤积
D．工业毒物
E．循环障碍

42．急性呼吸窘迫综合征的肺部病理生理改变<u>不包括</u>
A．肺血管通透性增高
B．肺泡萎陷
C．肺顺应性降低
D．功能残气量增高
E．肺内弥散障碍

43．确诊白血病的检查项目是
A．X 线检查
B．CT 检查
C．MRI 检查
D．骨髓检查
E．放射性核素检查

44．男，48 岁。半年来多次发生胸骨后紧缩感，持续 1~2 分钟，休息后可缓解。心电图正常，运动试验怀疑心肌缺血，为明确诊断，应做的检查是
A．心电图
B．超声心动图
C．胸部 X 线
D．冠状动脉造影
E．血清心肌坏死标志物

45．休克出现弥散性血管内凝血征象时应使用
A．鱼精蛋白
B．肝素
C．维生素 K
D．激素
E．止血敏

46．暴饮暴食和酗酒最易引发的急腹症是
A．急性阑尾炎
B．急性胰腺炎
C．急性胆囊炎
D．急性肠梗阻
E．急性腹膜炎

47．心肌梗死患者 24 小时内死亡的主要原因是
A．心源性休克
B．室性心律失常
C．心脏破裂
D．急性心力衰竭
E．室间隔穿孔

48．有关妇科检查的准备和注意事项，叙述<u>错误</u>的是
A．检查时应一人一垫
B．检查者要态度严肃认真

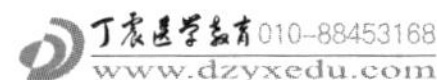

C. 男医生检查必须有女医务人员在场
D. 检查前需要导尿排空膀胱
E. 可以边检查边与患者交谈

49. 腹外疝的临床类型不包括
A. 易复性疝
B. 难复性疝
C. 嵌顿性疝
D. 绞窄性疝
E. 可变性疝

50. 肠内营养的供给途径不包括
A. 经鼻胃管
B. 经鼻肠管
C. 经口摄入
D. 经空肠造口
E. 经中心静脉

51. 在突发公共卫生事件中，与护理伦理规范不符的是
A. 奉献精神
B. 自身安全为重
C. 协作精神
D. 敬业精神
E. 科学精神

52. 与肝硬化所致水肿相比，右心衰竭水肿的显著特点是
A. 踝部水肿
B. 腹部膨隆
C. 体重增加
D. 静脉压增高
E. 肝大

53. 急性乳腺炎的早期表现不包括
A. 乳房肿胀
B. 压痛性肿块
C. 高热、寒战
D. 局部皮肤红肿、发热
E. 疼痛局部有波动感

54. 胆绞痛发作时，禁用的药物是
A. 哌替啶
B. 阿托品
C. 吗啡
D. 抗生素
E. 维生素 K

55. 母乳喂养有利于预防佝偻病，是因为母乳中
A. 乳白蛋白含量多
B. 不饱和脂肪酸多
C. 糖含量高
D. 抗体较多
E. 钙、磷比例合适

56. 属于被动免疫的常用制剂是
A. 脊髓灰质炎疫苗
B. 卡介苗
C. 免疫球蛋白
D. 麻疹疫苗
E. 流脑疫苗

57. 与肺癌发病关系最密切的因素是
A. 大气污染
B. 长期吸烟
C. 特异性感染
D. 慢性肺部疾病
E. 生活不规律

58. 我国慢性肾衰竭的病因最常见的是
A. 糖尿病肾病
B. 慢性肾盂肾炎
C. 慢性尿路结石
D. 慢性肾小球肾炎
E. 过敏性紫癜

59. 新生儿败血症产后感染的主要途径是
A. 脐部
B. 呼吸道
C. 消化道
D. 泌尿道
E. 皮肤黏膜

60. 女，35 岁。骑车上班时被汽车撞倒，头部着地，当即昏迷，立即送往医院，格拉斯哥昏迷评分（GCS）5 分，住院观察治疗 40 分钟后患者清醒，诉头痛、头晕，2 小时后再次昏迷，并逐渐加深，左侧瞳孔散大，对光反射消失，右侧肢体瘫痪。该患者最可能的诊断是
A. 硬膜外血肿
B. 硬膜下血肿

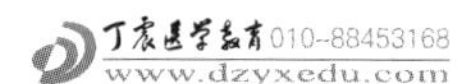

C. 脑挫裂伤
D. 脑震荡
E. 脑疝

61. 各类型休克共同的病理生理特点是
A. 血压下降
B. 中心静脉压下降
C. 脉压缩小
D. 尿量减少
E. 有效循环血容量锐减

62. 皮疹呈向心性分布，水疱有“脐眼”的是
A. 猩红热
B. 麻疹
C. 风疹
D. 普通型水痘
E. 重症水痘

63. 川崎病的主要表现中，最早出现的是
A. 发热
B. 皮疹
C. 肢端硬性水肿
D. 球结膜充血、杨梅舌
E. 淋巴结肿大

64. 再生障碍性贫血的特点为
A. 红细胞减少
B. 白细胞减少
C. 血小板减少
D. 全血细胞减少
E. 网织红细胞减少

65. 查血见白细胞核左移应考虑的是
A. 病情好转
B. 病已痊愈
C. 转向白血病
D. 缺氧严重
E. 感染严重

66. 男，40 岁。左下肢静脉扩张、纡曲 14 年逐渐加重，左小腿大隐静脉重度曲张，胫前凹陷性水肿，此时关键的检查是
A. 大隐静脉功能检查
B. 浅静脉瓣膜功能检查
C. 深浅静脉交通支瓣膜功能检查
D. 深静脉通畅和瓣膜检查
E. 静脉曲张并发症检查

67. 肾病综合征复发的主要原因是
A. 血栓
B. 感染
C. 动脉粥样硬化
D. 肾功能不全
E. 血液高凝状态

68. 艾滋病的传播途径不包括
A. 性传播
B. 静脉滥用毒品
C. 蚊虫叮咬传播
D. 输血及血制品
E. 母婴传播

69. 引起胎盘早剥的因素不包括
A. 妊娠期高血压疾病
B. 妊娠早期先兆流产史
C. 羊水过多
D. 双胎妊娠
E. 肾炎

70. 新生儿，出生后 15 天。出生后母乳喂养，首先应添加的物质是
A. 米汤
B. 菜汤
C. 鱼肝油
D. 水果汁
E. 蛋黄

71. 女，22 岁。因反复激动后出现四肢抽动、呼之不应而就诊。患者每次发作时无尿失禁，无咬伤史，每次持续 2~3 分钟，共发作 4 次。神经系统检查未见异常，为明确诊断首要的辅助检查是
A. 头颅 MRI 检查
B. 脑电图检查
C. 肌电图和神经传导速度检查
D. 头颅 CT 检查
E. 经颅多普勒超声检查

72. 确定上消化道出血病因的首选检查方法是
A. 胃镜检查
B. X 线钡剂检查

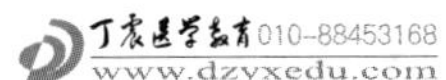

C. 选择性动脉造影
D. 吞棉线试验
E. 核素扫描

73. 急性血源性骨髓炎常见于小儿长骨干骺端的原因是
A. 干骺端有丰富的淋巴网
B. 干骺端血流丰富而缓慢
C. 外伤后此处淋巴液易渗出
D. 外伤后此处毛细血管网易出血
E. 干骺端有丰富的毛细血管网

74. 心脏病患者可以妊娠的情况是
A. 心功能Ⅰ~Ⅱ级
B. 心力衰竭病史
C. 肺动脉高压病史
D. 围生期心肌病遗留心脏扩大
E. 风湿热活动期

75. 外科手术后，关于预防血栓性静脉炎的措施，不正确的是
A. 术后鼓励患者早期活动
B. 卧床期间多做下肢肌肉运动
C. 出现静脉血栓后应局部按摩
D. 勿在一条静脉反复注射高渗液体
E. 避免使用下肢静脉输液

76. 绞窄性肠梗阻腹部X线检查改变为
A. 肠袢呈阶梯状排列
B. 孤立突出胀大的肠袢，不改变位置
C. 肠黏膜呈鱼肋骨刺状
D. 小肠胀气不明显
E. 结肠内有气体

77. 诊断中央型肺癌病理类型的检查方法是
A. 痰脱落细胞学检查
B. 支气管镜检查
C. 胸部CT检查
D. 胸部X线检查
E. MRI检查

78. 二尖瓣狭窄产生肺水肿的原因为
A. 肺毛细血管渗透压增高
B. 左心房压力增高，肺静脉压和肺毛细血管压增高
C. 肺动脉压增高
D. 血浆胶体渗透压降低
E. 血容量过多

79. 能早期反映肾小球滤过功能受损的检查项目是
A. 血肌酐测定
B. 血尿素氮测定
C. 内生肌酐清除率测定
D. 血尿酸测定
E. 尿渗透压测定

80. 骨肿瘤临床表现不包括
A. 疼痛和压痛
B. 肿块和肿胀
C. 功能障碍
D. 压迫症状
E. 偶见病理性骨折

81. 大便镜检大量脓细胞提示
A. 细菌性痢疾
B. 肠胃炎
C. 溃疡病
D. 胰腺炎
E. 肠炎

82. ITP属于的疾病类型为
A. 感染性疾病
B. 结缔组织病
C. 免疫性疾病
D. 遗传性疾病
E. 内分泌性疾病

83. 冠心病的危险因素是
A. 血清甘油三酯下降
B. 血清高密度脂蛋白胆固醇增高
C. 血清肌酸磷酸激酶降低
D. 载脂蛋白A增高
E. 血清低密度脂蛋白胆固醇增高

84. 哮喘的典型症状是
A. 反复发作的吸气性呼吸困难
B. 反复发作的呼气性呼吸困难
C. 一过性混合性呼吸困难
D. 逐渐加重的咳嗽、咳痰
E. 逐渐加重的呼吸困难

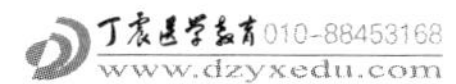

85. 某产妇，29 岁。妊娠 40 周，足月自然分娩一男婴，体重 3500g，产后持续恶露 4 周，且量多有臭味。该种情况可能是
A. 急性输卵管炎
B. 脓毒症
C. 浆液恶露
D. 子宫复旧不良
E. 宫腔感染

二、共用备选答案单选题（每题 1 个得分点）：以下试题中，每连续的 2~6 个试题使用相同的 5 个备选答案，请从中为每道试题选择 1 个最佳答案。每个备选答案可被选择一次、多次或不被选择。提示：本部分在答题过程中可以回退（对已作答试题可以返回检查或修改答案）。进入此部分试题后，您不能返回前面部分查看试题或修改答案。您是否进入共用备选答案单选题部分？

（86~87 题共用备选答案）
A. 新生儿
B. 1~3 个月小儿
C. 5~6 个月小儿
D. 1 岁小儿
E. 6 岁小儿
86. 第 1 问：肋缘下未触及肝脏的是
87. 第 2 问：生理性流涎常出现在

（88~89 题共用备选答案）
A. 1~2 小时
B. 3~4 小时
C. 5~6 小时
D. 8~9 小时
E. 11~12 小时
88. 第 1 问：初产妇第一产程需要的时间为
89. 第 2 问：初产妇第二产程需要的时间为

（90~91 题共用备选答案）
A. 发病后即见脑室扩大
B. 发病后即可见低密度影
C. 发病后即可见高密度影
D. 发病 24~48 小时后见低密度影
E. 发病 24~48 小时后见高密度影
90. 第 1 问：脑出血后，最早显示的典型 CT 图像和时间是
91. 第 2 问：脑梗死后，最早显示的典型 CT 图像和时间是

（92~93 题共用备选答案）
A. 青枝骨折
B. 螺旋形骨折
C. 病理性骨折
D. 粉碎性骨折
E. 斜形骨折
92. 第 1 问：骨折类型中，属于不完全性骨折的是
93. 第 2 问：骨结核引起的骨折是

（94~95 题共用备选答案）
A. 了解胆囊脓液和收缩功能
B. 了解胆囊切除术后胆道情况
C. 明确梗阻性黄疸的原因和部位
D. 明确肝内病变的范围和性质
E. 同时显示胆道和胰管情况
94. 第 1 问：经皮肝穿刺胆管造影术（PTC）目的是
95. 第 2 问：内镜逆行胰胆管造影术（ERCP）目的是

（96~98 题共用备选答案）
A. 血液 - 体液传播
B. 母婴传播
C. 呼吸道传播
D. 消化道传播
E. 虫媒传播
96. 第 1 问：伤寒的传播途径是
97. 第 2 问：流行性脑脊髓膜炎的传播途径是
98. 第 3 问：流行性乙型脑炎的传播途径是

（99~100 题共用备选答案）
A. 肺结核
B. 慢性支气管炎
C. 原发性支气管肺癌
D. 支气管扩张症
E. 支原体肺炎
99. 第 1 问：常由于吸烟、感染等因素引起，表现为晨间咳嗽较重，痰液多为白色黏液痰，X 线检查可见肺纹理增多及紊乱。最可能的疾病是
100. 第 2 问：由于吸烟、空气污染等因素引起，表现为阵发性刺激性呛咳，咳少量白色黏液痰，痰中带血，X 线检查：局限性小斑片状阴影。最可能的疾病是

附：答案与解析

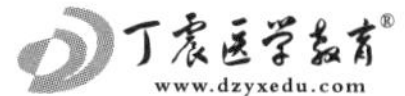

强化试卷一

1. B 2岁以后收缩压可按公式计算，收缩压（mmHg）= 年龄×2 + 80mmHg。

2. C 各种病因所致的甲状腺功能亢进症中，以弥漫性毒性甲状腺肿（Graves病）最为常见，属自身免疫性甲状腺疾病（选C），血清中存在针对甲状腺细胞促甲状腺激素（TSH）受体的特异性自身抗体，可导致甲状腺细胞增生和甲状腺激素合成、分泌增加，有遗传倾向。此外，细菌感染、性激素、应激（不选B）、创伤、劳累、精神刺激和锂剂等因素是本病的诱因。

3. D 儿童时期的造血可分为胚胎期造血及出生后造血两个阶段。胚胎期造血分为中胚叶造血期、肝脾造血期及骨髓造血期。出生后主要是骨髓造血。

4. A 传染病的基本特征包括病原体、传染性、流行病学特征和感染后免疫（不选E），其中传染病的流行病学特征包括流行性（不选B）、季节性（不选C）、地方性（不选D）和外来性。

5. A 雌激素能促进乳腺导管增生，乳头、乳晕着色，促进第二性征的发育（选A）。孕激素促进乳腺腺泡发育（不选B）。人胎盘生乳素促进乳腺腺泡发育，刺激乳腺上皮细胞合成乳白蛋白、乳酪蛋白和乳珠蛋白（不选D）。生乳素抑制激素可抑制乳腺泌乳（不选E）。

6. A 垂体性库欣病和异位促肾上腺皮质激素（ACTH）综合征患者的ACTH兴奋试验常有反应，而原发性肾上腺皮质肿瘤患者此试验多数无反应。

7. B 丹毒是A组β溶血性链球菌感染皮肤淋巴管网所致的急性非化脓性炎症，好发于下肢和面部。

8. B 股骨颈骨折多数情况下是在走路时跌倒，身体发生扭转倒地，间接暴力传导致股骨颈发生骨折。

9. C 阴道分泌物湿片检查若找到滴虫或假丝酵母菌，可确诊滴虫阴道炎、外阴阴道假丝酵母菌病。生理盐水湿片检查是检查滴虫最简单的方法，10%KOH湿片用于假丝酵母菌的检查。

10. A 急性一氧化碳中毒主要引起氧输送和氧利用障碍；一氧化碳可与血红蛋白结合，形成稳定的碳氧血红蛋白（COHb），一氧化碳与血红蛋白的亲和力比氧与血红蛋白的亲和力大240倍，COHb不能携氧且不易解离，发生组织和细胞缺氧。血液中碳氧血红蛋白浓度是诊断一氧化碳中毒的指标，也可用于分辨中毒的严重程度。

11. B 肺炎链球菌肺炎患者痰培养发现肺炎链球菌即可明确诊断（选B）。临床表现常有高热、咳嗽、咳铁锈色痰、胸痛等（不选C、E），实验室检查可见白细胞总数和中性粒细胞分类增高（不选A）。胸部X线检查见大片状密度均匀阴影，呈肺叶或肺段分布均有助于诊断（不选D）。

12. A 心室收缩时必须克服大动脉血压才能将血液射入动脉内，大动脉血压是心室收缩时所遇到的压力负荷，反映心脏后负荷（压力负荷）的监测指标即血压。

13. E 胃溃疡多见于青壮年男性（不选A），好发于胃小弯、胃角或胃窦（不选B），常表现为与进餐相关的节律性上腹痛（不选D），多于餐后1小时内开始（不选C），持续1~2小时后消失，即“进餐—餐后疼痛—空腹缓解”。胃镜检查是胃溃疡诊断的首选方法和金标准（选E），既可直接观察溃疡部位、病变大小、性质，还可取活组织做出病理诊断。

14. D 无性生活史、阴道闭锁或其他原因不宜经阴道检查的患者应行直肠-腹部诊，检查者一手伸入直肠，另一手在腹部配合检查（选D）。充盈的膀胱影响妇科检查，因此除尿失禁患者外，检查前嘱咐患者排空膀胱，必要时导尿（不选A）。除尿瘘患者有时需要取膝胸卧位，一般妇科检查均取截石位（不选B）。检查时使用无菌手套和器械，一人一巾，一次性使用，以防感染（不选C）。若为男医生行妇科检查，需要有女性医务人员的陪同，保证患者生理及心理安全（不选E）。

15. E 任何为挽救生命而采取的医疗措施均可称为复苏。如对心脏骤停、严重心律失常、呼吸停止、窒息、休克、高热、中毒、严重创伤等的救治均属于复苏的范畴。

16. D 坐骨结节间径（出口横径）正常为 8.5~9.5cm，平均 9cm（选 D）。髂棘间径正常为 23~26cm（不选 A）。髂嵴间径正常为 25~28cm（不选 B）。骶耻外径正常为 18~20cm（不选 C）。耻骨弓角度正常为 90°，＜ 80° 为异常（不选 E）。

17. C 心房颤动的心电图特征是窦性 P 波消失，代之以大小不等、形态不一、间隔不匀的颤动波（f 波），频率 350~600 次 / 分。一般情况下 QRS 波群形态正常，心室率（RR 间隔）极不规则，通常在 100~160 次 / 分。

18. C 过敏性紫癜是一种常见的血管变态反应性疾病，病理改变主要为全身性小血管炎（选 C，不选 B）。皮肤小血管周围中性粒细胞、嗜酸性粒细胞浸润，间质水肿，血管壁纤维素样坏死；肠道黏膜可因微血管血栓出血坏死；肾小球毛细血管内皮增生，局部纤维化和血栓形成，免疫荧光检查可见 IgA 为主的免疫复合物沉积。

19. A 已取得护士执业资格证的护士称为临床护士，未取得护士执业资格证的护士称为助理护士。临床护士主要负责为患者行治疗性护理操作，助理护士负责做好患者的生活护理和基础护理。

20. B 急性出血坏死型胰腺炎因大量血浆外渗、血容量减少，甚至可丧失 40% 的血循环量，出现严重的低血容量性休克（选 B），如继发感染则使休克原因复杂化且难以纠正（不选 D）。

21. D 急性乳腺炎的主要感染途径为乳头破损或皲裂，使细菌沿淋巴管入侵，主要病原体为金黄色葡萄球菌。

22. D 肾源性水肿的基本病理生理改变为水、钠潴留，可分为肾炎性水肿和肾病性水肿两种类型。肾炎性水肿的主要原因是肾小球滤过率下降（选 D）；肾病性水肿的主要原因是长期、大量蛋白尿造成低白蛋白血症（不选 B）。

23. C 急性血源性骨髓炎最常见的致病菌是金黄色葡萄球菌（选 C），其次是 A 组 β 溶血性链球菌（不选 B），其他细菌还包括大肠埃希菌（不选 D）、肺炎链球菌（不选 E）、白色葡萄球菌（不选 A）等。

24. B 脊髓损伤临床分为 5 个类型，分别是脊髓震荡、不完全性脊髓损伤、完全性脊髓损伤、脊髓圆锥损伤和马尾神经损伤。脊髓震荡是指脊髓神经细胞遭受强烈刺激而发生超限抑制，脊髓功能处于生理停滞状态，脊髓实质无损伤，是最轻的脊髓损伤类型，表现为损伤平面以下感觉、运动及反射完全消失或大部分消失，一般经过数小时至数天，感觉和运动开始恢复，不留任何神经系统后遗症。

25. D 确诊肝硬化最有价值的检查结果是肝穿刺活检示有假小叶形成（选 D）。肝硬化代偿期肝功能检查可正常或轻度异常；肝细胞受损时，血清丙氨酸氨基转移酶（ALT）升高（不选 A）。肝硬化失代偿期常引起门静脉高压，食管 X 线钡剂检查示胃底静脉呈菊花样充盈缺损，但诊断的敏感性不如胃镜检查（不选 E）。腹水是肝硬化肝功能失代偿期最为显著的表现，腹水一般为漏出液（不选 C）。

26. A 甲胎蛋白（AFP）是诊断肝癌的特异性指标，也是肝癌的定性检查，有助于诊断早期肝癌，广泛用于普查、诊断、判断治疗效果及预测复发（选 A）。B 超检查是肝癌筛查和早期定位的首选检查，具有方便易行、经济、无创等优点，能检出肝内直径＞ 1.0cm 的占位性病变，可作为高危人群的普查手段（不选 C）。CT 检查具有较高的分辨率，可提高直径＜ 1.0cm 小肝癌的检出率，是诊断及确定治疗策略的重要手段（不选 E）。

27. A 结核分枝杆菌由原发病灶（大多在肺，其次是骨关节及肠道）经血行播散进入肾小球周围毛细血管丛，在双侧肾皮质形成多发性微小结核病灶。

28. E 开放性气胸患者由于呼吸时两侧胸膜腔的压力发生变化，导致纵隔位置随呼吸而左右摆动，称为纵隔扑动，影响腔静脉回心血流，导致心力衰竭甚至休克。

29. B T_3 抑制试验可用于鉴别单纯性甲状腺肿和甲状腺功能亢进症，单纯性甲状腺肿和甲亢患者的 ^{131}I 摄取率增高，但甲亢患者服用 T_3 后 ^{131}I 摄取率不受抑制或抑制率＜ 50%，前者 ^{131}I 摄取率明显受抑制，抑制率＞ 50%。T_3 抑制试验也可作为抗甲状腺药物治疗甲亢的停药指标。

30. E 输卵管妊娠者中约有 10% 的再发生率和 50%~60% 的不孕率。护士应指导孕妇再次妊娠时要及时就医，并且不宜轻易终止妊娠。

31. C 颅内压增高最严重的后果为脑疝，移位的脑组织压迫脑的重要结构或生命中枢，如不及时救治，常危及患者生命。

32. B 促红细胞生成素主要由肾脏合成，慢性肾衰竭时，肾脏促红细胞生成素减少是引起贫血的最主要原因（选 B），其他因素如代谢产物抑制骨髓造血（不选 A），铁摄入不足（不选 C），红细胞生存时间缩短（不选 D），体内叶酸、铁缺乏，失血也可引起贫血。

33. D 吸烟是慢性支气管炎、慢性阻塞性肺疾病最重要的环境发病因素（不选 A）。感染是疾病发生和加重的重要因素之一（不选 B）。大气中的有害气体如二氧化硫、氯气等使气道净化能力下降、黏液分泌增多，为细菌感染创造条件（不选 C）。遗传因素（如α_1-抗胰蛋白酶缺乏）、年龄增大等机体因素也与疾病的发生和发展密切相关（不选 E）。

34. D 慢性阻塞性肺疾病（COPD）的特征是存在持续气流受限，在吸入支气管扩张药后，第 1 秒用力呼气容积（FEV_1）和用力肺活量（FVC）之比（FEV_1/FVC）<70% 表明存在持续气流受限，FEV_1 的降低比 FVC 更明显（不选 B、E），因而 FEV_1/FVC 变小。此外，COPD 患者肺总量（不选 C）、功能残气量和残气量增高（选 D），肺活量降低，潮气量降低（不选 A）。

35. B 膀胱癌是最常见的泌尿系统肿瘤。近年来我国前列腺癌发病率明显上升，其次为肾癌。

36. C 疫苗种类分为主动免疫制剂和被动免疫制剂两类，其中被动免疫制剂包括特异性免疫血清、免疫球蛋白、胎盘球蛋白（选 C）。主动性免疫制剂包括灭活疫苗、组分疫苗、类毒素疫苗、基因工程疫苗、减毒活疫苗。脊髓灰质炎疫苗（不选 E）、卡介苗属减毒活疫苗（不选 A）。白喉类毒素属类毒素疫苗（不选 D）。乙脑疫苗有减毒活疫苗和灭活疫苗 2 种（不选 B）。

37. D 当患者提出疑问时，护士应及时与其沟通，缓解患者的焦虑情绪；若患者失眠，护士应针对其失眠的情况制定治疗方案，夜间窗口查房可减少打扰以保证患者睡眠质量。

38. D 无应激试验（NST）是预测胎儿宫内储备能力的监护方法。异常 NST 可见胎心过缓 <100 次 / 分或胎心过速＞ 160 次 / 分，超过 30 分钟；基线变异≤ 5 次 / 分，持续≥ 80 分钟或≥ 25 次 / 分，持续＞10 分钟；变异减速持续时间≥ 60 秒或出现晚期减速等。无应激试验异常提示胎儿有宫内缺氧的可能。此外，胎动＜ 10 次 /2 小时或减少 50% 者，也提示胎儿有宫内缺氧的可能。

39. B 绞窄性疝疝内容物若为肠袢时，可有腹部绞痛、恶心、呕吐、腹胀、肠鸣音亢进等表现；绞窄时间较长可导致疝内容物发生感染，严重者可发生急性腹膜炎及脓毒症，一经确诊应立即行紧急手术。

40. A 上消化道急性穿孔典型表现为骤发刀割样剧烈腹痛，持续性或阵发性加重，出现急性腹膜炎的体征（如腹部压痛、反跳痛、腹肌紧张等）；腹部立位 X 线检查见膈下新月形游离气体是急性穿孔最重要的诊断依据。

41. B 原发性自发性气胸多见于青壮年男性，起病前患者可有持重物、屏气、剧烈体力活动等诱因，起病急，患者突感一侧胸痛，继之出现胸闷和呼吸困难。胸部 X 线检查是诊断气胸的重要方法，可显示肺受压程度，肺内病变情况以及有无胸膜粘连、胸腔积液及纵隔移位等。

42. A 一般非同日测量 3 次血压，收缩压均≥140mmHg 和（或）舒张压均≥ 90mmHg 可诊断高血压。常见症状有头痛、疲劳、心悸、耳鸣等。高级神经中枢功能紊乱在高血压发病过程中占主导地位，尤其是脑力劳动者，因长期精神紧张使交感神经系统活动亢进，导致血压升高（选 A）。遗传、饮食（高钠、低钾、高饱和脂肪酸，饮酒等，不选 C）、吸烟、肥胖（不选 B）、药物（如避孕药、非甾体抗炎药）、睡眠呼吸暂停低通气综合征等也与高血压发病相关。

43. C 水痘患儿中低度发热时，不必用药物降温，如有高热，可用物理降温或适量的退热药。儿童禁用乙醇拭浴，因乙醇拭浴皮肤易造成乙醇中毒；还可能导致末梢循环障碍而影响出疹（选 C）。患儿应卧床休息至退热或症状减轻（不选 A）；给予富含营养的清淡饮食，多饮水，保证机体足够的营养（不选 D）。有口腔黏膜疹者每天用温盐水或复方硼砂溶液进行口腔护理 2~3 次，保持口腔清洁（不选 E）。保持皮肤清洁，衣着宽松，以免患儿不适而增加皮肤瘙痒感（不选 B）。

44. E 甲状腺功能亢进症患者抗甲状腺药物治疗的停药指标是甲状腺功能正常和促甲状腺激素受体抗体（TRAb）阴性。血清总 T_4 指标稳定、重复性好，其升高是诊断甲亢的主要指标之一；总 T_3 为早期甲亢诊断、治疗中疗效观察及停药后复发的敏感指标，其升高也是诊断 T_3 型甲亢的特异性指标（选 E）。T_3 抑制试验可用于鉴别单纯性甲状腺肿和甲亢，甲亢患者在试验中甲状腺 ^{131}I 摄取率不能被抑制；部分观点认为 T_3 抑制试验可作为抗甲状腺药物治疗的停药指标，但也部分观点认为两者无必然关系（不选 D）。血沉、C 反应蛋白及甲状腺肿大等指标无特异性（不选 A、B、C）。

45. A 尿瘘的常见病因为产伤、盆腔手术损伤、外伤、放射治疗后、膀胱结核、子宫托安放不当等，其中最主要原因是产伤，约占 90%。

46. D 胸腔内积血量在代偿范围内时，由于肺、心包及膈肌运动所起的去纤维蛋白作用，胸腔内积血不凝固，胸腔穿刺抽出不凝血可确诊血胸。

47. D 排泄性尿路造影需要静脉注射有机碘造影剂，造影前应做碘过敏试验（不选 C）。试验前 1 天需要口服缓泻药排空肠道，以免大便或肠内积气影响显影效果（不选 A）。禁食、禁饮 6~12 小时，使尿液浓缩，增加尿路造影剂浓度（选 D）。造影前排空膀胱防止尿液稀释影响显影效果（不选 E）。

48. D 葡萄胎病变局限于宫腔内，不侵袭肌层，无远处转移，镜下为滋养细胞不同程度增生（选 D），绒毛间质水肿，间质内血管稀少或消失。绒毛膜癌镜下表现为滋养细胞极度不规则增生，排列紊乱，不形成绒毛或水泡状结构（不选 B），广泛侵入子宫肌层及血管（不选 A、C），周围大片出血、坏死（不选 E）。

49. D 全脂奶粉按重量 1∶8，即 1 份奶粉加 8 份水（不选 E），或按容量 1∶4，即 1 勺奶粉加 4 勺水（选 D），配成牛奶，其成分与鲜牛奶相似。

50. E 临床上将细菌侵入血液循环，血培养阳性称为菌血症。血培养找到血液中的致病菌，是诊断菌血症最重要、最有价值的实验室检查。

51. C 乳腺癌患者癌肿侵犯 Cooper 韧带，可使其缩短而致皮肤凹陷，引起“酒窝征”，是乳腺癌的特征性表现（选 C）。癌肿侵入乳管可使之缩短，把乳头牵向癌肿方向，造成乳头内陷（不选 A）。癌细胞堵塞皮内或皮下淋巴管，可引起皮肤“橘皮样”改变（不选 E）。侵犯胸筋膜、胸肌可出现卫星结节（不选 B、D）。

52. A 大面积烧伤早期毛细血管通透性增加，大量体液渗出，引起有效循环血容量锐减，发生低血容量性休克，是导致患者死亡最主要的原因。

53. A 先天性心脏病根据左、右两侧及大血管之间有无分流可分为左向右分流型（潜伏青紫型）、右向左分流型（青紫型）和无分流型（无青紫型）。左向右分流型先天性心脏病包括室间隔缺损（选 A）、房间隔缺损、动脉导管未闭等。右向左分流型先天性心脏病包括法洛四联症（不选 B）、大动脉转位、三尖瓣闭锁、三尖瓣下移畸形（不选 E）、右心室双出口（不选 D）等。无分流型先天性心脏病包括肺动脉狭窄（不选 C）、主动脉瓣狭窄、主动脉缩窄等。

54. D 糖原贮积症是一组由于先天性酶缺陷所造成的糖代谢障碍性遗传病。依据其所缺陷的酶可分为 12 型，Ⅰ型最常见，是由于肝、肾等组织中葡萄糖 -6- 磷酸酶活性缺陷所致。

55. C 在我国，慢性肾衰竭的病因以原发性慢性肾小球肾炎最常见（选 C）；在发达国家，糖尿病肾病（不选 B）、高血压肾小动脉硬化（不选 E）为主要病因。

56. B 食管拉网脱落细胞学检查为我国首创，适用于食管癌的普查（选 B）。食管镜检查可直接观察病灶形态，并取活组织做病理学检查，有确诊价值（不选 C）。

57. C 缺铁性贫血是体内用来制造血红蛋白的贮存铁缺乏，血红蛋白合成减少、红细胞生成障碍引起的小细胞、低色素性贫血，是我国最常见的贫血类型。

58. B 抗 Sm 抗体是系统性红斑狼疮的标志抗体之一，特异性高达 99%，有助于早期和不典型患者的诊断或回顾性诊断（选 B）。抗双链 DNA 抗体也是标志性抗体之一，特异性达 95%，多见于活动期，其滴度与疾病活动性密切相关，与疾病预后有关（不选 C）。

59. D 系统性红斑狼疮患者常于日光暴晒后发病，推测是因某些波长的紫外线使皮肤上皮细胞出现凋亡，新抗原暴露而成为自身抗原，是本病的诱因。

60. B 小儿出生时头围相对大，为 33~34cm。

61. B 小儿惊厥发作时，应迅速控制惊厥，抗惊厥药物首选地西泮缓慢静脉注射；同时保持呼吸道通畅，取平卧位，头偏向一侧，解开衣领，及时清除呼吸道分泌物及呕吐物，必要时给予氧气吸入。

62. B 先天性甲状腺功能减退症是由于甲状腺激素合成不足或其受体缺陷所造成的一种疾病，是小儿最常见的内分泌疾病（选 B）。小儿内分泌疾病还包括生长激素缺乏症（不选 A）、儿童糖尿病（不选 C）、尿崩症（不选 D）、皮质醇增多症（不选 E）等。

63. D 心脏破裂最常见的部位为右心室（选 D）。心脏损伤可分为钝性心脏损伤和穿透性心脏损伤。钝性心脏损伤多发生于右心室，严重者甚至可发生心脏破裂。穿透性心脏损伤好发的部位依次为右心室、左心室（不选 C）、右心房和左心房（不选 A、B）；此外，心房、心室间隔和瓣膜等也可发生损伤。

64. A 绝大多数心脏骤停患者有器质性心脏病史，以冠心病最常见，尤其是心肌梗死。心肌梗死后左心室射血分数降低是心源性猝死的主要预测因素，频发性与复杂性室性期前收缩亦可预示心肌梗死存活者发生猝死的危险。

65. C 新生儿败血症的病原菌因不同地区和年代而异，我国新生儿败血症的病原菌多年来一直以葡萄球菌最多见，其次为大肠埃希菌等革兰阴性杆菌。

66. E 休克代偿期微血管平滑肌收缩（不选 A），大量毛细血管网关闭，同时直捷通路和动 - 静脉短路开放（不选 B、C），使回心血量增加（选 E），组织灌流量减少（不选 D），血液在体内重新分布，以保证心、脑等重要脏器的血液供应。

67. D 腰椎间盘退行性变是腰椎间盘突出症的基本病因。先天性腰椎管狭窄症多因骨发育不良所致，后天性腰椎管狭窄症常由椎管退行性变所致。

68. C 移植术后急性排斥反应最常见，但是发生时间各版本教材说法不统一。八年制三轮外科学 P231：急性排斥反应多发生于术后 5~15 天。七轮外科护理学 P165：急性排斥反应多发生在术后第 5 天至 6 个月内。九轮外科学 P162：以往认为急性排斥反应主要发生于移植术后 3 个月内，但由于目前临床强效免疫抑制药的应用，使其发生已不具有明确的时间概念，可见于移植后的任何时间段。综合几版教材的观点，本题答案选 1~2 周。

69. B 乙状结肠扭转患者腹部 X 线检查可显示马蹄状巨大的双腔充气肠袢；立位 X 线检查可见两个液平面；钡剂灌肠 X 线检查表现为扭转部位钡剂受阻，钡影尖端呈鸟嘴状。

70. C 门静脉血流阻力增加，常是门静脉高压症的始动因素。按门静脉血流受阻部位不同，将门静脉高压症分为肝前型、肝内型和肝后型。肝内型门静脉高压常由肝硬化引起，此型最多见。

71. A 蛋白质 - 能量营养不良是由各种原因引起的蛋白质和（或）能量摄入不足或消耗增多引起的营养缺乏病，多见于 3 岁以下婴幼儿。病因包括膳食供给不足（原发性营养不良），如食物匮乏、喂养不当、饮食习惯不良等；疾病因素（继发性营养不良），如消化系统疾病或先天性畸形；先天不足，如早产、低出生体重儿等。我国儿童营养不良主要由喂养不当所致。

72. A 肺炎主要依据病理形态、病原体和病程等分类，按病理形态可分为支气管肺炎、大叶性肺炎和间质性肺炎。婴幼儿以支气管肺炎最常见。

73. D 硬膜外血肿患者典型的意识障碍是伤后昏迷有中间清醒期，即昏迷→中间清醒或好转→昏迷。

74. E 女性生殖器异常主要因染色体、性腺或生殖器发育过程异常所致，如阴道闭锁、处女膜闭锁，与雌激素无关（选 E）。子宫内膜有激素依赖性，受雌、孕激素的调节而增生、脱落，子宫内膜增生症和子宫内膜癌多与雌激素对子宫内膜长期持续刺激有关（不选 A、B）。卵巢性索间质肿瘤包括卵巢颗粒细胞瘤和卵泡膜细胞瘤，此类肿瘤具有内分泌功能，常伴有各种内分泌异常的症状（不选 C、D）。

75. D 原发免疫性血小板减少症的主要病因是免疫反应致血小板破坏。患儿常在患病前 3 周左右有病毒感染史，病毒感染后机体产生血小板抗体，从而引起血小板被单核 - 吞噬细胞系统所清除；此外，病毒感染后，体内形成抗原 - 抗体复合物附着于血小板表面，使单核 - 巨噬细胞系统对血小板的吞噬、破坏增加，导致血小板减少。

76. D 继发性腹膜炎是继发于腹腔内脏器的炎症、破裂、穿孔、腹部创伤或手术等引起的大量消化液及细菌进入腹膜腔引起的急性炎症。原发性腹膜炎又称自发性腹膜炎，腹腔内或邻近组织没有原发病灶，由细菌通过血行播散、上行性感染、直接扩散等途径进入腹膜腔引起。二者最主要的区别点为腹腔内有无原发病灶。

77. B 原发性肝癌常先有肝内转移，再出现肝外转移。肝外血行转移最多见于肺，其他部位有脑、肾上腺、肾及骨骼，甚至可见肝静脉中癌栓延至下腔静脉及右心房。

78. D 慢性肺源性心脏病的基本病理生理改变为肺动脉高压，X 线检查示右下肺动脉干增宽、肺动脉段凸出、心尖上凸等，可作为早期诊断依据（选 D）。心电图对发现右心室肥大具有较高的特异性，但其敏感性较差（不选 C）。肺功能测定是判断持续气流受限的主要客观指标，是诊断慢性阻塞性肺疾病和支气管哮喘的重要检查（不选 E）。血气分析可用于判断呼吸衰竭的类型和程度（不选 B）。

79. B 卵巢在生育期大小为 4cm×3cm×1cm，重 5~6g，绝经后会萎缩变小、变硬。

80. C 胎心率是产程中极为重要的观察指标。正常胎心率为 110~160 次 / 分。当胎心率＜ 110 次 / 分或＞ 160 次 / 分，提示胎儿缺氧。

81. E 吗啡可引起 Oddi 括约肌痉挛性收缩，使胆囊内压增高，加重患者症状，因此缓解胆绞痛禁用吗啡。

82. E 排卵发生在月经周期的第 14 天，排卵后，随着卵巢黄体的发育，孕激素随分泌逐渐增加，排卵后 7~8 天黄体成熟时，孕激素分泌达高峰。雌激素从月经周期的第 7 天开始分泌，于排卵前达到第一个高峰；排卵后略有下降，排卵后 1~2 天，黄体开始分泌雌激素，使循环中雌激素又逐渐上升，至排卵后 7~8 天黄体成熟时，形成第二个高峰。子宫内膜分泌期为月经周期第 15~28 天，与卵巢周期中的黄体期相对应，激素变化为雌激素、孕激素均上升。

83. B 月经周期的第 15~28 天，为子宫内膜的分泌期，与卵巢周期中的黄体期对应。排卵后，卵巢内形成黄体，分泌雌、孕激素，使子宫内膜在增殖期的基础上继续增厚，为受精卵着床做准备。在排卵后 6~10 天，即月经周期的第 20~24 天，分泌期的子宫内膜由非接受状态发展到接受状态，允许胚胎植入，即子宫内膜的容受性，这一时期也称为“种植窗”。

84. B 痰脱落细胞学检查是简易有效的普查和早期诊断肺癌的方法，找到癌细胞即可确诊（选 B）。胸部 X 线检查是最基本、最主要、应用最广泛的检查方法（不选 C），通过正侧位胸部 X 线检查发现肺部阴影，配合 CT 检查明确病灶。支气管镜检查是诊断中央型肺癌最可靠的手段（不选 D）。

85. C 一度反应（干反应）表现为红斑，烧灼和刺痒感，继续照射变为暗红色，有脱屑，应涂 0.2% 薄荷淀粉或羊毛脂止痒。

86. A 二度反应（湿反应）皮肤表现为高度充血、水肿，水疱形成，有渗出液，糜烂等，应涂 2% 甲紫（龙胆紫）或氢化可的松乳膏，不必包扎（选 A）。有水疱时，涂硼酸软膏，包扎 1~2 天，待渗出吸收后改用暴露疗法（不选 D）。

87. A 甲状腺癌组织学分型主要包括乳头状癌、滤泡状癌、未分化癌及髓样癌 4 类。乳头状癌分化好，恶性程度较低，早期可出现颈部淋巴结转移，但预后较好（选 A）。滤泡状癌和髓样癌恶性程度中等（不选 B、E），较早发生淋巴和血行转移，预后较乳头状癌差，但较未分化癌好。

88. C 甲状腺癌中未分化癌恶性程度最高，早期便可有颈淋巴结转移，侵犯气管、喉返神经、食管或发生远处转移，预后最差。

89. A 腹部实质性脏器如肝、脾等破裂或大血管损伤主要表现为腹腔内或腹膜后出血，临床表现为面色苍白、脉搏增快，严重时脉搏微弱，血压不稳定，甚至休克，腹痛和腹膜刺激征较轻，呈持续性。

90. C 下消化道破裂包括结肠、直肠破裂等，结肠损伤时主要表现为腹痛、恶心、呕吐和腹膜刺激征，腹腔中有游离气体，因结肠内容物液体成分少而细菌含量多，故腹膜炎出现得晚，程度较重。腹膜返折上的直肠损伤与结肠破裂的表现相同；腹膜返折下的直肠损伤，可引起严重的直肠周围间隙感染，无腹膜炎症状。

91. D 深静脉血栓形成是指血液在静脉腔内不正常凝结，阻塞静脉腔，导致静脉回流障碍，病变以深静脉为主，尤其多见于下肢。

92. A 血栓闭塞性脉管炎是一种主要累及四肢远端中小动、静脉的炎症性、节段性和反复发作的慢性闭塞性疾病，以下肢中、小动脉多见。

93. A 两次月经第 1 天的间隔时间称一个月经周期。在子宫内膜的周期性变化中，月经期特指月经周期的第 1~4 天。每次月经持续的时间称为经期，一般为 2~8 天，平均 4~6 天。

94. C 在子宫内膜的周期性变化中，增殖期为月经周期的第 5~14 天，与卵巢周期中的卵泡期对应。增殖期子宫内膜在雌激素的作用下，表面上皮、腺体、间质、血管均呈现增殖性变化。

95. D 分泌期为月经周期的第 15~28 天，与卵巢周期中的黄体期对应。分泌期中雌、孕激素使增殖期子宫内膜继续增厚，腺体更增长弯曲，出现分泌现象。

96. E 分泌期分为分泌早期（月经周期的第 15~19 天）、分泌中期（月经周期的第 20~23 天）和分泌晚期（月经周期的第 24~28 天，也称为月经前期）。

97. D 每 1 个窦性搏动后出现 1 个室性期前收缩，称室性期前收缩二联律。每 2 个窦性搏动后出现 1 个室性期前收缩为室性期前收缩三联律。

98. C 室性心动过速指连续 3 个或以上的室性期前收缩。心室率一般为 150~250 次 / 分，QRS 波群宽大畸形，＞ 0.12 秒；ST-T 波常与 QRS 波群主波方向相反；心律规则或轻度不规则，P 波与 QRS 波群无固定关系。

99. E 心室颤动的波形、振幅和频率均极不规则，无法辨认 QRS 波群与 T 波，是最严重的心律失常。

100. A PR 间期为心房除极并经房室结、希氏束、左右束支传导至心室开始除极的时间。正常成人 PR 间期为 0.12~0.20 秒。一度房室传导阻滞 PR 间期＞ 0.20 秒，每个 P 波之后都有 1 个下传的 QRS 波群，无 QRS 波群脱落。

强化试卷二

1. B 凡婚后未避孕、有正常性生活、夫妇同居 1 年而未受孕者，女性称为不孕症。既往从未有过妊娠史，未避孕而从未妊娠者为原发不孕；既往有过妊娠史，而后未避孕连续 12 个月未孕者为继发不孕。

2. C 推算预产期最常用的方法是末次月经开始的第 1 天起，月份减 3 或加 9，日数加 7。计算其预产期月份为 5 － 3=2（次年 2 月），日期为 13 ＋ 7=20，则预产期为 2020 年 2 月 20 日。

3. B 肌力 0 级，完全瘫痪，肌肉无收缩；1 级，肌肉可轻微收缩，但不能产生动作（能看不能动，不选 A）；2 级，肢体能在床面移动，但不能抵抗自身重力，即无力抬起（能动不能抬，选 B）；3 级，肢体能抵抗重力离开床面，但不能抵抗阻力（能抬不能抗，不选 C）；4 级，肢体能做抗阻力动作，但未达到正常（能抗肌力弱，不选 D)；5 级正常肌力（不选 E)。

4. B 第 4~7 肋骨长而薄，最易折断，其骨折最多见（选 B)。第 1~3 肋骨粗短，且有锁骨、肩胛骨保护，不易骨折（不选 A)。第 8~10 肋前端肋软骨形成肋弓与胸骨相连，第 11、12 肋前端游离，弹性较大，不易骨折（不选 C、D)。

5. B 颅内压的正常值，成人为 70~200mmH_2O，儿童为 50~100mmH_2O。

6. B 组织烧伤后立即发生体液渗出，体液渗出的速度一般在烧伤后 8 小时达到高峰，持续 24~36 小时，严重烧伤者可延至 48 小时以上。

7. B 甲胎蛋白（AFP）是诊断肝癌的特异性指标，也是肝癌的定性检查，广泛用于普查、诊断、判断治疗效果及预测复发（选 B)；血清 AFP ＞ 400μg/L，并排除妊娠、活动性肝病、生殖腺胚胎瘤等疾病，即可考虑肝癌的诊断。B 超检查用于肝癌筛查和早期定位，能检出肝内直径＞ 1.0cm 的占位性病变（不选 C)。CT 检查具有较高的分辨率，可提高直径＜ 1.0cm 小肝癌的检出率，是诊断及确定治疗策略的重要手段（不选 D)。

8. B 正常女性生殖道内寄生大量的微生物，包括需氧菌、厌氧菌、假丝酵母菌及衣原体、支原体等。需氧性链球菌是外源性产褥感染的主要致病菌，以 A 组 β 溶血性链球菌致病性最强，能产生致热外毒素与溶组织酶，使病变迅速扩散导致严重感染。

9. C IgG 是唯一能通过胎盘的免疫球蛋白，其转运过程为主动转运。大量 IgG 通过胎盘发生在妊娠后期，使胎儿得到抗体，对胎儿起保护作用。

10. D 腰椎间盘突出症好发部位主要为脊柱活动大，承重较大或活动较多处，以腰 4、腰 5（L_4、L_5）椎间盘和腰 5（L_5）至骶 1（S_1）椎间盘最易发生。

11. C 食管镜检查可直视病变的部位、形态，并可钳取活组织做病理学检查，是诊断食管癌最可靠、最有价值的检查方法。

12. A 母乳中含丰富的 SIgA，SIgA 在胃中稳定，其黏附于肠黏膜上皮细胞表面，可封闭病原体，阻止病原体吸附于肠道表面，使病原体繁殖受抑制，保护消化道黏膜。

13. C 胃镜及胃黏膜活组织检查是慢性胃炎最可靠的诊断方法。胃镜直视下观察黏膜病损，慢性非萎缩性胃炎可见红斑（点、片状或条状）、黏膜粗糙不平、出血点 / 斑；慢性萎缩性胃炎可见黏膜呈颗粒状、黏膜血管显露、色泽灰暗、皱襞细小。两种胃炎皆可伴有糜烂、胆汁反流。在充分活组织检查的基础上以病理组织学诊断明确病变类型，并可检测幽门螺杆菌。

14. E 胆碱酯酶活力测定是诊断有机磷农药中毒的特异性指标，对判断中毒程度、疗效和预后极为重要，胆碱酯酶活力降至正常人的 70% 以下即可诊断。

15. A 产后出血指胎儿娩出后 24 小时内，阴道分娩者出血≥ 500ml，剖宫产者≥ 1000ml，是分娩严重并发症，也是我国产妇死亡的首要原因。

16. E 糖尿病发病可能与以下因素有关：内分泌疾病（不选 D)、遗传因素（不选 C)、自身免疫反应（不选 A)、环境因素、高热量饮食、超重（不选 B）等。

17. D 随着婴儿年龄增长，母乳已不能满足婴儿营养与生长需要，因此婴儿应在 4~6 个月开始引入半固体食物，并逐渐减少哺乳次数，增加引入食物的量（不选 B)；断奶在 10~12 个月为宜（不选 A、C)，若遇夏季炎热或婴儿体弱多病时，可推迟断奶时间，但最迟不超过 24 个月（选 D，不选 E)。

18. A 胚胎在第 2 周开始形成原始心脏，第 8 周时房室间隔完全形成，成为四腔心脏。因此心脏胚胎发育的关键时期为第 2~8 周。

19. B 癫痫是指多种原因导致的大脑神经元高度同步化异常放电所引起的短暂大脑功能失调的临床综合征（不选 C)；具有发作性、短暂性、刻板性、重复性的特点（不选 A)。癫痫持续状态是内科常见急症，若治疗不及时可导致永久性脑损害，致残率和病死率均很高（选 B)。患者可表现为感觉、运动、意识、精神、行为、自主神经等系统功能障碍（不选 D)。发病机制迄今为止未完全阐明，神经系统具有复杂的调节兴奋和抑制机制（不选 E)。

20. B 创伤性骨折按病因分类可分为直接暴力、间接暴力、疲劳性骨折。间接暴力是指暴力通过传导、杠杆、旋转和肌肉收缩等方式使受力点以外的骨骼部位发生骨折，如跌倒时以手掌撑地，致桡骨远端骨折或肱骨髁上骨折（选 B)。直接暴力是指暴力直接作用于局部骨骼使受伤部位发生骨折，常伴有不同程度的软组织损伤。疲劳性骨折指长期、反复、轻微的直接或间接外力可致肢体某一特定部位骨折，如长途行军易致第 2、3 跖骨及腓骨下 1/3 骨干骨折（不选 C)。肌牵拉性骨折指肌肉突然猛烈收缩拉断其附着部位的骨折（不选 A)。骨髓炎、骨肿瘤等疾病导致骨质破坏，在轻微外力作用下即发生的骨折，称为病理性骨折（不选 D、E)。

21. C 期前收缩指窦房结以外的异位起搏点兴奋性增高，过早发出冲动引起的心脏搏动，是临床上最常见的心律失常。

22. E 慢性肺源性心脏病是由肺组织、肺血管或胸廓的慢性病变引起肺组织结构和（或）功能异常，造成肺血管阻力增加，肺动脉压力增高，继而右心室结构和（或）功能改变的疾病。肺动脉高压形成是慢性肺源性心脏发病的关键环节。

23. C 急性上呼吸道感染的主要病原体是病毒，少数是细菌。细菌感染可单纯发生或继发于病毒感染后，最多见的是口腔定植菌溶血性链球菌，其次为流感嗜血杆菌、肺炎链球菌和葡萄球菌等，偶见革兰阴性杆菌。

24. D 颅内压增高患者应取的体位为头高位，抬高床头 15°~30°，以利于颅内静脉回流，减轻脑水肿，防止发生脑疝（选 D）。可使颅内压增高的疾病，如脑出血、颅脑损伤、颅内肿瘤等均采取头高足低位。脑出血患者绝对卧床休息，取侧卧位，头胸抬高 15°~30°，减轻脑水肿（不选 C）。但脑血栓形成、脑栓塞等缺血性脑血管疾病，如未并发颅内压增高，应采取平卧位（不选 A）。

25. A B 超检查是肝胆疾病的首选和主要检查技术，可敏感地发现肝脏大小、形态、边缘、实质回声及肝内胆管和血管的异常改变，从而检出病变并多能明确诊断；也可准确显示胆囊位置、大小、形态，以及胆囊壁和胆管结构，可发现炎症、结石、占位等病变。

26. E 人体内源性维生素 D 主要通过皮肤中的 7- 脱氢胆固醇经光照合成。紫外线不能透过玻璃，婴幼儿缺乏户外活动，可致内源性维生素 D 不足。

27. E 哮喘主要由变应原触发或引起，本质是免疫介导的气道慢性炎症。气道慢性炎症反应是由多种炎症细胞、炎症介质和细胞因子共同参与、相互作用的结果，也是导致哮喘患者气道高反应性和气道弥漫性、可逆性阻塞的病理基础。

28. C 急性肾盂肾炎的病原体以革兰阴性杆菌为主，最常见的致病菌为大肠埃希菌（选 C）。其次为变形杆菌、葡萄球菌（不选 A）、铜绿假单胞菌、肠球菌等，偶见厌氧菌、真菌、原虫及病毒等。溶血性链球菌常导致急性上呼吸道感染、皮肤和皮下组织的化脓性感染、猩红热、风湿热等疾病（不选 E）。

29. A 再生障碍性贫血是一种由多种原因引起的骨髓造血功能衰竭症，其典型血象呈正细胞正色素性贫血（不选 E），全血细胞减少，但“三系”细胞减少的程度不同，是判断再生障碍性贫血有价值的检查（选 A）；骨髓象可见骨髓增生低下（不选 B），无肝、脾大，淋巴结肿大（不选 D）。

30. D 血栓闭塞性脉管炎是一种主要累及四肢远端中小动、静脉的炎症性、节段性和反复发作的慢性闭塞性疾病（选 D，不选 A），以下肢血管多见（不选 C），好发于男性青壮年（不选 B），早期症状为间歇性跛行（不选 E）。

31. E 铁摄入量不足致造血物质缺乏是小儿营养性缺铁性贫血最常见的病因。其他病因包括先天储铁不足、生长发育快、铁吸收障碍、铁丢失过多等。

32. E 脂肪是人体能量的主要贮存形式，体脂是人体最大的能源仓库。

33. B 甲胎蛋白（AFP）是诊断肝癌的特异性指标，也是肝癌的定性检查，有助于诊断早期肝癌，广泛用于普查、诊断、判断治疗效果及预测复发。

34. E 血管紧张素转换酶抑制剂（ACEI）主要作用于肾素 - 血管紧张素 - 醛固酮系统，抑制血管紧张素Ⅰ转化为血管紧张素Ⅱ，进而抑制血管紧张素Ⅱ收缩血管和促进醛固酮的释放，使血压降低。

35. C 胃大部切除术后，正常情况下经胃管可有少量出血，一般 24 小时不超过 300ml，并逐渐减少、变淡至自行停止。术后胃出血可有面色苍白、四肢湿冷、脉搏细速等血容量不足表现，应嘱患者平卧，加快输液速度，防止出现低血容量性休克（选 C）。若 24 小时后仍未停止，应及时报告医生处理，遵医嘱使用止血药（不选 D）。若经非手术治疗不能有效止血或出血量＞ 500ml/h 时，需要手术止血，做好术前准备（不选 E）。

36. E 呼吸道感染是诱发心力衰竭最常见、最重要的诱因（选 E）。各种快速型、严重缓慢型心律失常亦可诱发心力衰竭，以心房颤动多见。此外，诱发心力衰竭的因素还有过度体力消耗或情绪激动（不选 C、D），如剧烈运动、暴怒、妊娠后期等；血容量增加，如钠盐摄入过多（不选 A）；输液过快、过多等（不选 B）；治疗不当，如不恰当停用利尿药、降压药、洋地黄类药物等；原有心脏疾病加重或合并其他疾病。

37. A 抗核抗体可见于几乎所有的系统性红斑狼疮（SLE）患者，是 SLE 首选的标准筛选检查（选 A）。抗 Sm 抗体特异性高达 99%，敏感性低仅为 25%，是 SLE 的标志抗体之一，与活动性无关，有助于早期和不典型患者的诊断或回顾性诊断（不选 C）。抗双链 DNA 抗体特异性高达 95%，也是 SLE 的标志抗体之一，多见于活动期，其滴度与疾病活动性密切相关，与疾病预后有关（不选 B）。

38. B 休克的微循环变化可分为 3 期，微循环早期为收缩期，毛细血管前括约肌收缩，后括约肌相对开放，使回心血量增加，血液重新分布（不选 A）。休克期中期为扩张期，毛细血管前括约肌舒张，后括约肌收缩，血液滞留，进一步减少回心血量（选 B）。

晚期为衰竭期，血液浓缩、高凝，形成微血栓，甚至发生弥散性血管内凝血（DIC）及多器官功能障碍综合征（不选C）。

39. A 主韧带横行于宫颈两侧和骨盆侧壁之间，是固定宫颈位置、防止子宫下垂的主要结构（选A）。阔韧带用于维持子宫在盆腔的正中位（不选B）。圆韧带直接维持子宫前倾位（不选C）。宫骶韧带间接维持子宫前倾位（不选D）。骶结节韧带位于骨盆，是连接骶骨、尾骨与坐骨结节之间的韧带（不选E）。

40. C 慢性肾小球肾炎患者病情进展缓慢，但在感染（不选A）、劳累（不选B）、妊娠、血压升高（不选D）、肾毒性药物（如氨基糖苷类抗生素，不选E）、预防接种及高蛋白（选C）、高脂或高磷饮食等情况下，可诱发肾功能急剧恶化，去除诱因后肾功能可有一定程度的缓解。

41. C 肝硬化最严重的并发症是肝性脑病。肝硬化患者大量快速利尿易导致电解质紊乱，出现低钾血症、低氯血症时易诱发肝性脑病。肝性脑病主要临床表现可从人格改变、行为异常、扑翼样震颤到意识障碍、昏迷。此时应尽快促进体内氨的代谢，可选用谷氨酸钾或谷氨酸钠降低血氨；出现低钾血症（血钾＜3.5mmol/L）时应及时补钾，首选谷氨酸钾（选C，不选A）。

42. D 肾移植患者发生急性排斥反应时，应遵医嘱正确、及时执行抗排斥反应的冲击治疗，常用药物为甲泼尼龙。

43. D 胎头由顶骨、额骨、颞骨各2块及枕骨1块构成。颅骨间膜状缝隙为颅缝，两颅缝交界处的较大空隙称为囟门，位于胎头前方的囟门呈菱形称前囟（大囟门），位于胎头后方的囟门呈三角形称后囟（小囟门）。

44. D 系统性红斑狼疮的病因尚不明确，可能与遗传、雌激素（不选E）、紫外线（不选A）、食物、药物（氯丙嗪、普鲁卡因胺、异烟肼、青霉胺等，不选B、C）、病原微生物和精神刺激等因素有关。

45. E 引起局部麻醉药毒性反应的原因包括一次用药超过最大安全剂量（不选A）、药物误注入血管内（不选B）、注射部位血液供应丰富或局部麻醉药中未加入血管收缩药（不选C）、患者对局部麻醉药耐受能力降低（如过敏体质，不选D）等。局部麻醉药浓度过高不代表使用剂量过大，与局部麻醉药中毒并不直接相关（选E）。

46. D 胎盘早剥的病因包括孕妇血管病变，如妊娠期高血压疾病、慢性高血压、慢性肾脏疾病或全身血管疾病（不选B、C）；宫腔内压力骤减，如胎膜早破、双胎妊娠第一胎娩出过快或羊水过多人工破膜时羊水流出过快（选D）；机械性因素，如腹部外伤、脐带过短或脐带缠绕；其他高危因素，如高龄多产（不选A）、剖宫产史、接受辅助生殖技术助孕（不选E）、吸烟及子宫肌瘤等。

47. C 门静脉血流阻力增加，常是门静脉高压症的始动因素。当门静脉系统血流受阻、发生淤滞时，引起门静脉淤滞及其分支内的压力增高，可出现脾大、脾功能亢进（不选A）、门静脉交通支扩张和腹水等表现。正常的肝内门静脉通路受阻，导致门静脉交通支开放并扩张，形成侧支循环（不选B），如食管胃底静脉曲张，曲张静脉破裂可引起上消化道大出血（选C）。门静脉压力增高，使门静脉毛细血管床的滤过压增高，促使液体从肝表面、肠浆膜面漏入腹腔形成腹水（不选E）。门静脉高压症常伴肝功能损害，引起白蛋白合成障碍（不选D）。

48. D 门静脉高压症患者由于门静脉压力增高，门腔侧支循环形成，突出表现为食管胃底静脉曲张破裂出血，由于大出血引起肝组织严重缺氧，容易诱发肝性脑病（选D）。某个疾病的并发症通常与该病有直接因果关系，但并非该病的必然结果；必然出现的结果应列为该病的临床表现。具体到本题，消化道出血是门静脉高压症本身的临床表现，非并发症（不选C）。而如果问到肝硬化的常见并发症，应答消化道出血，只有从肝硬化发展到门静脉高压症阶段，才必然会发生消化道出血。

49. C 膀胱镜下取活组织做病理检查是膀胱肿瘤最直接和重要的检查手段，可显示肿瘤的数目、大小、形态和部位等。

50. C 新生儿溶血病中ABO血型不合多为母亲O型，婴儿A型或B型（选C）；如母亲为AB型（不选D、E），或婴儿为O型（不选A、B），则均不会发生溶血。

51. E 乙型肝炎的传播途径包括血液-体液传播（不选A）、性传播（不选D）、母婴传播（不选B）以及接触传播（不选C）。血液-体液传播是乙型肝炎最主要的传播方式，包括不洁注射（如静脉滥用毒品共用注射器）、针刺、输血、手术、拔牙、血液透析、器官移植等。

52. E 尿频是良性前列腺增生最常见的早期症状，夜间更为明显（不选A）。进行性排尿困难是良性前列腺增生的典型症状（不选B）。梗阻加重或由久坐、劳累等因素诱发可发生尿失禁、尿潴留（不选C）。长期梗阻可引起严重肾积水、肾功能损害（选E）。增生的腺体表面黏膜血管破裂时，可发生不同程度的无痛性肉眼血尿（不选D）。

53. A 骨盆骨折患者若低血压经快速输血后仍未好转，血压不能维持时，可行急诊介入治疗，如单侧或双侧髂内动脉栓塞术。

54. C 出生后 4 周内为新生儿期（不选 A）；从出生 4 周到 12 岁左右称儿童期；世界卫生组织规定青春期为 10~19 岁（不选 B）；性成熟期一般从 18 岁开始，历时约 30 年（选 C）；绝经过渡期可始于 40 岁，历时短至 1~2 年，长至 10~20 年（不选 D）；妇女 60 岁以后机体逐渐老化进入老年期（不选 E）。

55. D 腹壁强度降低和腹内压力增高是腹外疝发生的两个主要原因。其中腹壁强度降低常见于老年、久病、肥胖导致腹肌萎缩等（选 D，不选 C）。腹内压力增高常见于长期便秘（不选 A）、排尿困难（不选 E）、妊娠（不选 B）等。

56. C 小儿在 2 个月竖抱或俯卧时能抬头（选 C）。小儿出生后 4~10 个月乳牙开始萌出（不选 B）。前囟在出生时为 1~2cm，6 个月后逐渐骨化而变小，最迟于 2 岁闭合（不选 A）。6 个月的小儿可双手向前撑住独坐（不选 E），伸手取物（不选 D）。

57. C 人一生有两副牙齿，即乳牙和恒牙，乳牙共 20 个，恒牙共 28~32 个（不选 E）。小儿出生后 4~10 个月乳牙开始萌出，3 岁前出齐（不选 B），若 13 个月后仍未萌牙称为萌牙延迟（不选 A）。6 岁左右开始出第 1 颗恒牙（选 C）。17~18 岁以后出第 3 恒磨牙（智齿），但也有终身不出智齿者（不选 D）。

58. E 入侵呼吸道的结核分枝杆菌被肺泡巨噬细胞吞噬，因菌量、毒力和机体巨噬细胞非特异性杀菌能力不同，被吞噬的结核分枝杆菌的命运各异（不选 A、B）。由 T 细胞介导的细胞免疫和迟发型过敏反应（变态反应）于 T 细胞反应期形成，从而对结核病发病、演变及转归产生决定性影响（不选 C、D）。

59. E 高血压发病的可能相关因素包括遗传（基因显性遗传和多基因关联遗传两种方式，不选 A）、饮食（高钠、低钾、高饱和脂肪酸等，不选 B）、精神应激（不选 C、D）、吸烟、肥胖、药物（如避孕药、非甾体抗炎药）、睡眠呼吸暂停低通气综合征等。

60. A 肾挫伤外伤仅局限于部分肾实质，形成肾瘀斑和（或）包膜下血肿，肾包膜及肾盂黏膜均完整。

61. A 肠结核最主要的病变部位在回盲部，因为回盲部淋巴丰富，且结核分枝杆菌停留时间长，故为好发部位。

62. C 腹部实质性脏器如肝、脾等破裂或大血管损伤主要表现为腹腔内或腹膜后出血，临床表现为面色苍白、脉搏增快，严重时脉搏微弱，血压不稳定，甚至休克（选 C）。空腔脏器损伤主要表现为腹部压痛、反跳痛、腹肌紧张等腹膜刺激征（不选 A、B）。

63. E 对于范围较大的腹部手术如全子宫切除术，为防止微生物经阴道侵入手术部位，引发术后感染，应在术前 1 天行阴道冲洗，在手术室于术前再用消毒液行阴道消毒，消毒时应特别注意阴道穹隆部，消毒后用大棉签蘸干（选 E）。受术者于术前 1 天完成沐浴、更衣等个人卫生后，行手术区域皮肤的准备（不选 B）。对手术范围大、预计涉及肠道的手术，可在术前 1~3 天给予肠道抑菌药物，术前 1 天下午口服导泻剂，口服导泻剂效果不好者，可于术前晚灌肠（不选 D）。术前应常规测量生命体征，发现异常报告医生（不选 C）。七轮妇产科护理学 P270 数据，腹部手术前 2 小时禁饮，6 小时禁食；九轮外科学 P92 数据，术前 8~12 小时禁食，4 小时禁饮；从最佳单选题原则来看，本题应参考外科学数据（不选 A）。

64. E 急性肾小球肾炎的并发症主要包括高血压脑病、严重循环充血和急性肾损伤。高血压脑病多由脑血管痉挛，导致缺血、缺氧、血管渗透性增高或脑血管扩张所致。严重循环充血由水、钠潴留及血容量增加导致。急性肾损伤表现为少尿、无尿、暂时性氮质血症、电解质紊乱和代谢性酸中毒。

65. E 脑性瘫痪的病因包括母亲妊娠期各种异常情况、出生时不良因素、婴儿期感染或创伤。母亲妊娠期各种异常情况包括宫内感染、某些药物的摄入、接触放射线（不选 D）、缺氧、中毒、高血压（不选 A）、糖尿病（不选 B）、营养不良、腹部外伤（不选 C）、多胎妊娠等；出生时不良因素主要包括缺氧窒息、机械性损伤等，可导致新生儿胆红素脑病（选 E）；婴儿期感染或创伤主要包括婴儿脑部感染、头部创伤和长期缺氧等。

66. B 流行性腮腺炎首发症状为腮腺肿大、疼痛，肿块位于下颌骨后方和乳突之间，以耳垂为中心，边缘不清，表面发热但多不红。腮腺炎病毒除侵犯腮腺外，尚能侵犯神经系统及各种腺体组织。病毒分离可于病程早期自唾液（不选 A）、血液（不选 D）、脑脊液（不选 E）、尿液（不选 C）标本中分离出腮腺炎病毒。

67. A 伤寒杆菌随患者或带菌者的粪、尿排出，通过污染的水、食物、日常生活接触及苍蝇、蟑螂等经消化道传播，水源被污染是本病最重要的传播途径，可引起暴发流行。

68. B 下丘脑既可分泌激素也可参与神经调节，是大脑皮质下调节内脏活动的高级中枢，通过垂体将神经系统与内分泌系统有机地联系起来，把内脏活动与其他生理活动联系起来，具有调节体温、摄食、水平衡和内分泌腺活动等重要的生理功能。

69. D 婴儿期无热惊厥首先考虑维生素D缺乏性手足搐搦症，主要由低钙血症引起；年长儿无热惊厥则考虑为癫痫。

70. D 肺癌的组织病理学分为小细胞肺癌和非小细胞肺癌两大类。非小细胞肺癌中，腺癌发病率近年来上升明显（选D），已超越鳞癌成为最常见的肺癌（不选A）；发病年龄普遍低于鳞癌和小细胞肺癌，多为周围型，一般生长较慢，但有时在早期即发生血行转移，淋巴转移相对晚。

71. B 心前区疼痛的病因包括心绞痛、急性心肌梗死、肺栓塞（不选A）、自发性气胸、心脏神经症（不选D）、急性心包炎（不选C）、主动脉夹层、带状疱疹等，其中最常见的是心绞痛，其次是急性心肌梗死（选B）。

72. C 急性肾损伤（AKI）是指由多种病因引起的肾功能快速减退而出现的临床综合征。肾性AKI为最常见的类型，病因包括急性肾小管坏死、肾毒性药物、生物毒素等。

73. A 脑血管疾病的危险因素包括年龄、血管壁病变、血液流变学和血液成分异常、心脏病和血流动力学异常等，其中，患者年龄无法人为干预。

74. A 特异性IgM抗体在流行性乙型脑炎发病后3~4天出现，最早在病程第2天即可在脑脊液中检测到，2周达高峰，可作为早期诊断指标。检测的方法有酶联免疫吸附试验、间接免疫荧光法、2-巯基乙醇耐性试验等。

75. B 淀粉酶是胰腺炎早期最常用和最有价值的检查方法，血清淀粉酶于起病后2~12小时开始升高，48小时开始下降，持续3~5天（不选A）。血脂肪酶于起病后24~72小时开始升高，持续7~10天（选B）。

76. A 继发性化脓性腹膜炎的致病菌主要为胃肠道内的常驻菌群，其中以大肠埃希菌最多见，其次为厌氧拟杆菌、链球菌、变形杆菌等。

77. A 一氧化碳可与血红蛋白（Hb）结合，形成稳定的碳氧血红蛋白（COHb），一氧化碳与血红蛋白的亲和力比氧与血红蛋白的亲和力大240倍。COHb不能携氧且不易解离，发生组织和细胞缺氧。

78. A 急性胰腺炎是由多种病因导致胰酶在胰腺内被激活，引起胰腺及其周围组织水肿、出血甚至坏死等炎性损伤。在我国，急性胰腺炎最常见的病因是胆道疾病（选A）。在西方国家，急性胰腺炎多由大量饮酒导致（不选D）。

79. D 妊娠滋养细胞疾病是一组来源于胎盘滋养细胞的增生性疾病，病理变化特点是滋养细胞不同程度的增生。葡萄胎病变局限于宫腔内，不侵袭肌层，无远处转移，镜下为滋养细胞不同程度增生，绒毛间质水肿，间质内血管稀少或消失。绒毛膜癌易早期血行转移，镜下表现为滋养细胞不形成绒毛或水泡状结构，极度不规则增生，排列紊乱，广泛侵入子宫肌层及血管，周围大片出血、坏死。侵蚀性葡萄胎侵入子宫肌层或转移至子宫外，镜下可见水泡状组织，绒毛结构及滋养细胞增生和分化不良，绒毛结构也可退化，仅见绒毛阴影。

80. C 口服铁剂后大便黑色的原因是在肠道细菌作用下，铁经肠内硫化物作用形成硫化铁所致。

81. B 肺炎主要依据病理形态、病原体和病程等分类，按病理形态可分为支气管肺炎、大叶性肺炎和间质性肺炎。婴幼儿以支气管肺炎最常见。

82. A 自主权即个体做自我决定的权利，尊重患者的自主权是实施护理的基础。在所进行的治疗和护理过程中，应尊重患者对自身医疗护理问题的决定和行动，但自主权只适用于能做出理性决定的患者。

83. E 子宫收缩乏力多与头盆不称或胎位异常、子宫肌源性因素、精神因素、内分泌失调、药物影响等因素有关。头盆不称或胎位异常时，胎儿先露部下降受阻，不能有效刺激反射性子宫收缩，是导致继发性子宫收缩乏力最常见的原因（不选A、C）。子宫肌源性因素如子宫畸形、子宫肌纤维过度伸展等会影响子宫肌纤维正常收缩能力，导致子宫收缩乏力（不选B）。产妇由于精神过度紧张使大脑皮质功能紊乱或过于疲劳、睡眠减少等，均可导致原发性子宫收缩乏力（不选D）。产程早期使用大剂量解痉、镇静、镇痛药及宫缩抑制药，可以直接抑制子宫收缩，因本题其他四个选项都是子宫收缩乏力的明确原因，且重要性均排在使用镇静、镇痛药之前，答案选项中镇静、镇痛药是在产程加速期使用且未提及“大量使用”，故产程加速期使用镇静、镇痛药是最佳答案（选E）。

84. B 原发性甲亢指在甲状腺肿大的同时，出现功能亢进表现。患者年龄多在20~40岁，表现为腺体弥漫性、两侧对称肿大，常伴眼球突出，故又称突眼性甲状腺肿，属自身免疫性甲状腺疾病，有遗传倾向。

85. C 开放性气胸表现为明显呼吸困难、鼻翼扇动、口唇发绀、颈静脉怒张，伤侧胸壁可见伴有气体进出胸腔发出吸吮样声音的伤口，气管向健侧移位，伤侧胸部叩诊呈鼓音，呼吸音消失，严重者可发生休克。其胸膜腔压力几乎等于大气压（选C），右侧肺完全萎陷失去气体交换功能（不选A），纵隔向健侧移位，左肺受压（不选B），并随呼吸出现纵隔扑动（不选D），影响腔静脉回心血流，导致回心血量减少（不选E）。

86. D 水中毒患者应严格控制水的摄入量，每天水的摄入量应控制在 700~1000ml。

87. B 肾功能正常时，尿液浓缩后可含溶质 1200mmol/L，要排出全部溶质每天至少需要排尿 500ml。

88. C 正常人体不显性失水为皮肤和呼吸道挥发的水分，由皮肤蒸发的水（非显性汗）约 500ml/d，通过呼吸蒸发的水分约 350ml/d，不显性失水一般为 850ml/d。

89. B 结核分枝杆菌经血行播散进入肾，主要在双侧肾皮质的肾小球周围毛细血管丛内，形成多发性微小结核病灶。由于该处血液循环丰富，修复力较强，患者免疫状况良好，感染细菌的数量少或毒力较小，这种早期微小结核病变可全部自行愈合，临床上常不出现症状，但尿中可检测到结核分枝杆菌，称为病理肾结核（不选 A）。患者免疫力低下，细菌数量大或毒力较强，肾皮质内的病灶不愈合逐渐扩大，易发展为肾髓质结核。病变继续发展，穿破肾乳头到达肾盏、肾盂，发生结核性肾盂肾炎，出现临床症状及影像学改变，称为临床肾结核（选 B）。

90. E 病变由肾蔓延至膀胱，散在结核结节形成，并相互融合形成溃疡，愈合后膀胱壁广泛纤维化和瘢痕收缩，使膀胱壁失去伸张能力，膀胱容量显著减少，称为膀胱挛缩。

91. D 少数患者全肾广泛钙化时，肾功能完全丧失，输尿管常完全闭塞，含有结核分枝杆菌的尿液不能流入膀胱，膀胱继发性结核病变逐渐好转和愈合，膀胱刺激症状也逐渐缓解甚至消失，尿液检查趋于正常，这种情况称为肾自截。

92. A 角膜反射、瞳孔反射、结膜反射、吞咽反射出生时存在且永不消失。

93. B 吸吮反射、觅食反射、拥抱反射等出生时存在，2~7 个月逐渐消失。

94. C 腹壁反射、四肢肌腱反射是出生后逐渐出现且永不消失的神经反射。

95. C 嵌顿性疝疝囊颈较小且腹内压力突然增高时，疝内容物可强行扩张疝囊颈而进入疝囊，随后因疝囊颈的弹性收缩，又将内容物卡住，使其不能回纳，此时可因血流受阻和疝块不能回纳，出现触痛等表现（选 C）。绞窄性疝为疝内容物嵌顿时间过久，疝内容物发生血液循环障碍而坏死所致（不选 D）。难复性疝疝内容物不能或不能完全回纳，但并不引起严重症状（不选 B）。滑动性疝也属于难复性疝（不选 E）。

96. A 易复性疝疝内容物在患者站立、行走、咳嗽等腹内压增高时可突出进入疝囊，平卧休息或用手轻推即可回纳腹腔。

97. B 血淀粉酶于起病后数小时开始升高，8~12 小时标本最有价值，24~48 小时达高峰，持续 3~5 天后恢复正常，超过正常值 3 倍即可诊断急性胰腺炎。

98. A 尿淀粉酶升高较晚，发病后 12~24 小时才开始升高，48 小时达高峰后缓慢下降，1~2 周后逐渐降至正常。

99. E 输卵管为精子与卵子的结合场所，也是运送受精卵的管道，其中正常受精多发生在输卵管的壶腹部。

100. D 子宫是产生月经、孕育胚胎及胎儿的空腔器官，晚期囊胚着床于子宫内膜后，由子宫内膜滋养胎儿的生长发育。

强化试卷三

1. D 吉兰 - 巴雷综合征发病无季节差异，但国内有报道夏秋季多见，即 7~9 月。

2. D 肾部分切除术后患者应绝对卧床休息 1~2 周，根治性肾切除术后卧床 3~5 天，以防发生继发性出血。

3. C 肾功能正常时，尿液浓缩后可含溶质 1200mmol/L，要排出全部溶质每天至少需要排尿 500ml。

4. D 妊娠 24 周末时胎儿身长约 30cm，顶臀长 21cm，体重约 630g，此时各脏器均已发育，皮下脂肪开始沉积，但因脂肪量不多皮肤呈皱缩状，出现眉毛和睫毛，细小支气管和肺泡已经发育；此时出生后可有呼吸，但生存力极差。

5. C 根据缺钠程度，低渗性脱水可分为三度：轻度血钠在 135mmol/L 以下（不选 B）；中度血钠在 130mmol/L 以下（选 C）；重度血钠在 120mmol/L 以下（不选 E）。

6. A 人乳矿物质易被婴儿吸收，如人乳中钙、磷比例适当（2∶1），有利于钙的吸收，同时含有较多乳糖。

7. C 前囟在出生时为1.5~2cm，以后随颅骨发育而增大，6个月后逐渐骨化而变小，一般于1~1.5岁闭合，最迟于2岁闭合。

8. B 脂肪所提供的能量占婴儿摄入总能量的45%（35%~50%），随着年龄的增长，脂肪占总能量的比例下降，年长儿为25%~30%。

9. D 血栓闭塞性脉管炎是一种主要累及四肢远端中小动、静脉的炎症性、节段性和反复发作的慢性闭塞性疾病，以下肢中、小动脉多见。动脉造影可准确判断病变血管的搏动情况以及病变范围、程度（选D）。多普勒超声可评价缺血程度，动静脉是否狭窄或闭塞，显示血流的流速、方向和阻力等，但其效果不及动脉造影（不选E）。

10. A 正常生理情况下来自肠道内的氨经门静脉入肝，在肝内转变为尿素、谷氨酰胺、门冬酰胺及其他非必需氨基酸以清除血氨。如果存在门-体分流，氨可绕过肝脏直接进入体循环，并通过血-脑屏障进入中枢神经系统，游离的非离子型氨（NH_3）有毒性，影响大脑的能量代谢，引起肝性脑病。

11. B 闭合性损伤表现为伤后皮肤或黏膜保持完整，包括挫伤（选B）、扭伤、挤压伤、震荡伤、关节脱位和半脱位、闭合性骨折、闭合性内脏伤等。开放性损伤的损伤部位皮肤或黏膜破损，深部组织经伤口与外界相通，包括擦伤（不选A）、切割伤（不选C）、刺伤（不选D）、撕裂伤（不选E）、火器伤等。

12. A 抗HBe阳性提示病毒复制多处于静止状态，传染性降低（不选D），但是长期抗HBe阳性并不代表病毒复制停止或无传染性。抗HBc IgG阳性提示过去感染（抗HBc IgG可长期存在）或近期低水平感染（特别是高滴度者，选A）。

13. A 脑电图是脑组织生物电活动通过脑电图仪放大约100万倍记录下来的曲线，由不同的脑波组成，主要了解大脑功能有无障碍。

14. B 毛细支气管炎主要由呼吸道合胞病毒引起，以喘息、三凹征和气促为主要临床特点，多见于2~6个月的婴儿。

15. A 胆囊炎、胆管炎及各种原因引起的胆道感染是引起细菌性肝脓肿最常见的病因。

16. C 急性胆囊炎患者典型症状为胆绞痛，在饱餐、进食油腻食物或睡眠中体位改变时发生右上腹或上腹阵发性绞痛，向右肩、背部放射，典型体征为墨菲（Murphy）征阳性。首选B超检查，可见胆囊增大，胆囊壁增厚，胆囊结石示强回声，其后有结石声影即可确诊。

17. A 导尿试验是确诊膀胱破裂简单有效的检查方法。如导尿管可顺利插入膀胱（尿道外伤常不易插入），但仅流出少量血尿或无尿液流出，则膀胱破裂的可能性大。此时可经导尿管注入无菌生理盐水200~300ml至膀胱，片刻后再吸出。液体外漏时，吸出量会减少；腹腔液体回流时，吸出量会增多。若引流出的液体量明显少于或多于注入量，提示膀胱破裂。

18. A 低血容量性休克和感染性休克在外科休克中最常见。低血容量性休克由短时间内大量出血及体液丢失所致，多见于上消化道大出血、异位妊娠破裂、腹部实质脏器破裂、大血管破裂等。感染性休克常继发于革兰阴性菌感染。

19. B 小儿惊厥最常见的原因是高热，热性惊厥多由颅外感染引起，以上呼吸道感染多见。

20. B 毒物被吸收后进入血液（不选A），主要在肝经过氧化、还原、水解、结合等作用进行代谢。大多数毒物经代谢后毒性降低（选B），但有少数毒物代谢后毒性反而增加。肾是排毒的主要器官（不选E），水溶性毒物排泄较快。重金属和生物碱主要由消化道排出（不选C）。气体和易挥发的毒物吸收后，大部分以原形经呼吸道排出（不选D）。

21. B 咳嗽、咳痰两周以上或痰中带血是肺结核的常见可疑症状。肺结核常见的临床表现有长期午后潮热、倦怠乏力、盗汗、食欲减退和体重减轻等；育龄期女性患者可有月经不调等。用抗生素治疗无效。胸部X线检查及痰结核分枝杆菌检查可明确诊断。

22. B 导致新生儿窒息的原因包括：孕母因素，如孕母有慢性或严重疾病，妊娠并发症等；胎盘因素，如前置胎盘、胎盘早剥等；脐带因素，如脐带脱垂、绕颈、打结等（不选C）；胎儿因素，如心、肺发育不良（不选A、D），羊水或胎粪吸入导致呼吸道梗阻等（不选E）；分娩因素，如头盆不称、子宫收缩乏力等。

23. A 子痫前期表现为妊娠20周后出现血压≥140/90mmHg，伴尿蛋白≥0.3g/24h或随机尿蛋白（+）。此时应积极处理，首先给予硫酸镁预防和控制子痫发作，护士应明确硫酸镁的用药方法、毒性反应以及注意事项（选A）。此外，护理措施还包括间断吸氧，可增加血氧含量，改善全身主要脏器和胎盘氧供（不选C）；密切监护母儿状态，每天测体重及血压（不选D），复查尿蛋白；定期监测胎儿发育状况和胎盘功能等（不选E）。孕妇不必严格限制食盐摄入，长期低盐饮食可引起低钠血症，易发生产后循环衰竭，低盐饮食也会影响食欲，减少蛋白质的摄入，对母儿均不利；但全身水肿的孕妇应限制食盐入量（不选B）。

24. A 伸直型肱骨髁上骨折由于近折端向前下移位，极易压迫或刺破肱动脉，加上损伤后的组织反应，局部肿胀严重，均会影响远端肢体血液循环，导致前臂骨筋膜室综合征，如果早期未能做出诊断及正确的治疗，可导致前臂缺血性肌挛缩，严重影响肢体的功能。

25. B 产后3~4天会出现乳房血管、淋巴管极度充盈，乳房胀大，伴体温升高，称为泌乳热，乳汁不能正常排空可出现乳汁淤积，导致乳房胀痛及硬结形成（选B）。产后24小时内体温略升高，一般不超过38℃，可能与产程延长致过度疲劳有关（不选A）。会阴切口感染时切口疼痛加重，局部出现红肿、硬结并有分泌物（不选C）。宫腔胎膜残留可致恶露时间延长，并有臭味（不选E）。

26. B 维生素D是一组具有生物活性的脂溶性类固醇衍生物，包括维生素D_2和维生素D_3。维生素D_2存在于植物中，维生素D_3可由人体皮肤的7-脱氢胆固醇经日光中紫外线照射后形成，是体内维生素D的主要来源，因此预防维生素D缺乏性佝偻病的关键是行日光浴。

27. E 发生多根多处肋骨骨折时，局部胸壁失去完整肋骨支撑而软化，出现吸气时内陷、呼气时外突的连枷胸表现。

28. C 左心衰竭是二尖瓣狭窄患者晚期最常见的并发症，也是死亡的主要原因。二尖瓣狭窄时左心房的血液不能顺利进入左心室，左心房压力升高，肺静脉回流至左心房的血液受阻，导致肺静脉压和肺毛细血管压增高，出现肺淤血、肺水肿等左心衰竭表现。

29. C 呼吸衰竭指各种原因引起的肺通气和（或）换气功能严重障碍，以致在静息状态下亦不能维持足够的气体交换，导致缺氧和（或）二氧化碳潴留，进而引起一系列病理生理改变和相应临床表现的综合征。

30. E 系统性红斑狼疮是一种具有多系统、多脏器损害表现，有明显免疫紊乱的慢性自身免疫性结缔组织疾病，血清中存在以抗核抗体为代表的多种致病性自身抗体。

31. D 常见的免疫抑制药包括环孢素、他克莫司、糖皮质激素、抗代谢药、烷化剂等。因抑制免疫，此类药物可造成机会感染（不选A）或感染性疾病复发（不选B）；增加患新生肿瘤的风险（不选C）。烷化剂和抗代谢药可导致骨髓抑制（不选E）。

32. C 腹膜有很强的吸收力，能吸收腹腔内的积液、血液、空气和毒素等。严重的腹膜炎可因腹膜吸收大量的毒性物质，而引起感染性休克。

33. E 腹腔镜检查一般适用于有游离腹水的患者，可见腹膜、网膜、内脏表面有散在或集聚的灰白色结节，浆膜失去正常光泽，呈浑浊粗糙样，取其活组织进行病理检查有确诊价值。

34. B 小细胞低色素性贫血是指平均红细胞体积、平均血红蛋白量和浓度低于正常值，常见于缺铁性贫血（选B）、铁粒幼细胞性贫血、珠蛋白生成障碍性贫血。大细胞性贫血见于巨幼细胞贫血（不选A）。正细胞正色素性贫血见于再生障碍性贫血、急性失血性贫血（不选D）、溶血性贫血（不选C）、白血病（不选E）等。

35. E 普鲁卡因属于酯类局部麻醉药，在血浆中被胆碱酯酶分解。利多卡因、布比卡因、依替卡因和罗哌卡因均属于酰胺类局部麻醉药，在肝内被肝微粒体酶系水解。

36. C 淀粉酶测定是急性胰腺炎早期最常用和最有价值的检查方法。血淀粉酶于起病后数小时开始升高（选C，不选B），8~12小时标本最有价值，24~48小时达高峰，持续3~5天后恢复正常。尿淀粉酶于起病后24小时才开始升高（不选A、D），48小时达高峰后缓慢下降，1~2周后逐渐降至正常（不选E）。

37. C 胃癌按组织类型分为腺癌、乳头状腺癌、管状腺癌、黏液腺癌、印戒细胞癌、腺鳞癌、鳞状细胞癌、小细胞癌、未分化癌、其他类型癌，其中以腺癌多见。

38. B 颅底骨折以线性骨折为主，易撕裂硬脑膜，产生脑脊液漏而成为开放性骨折。诊断颅底骨折最可靠的依据是有脑脊液漏的临床表现。

39. A 慢性肾衰竭的病因在我国以原发性慢性肾小球肾炎最常见（选A）。在发达国家，糖尿病肾病（不选B）、高血压肾小动脉硬化（不选D）为主要病因。

40. A 慢性失血是成人缺铁性贫血最重要、最常见的原因。反复小量失血可使体内贮存铁逐渐耗竭，如消化性溃疡出血、月经过多、肠息肉、肠道肿瘤、钩虫病、痔出血等。

41. C 急性胰腺炎是由多种病因导致胰酶在胰腺内被激活，引起胰腺及其周围组织水肿、出血甚至坏死等炎性损伤。国内胆石病、胆道感染、胆道蛔虫是急性胰腺炎发病的主要原因。大量饮酒和暴饮暴食均引起胰液分泌增加，并刺激Oddi括约肌痉挛，造成胰管内压增高，损伤腺泡细胞，也是导致本病反复发作的主要原因。

42. E 泌尿系统X线检查能发现90%以上的结石，且操作简便，为明确诊断应做X线检查（选E）。CT检查适用于X线、排泄性尿路造影、逆行或经皮肾穿刺造影等检查不能显示的或较小的输尿管中、下段结石（不选D）。MRI不常用于结石诊断（不选C）。

43. C 感染性心内膜炎多发生于心脏瓣膜病或先天性心脏病患者。最常见的症状是发热，体温一般＜39℃；心脏杂音可由基础心脏病和（或）心内膜炎导致瓣膜损害所致；可出现感染的非特异性症状如脾大、贫血等。血培养是诊断感染性心内膜炎的最重要方法，近期未接受过抗生素治疗的患者血培养阳性率可高达95%以上。

44. D 尿路刺激征包括尿频（不选A）、尿急（不选B）、尿痛（不选C）、排尿不尽感及下腹坠痛等（不选E），常见于尿路感染、结石等。排尿次数增多，而每次尿量不多，且每天尿量正常，称为尿频；有尿意便迫不及待地排尿且不能自制，并伴有尿失禁称为尿急；排尿时膀胱区和尿道有疼痛或灼热感称为尿痛。多尿指每天尿量超过2500ml，常见于糖尿病、尿崩症等（选D）。

45. D 风湿热病变过程可分为渗出期、增生期和硬化期，基本病理特点为形成特征性风湿小体，风湿小体是诊断风湿热的病理依据，可提示风湿活动。

46. D 总产程超过24小时称为滞产（选D）。潜伏期超过16小时为潜伏期延长（不选A）。活跃期超过8小时称为活跃期延长（不选B）。在胎儿娩出30分钟后，胎盘仍未排出称为胎盘滞留，易导致产后出血（不选C）。初产妇第二产程＞3小时，经产妇第二产程＞2小时，称为第二产程延长（不选E）。需要注意的是，2014新产程标准关于潜伏期和活跃期的数据有改变，规律宫缩至宫口开大6cm为潜伏期，初产妇＞20小时，经产妇＞14小时称潜伏期延长。宫口开大6cm至宫口开全为活跃期，此期宫口扩张速度＜0.5cm/h称活跃期延长。本题依旧使用旧产程即六轮妇产科护理学的数据。

47. A 一旦确诊肺炎链球菌肺炎即用抗生素治疗，首选的抗生素为青霉素，用药剂量和途径视病情、有无并发症而定。

48. D 妊娠滋养细胞肿瘤60%继发于葡萄胎，30%继发于流产，10%继发于足月妊娠或异位妊娠，其中侵蚀性葡萄胎全部继发于葡萄胎妊娠，绒毛膜癌可继发于葡萄胎妊娠，也可继发于非葡萄胎妊娠。

49. A 血管病变是胎盘早剥最主要的病因，多发生于妊娠期高血压疾病、慢性肾脏疾病或全身血管病变的孕妇；主要由于底蜕膜螺旋小动脉痉挛或硬化，引起远端毛细血管变性坏死甚至破裂出血，血液在底蜕膜层与胎盘之间形成胎盘后血肿，致使胎盘与子宫壁分离。

50. C 女性首次月经来潮称月经初潮，是青春期的重要标志。月经来潮提示卵巢产生的雌激素足以使子宫内膜增殖，雌激素达到一定水平且有明显波动时，引起子宫内膜脱落即出现月经。

51. C 急性腹泻轻度脱水时首选口服补液，口服补液盐（ORS）可用于预防脱水及纠正轻、中度脱水无严重呕吐者（选C）。仅补充水分而不补充电解质可导致低渗性脱水（不选A、E）。中、重度脱水伴周围循环衰竭者需要静脉补液（不选B、D）。

52. E 大量蛋白尿（尿蛋白＞3.5g/d）是肾病综合征的始动因素，可使白蛋白丢失，血液胶体渗透压降低，有效血容量减少，是最根本和最重要的病理生理改变，也是导致其他三大临床表现的基本原因，对机体的影响最大。

53. B 嗜铬细胞瘤起源于肾上腺髓质或肾上腺以外的交感神经及副交感神经的副神经节上的嗜铬细胞。

54. E 高级神经中枢功能失调在高血压发病中占主导地位（选E），发病机制为交感神经系统活动亢进，血浆儿茶酚胺浓度升高，阻力小动脉收缩增强而导致高血压。其他发病机制还有肾脏机制、激素机制（肾素-血管紧张素-醛固酮系统失衡，不选B）、血管机制、胰岛素抵抗（不选D）。

55. E 产褥病率是指分娩24小时以后的10天之内，每天测量体温4次，间隔4小时，有2次≥38℃。产褥病率常由产褥感染引起，也可由生殖道以外感染如尿路感染、呼吸系统感染及乳腺炎等引起。

56. A 手术治疗是早期肺癌的最佳治疗方法，分为根治性与姑息性手术，应当力争根治性切除，以期达到切除肿瘤、减少肿瘤转移和复发的目的。

57. E 检查者一手的两指或一指放入阴道内，另一手放在腹部配合检查，称双合诊检查，是妇科检查中最重要的项目（不选A）。充盈的膀胱影响妇科检查，手术时易误伤，妇科检查和手术前应排空膀胱（不选B）。正常情况下卵巢偶可触及，触后稍有酸胀感（不选D），正常输卵管不能触及（不选C）。正常情况下触及宫颈无不适，若有接触性出血和宫颈举痛，应进一步排查是否有妇科病变或产科疾病（选E）。

58. D 急性肾损伤少尿或无尿期，因尿排钾减少、酸中毒时细胞内钾转移至细胞外等因素常出现高钾血症。高钾血症可致各种心律失常，严重者发生心室颤动或心脏骤停，是最主要的电解质紊乱和最危险的并发症，是少尿期的首位死因。

59. C 腰椎管狭窄症有先天性和后天性病因。先天性椎管狭窄病多因骨发育不良所致，后天性椎管狭窄常由椎管退行性变所致。

60. E 胸部CT检查是确诊支气管扩张症的主要检查手段，可显示支气管扩张的征象，明确病变部位、范围及性质；支气管造影是确诊支气管扩张症的影像学检查之一，但因其为创伤性检查，现已被高分辨率CT取代。

61. C 特异性感染指由一些特殊的病菌、真菌等引起的感染，可引起较为独特的病变如结核、破伤风、气性坏疽、假丝酵母菌病等。

62. D 头痛、呕吐、视神经乳头水肿是颅内压增高的典型表现，称为颅内压增高"三主征"。

63. B 前庭大腺炎起病急，多发于一侧，可见局部皮肤红肿、灼热、压痛明显；可致行走不便，有时会致大、小便困难；脓肿形成时，疼痛加剧，可触及波动感（选B）。外阴炎表现为外阴皮肤瘙痒、疼痛、烧灼感，于活动、性交、排尿及排便时加重，局部可见抓痕（不选A）。尿道炎表现为尿痛、排尿困难（不选C）。外阴白色病变表现为外阴奇痒，局部皮肤黏膜色素减退（不选D）。

64. B 第一产程又称宫颈扩张期，指从规律宫缩开始至宫口开全（10cm）。

65. A 消化性溃疡急性穿孔主要表现为弥漫性腹膜炎，呈突发剧烈上腹部疼痛，持续而加剧，可蔓延至全腹。

66. A 觅食反射、拥抱反射、握持反射、吸吮反射等出生时存在，以后逐渐消失（选A）。角膜反射、瞳孔反射、结膜反射、吞咽反射等出生时存在且终身不消失（不选C）。提睾反射（不选D）、膝腱反射（不选E）、腹壁反射（不选B）出生时不存在，出现后永不消失。

67. B 病毒、细菌、支原体等病原体感染是慢性支气管炎病情加重的重要因素（选B）。吸烟是最重要的环境发病因素（不选A），职业粉尘和化学物质、空气污染、免疫功能紊乱等也与慢性支气管炎的发生和发展有关。

68. A 上消化道出血常见的病因包括消化性溃疡、食管胃底静脉曲张破裂、急性糜烂出血性胃炎、胃癌等。其中，最常见的病因是消化性溃疡。

69. C 肺是多器官功能障碍综合征最常见的器官，同时也是最常见的首发器官。肺容易受损伤的主要原因包括来自全身的静脉血中的细菌、内毒素等将在肺内被处理；肺组织中富含的巨噬细胞被激活后可释放大量炎症介质；肺内小血管内皮细胞与炎症细胞作用，导致局部炎症反应失控。

70. C 左心衰竭患者心肌收缩力减弱，左心室射血减少，导致左心房压和肺静脉压升高，血液淤滞在肺部，引发肺淤血（选C）。心绞痛患者以发作性胸痛为主要表现（不选A）。右心衰竭患者以体循环淤血为主要表现（不选B）。慢性肺源性心脏病发展缓慢，临床上除原有支气管、肺和胸廓疾病的各种症状和体征外，逐步出现呼吸衰竭、右心衰竭以及其他脏器功能损害的表现（不选D）。高血压是以体循环动脉压升高为主要临床表现的心血管综合征（不选E）。

71. A 支配心脏的传出神经为交感神经系统的心交感神经和副交感神经系统的迷走神经。交感神经兴奋时，心率加快、心肌收缩力增强，外周血管收缩，血管阻力增加，血压升高；副交感神经兴奋时则相反。

72. E 经抗结核治疗胸腔积液仍未减少者，须行胸腔积液病理学检查及胸膜活检，不仅可做出疾病诊断，且可对肿瘤性病变进行病理组织学分型，为选择治疗方案和评价预后提供重要的依据。

73. E 稳定型心绞痛也称劳力性心绞痛，是在冠状动脉严重狭窄的基础上，由于心脏负荷增加引起心肌一过性缺血、缺氧，未发生心肌坏死。急性心肌梗死是指在冠状动脉病变的基础上，发生冠状动脉血供急剧减少或中断，使相应心肌严重、持久地缺血而导致部分心肌急性坏死。

74. A 血肌酐和血尿素氮测定有助于判断肾功能损害的程度（选A）。黄疸指数是监测肝功能的指标（不选B）。中心静脉压是监测心功能的指标（不选C）。凝血酶原时间（不选D）、纤维蛋白原、鱼精蛋白副凝固试验（"3P"试验，不选E）等可了解有无凝血功能异常。

75. E 再生障碍性贫血确诊依据主要为骨髓象检查，可见多部位骨髓增生减低，粒、红系及巨核细胞减少，淋巴细胞及非造血细胞分类明显增多，骨髓小粒空虚。白血病多数骨髓象增生明显活跃或极度活跃，以原始细胞和幼稚细胞为主，正常较成熟的细胞显著减少。

76. D 颈椎结核可见咽后壁脓肿（不选A）；胸椎结核多表现为椎旁脓肿（不选E）；腰椎结核脓液聚集在腰大肌鞘内，可沿髂腰肌筋膜流注到腹股沟部、小转子甚至腘窝部（选D）。

77. E 在我国，原发型肝癌常在肝硬化的基础上发生，患者常有乙型肝炎病毒感染→慢性肝炎→肝硬化→肝癌的病史（选E）。其他病因：黄曲霉的代谢产物黄曲霉毒素有强烈的致癌作用（不选B）；某些化学物质和药物如亚硝胺类（不选C）、有机氯农药、雄激素以及某些类固醇均是诱发肝癌的危险因素；长期饮用污染水、藻类异常繁殖的河沟水（不选 A）。

78. D 二尖瓣狭窄的典型体征为听诊可闻及心尖区第一心音亢进和舒张期隆隆样杂音，X 线检查典型表现为心影呈梨形，病情持续进展可出现肺动脉高压，P_2 亢进。内科治疗以无症状或心功能Ⅰ级的患者为主；有症状且心功能Ⅱ级以上者均应手术治疗。对隔膜型二尖瓣狭窄，特别是瓣叶活动好、没有钙化、听诊心尖区第一心音较脆、有开瓣音的患者，且未合并心房颤动及左心房附壁血栓，可行二尖瓣分离术（选 D）；瓣膜病变严重或不符合上述条件时，主张行人工二尖瓣置换术（不选 E）。

79. A 高危妊娠因素包括孕妇年龄＜16 岁或≥35 岁（选 A）、妊娠前体重过轻或超重、身高＜145cm、家族中有遗传性疾病（不选 E）；孕妇有过流产、异位妊娠及异常分娩史，如早产、剖宫产史（不选 B）；有妊娠合并症，如心脏病、高血压、糖尿病等（不选 D）；有妊娠并发症，如前置胎盘、胎盘早剥等；有可能造成难产的因素，如胎位异常、巨大儿、多胎妊娠（不选 C）等。

80. E 铁摄入量不足致造血物质缺乏是小儿营养性缺铁性贫血最常见的病因（选 E）。其他病因包括先天储铁不足（不选 C）、生长发育快（不选 B）、长期腹泻导致铁吸收障碍（不选 A）、慢性失血导致铁丢失过多（不选 D）等。

81. E 急性肾小球肾炎主要是由 A 组 β 溶血性链球菌感染诱发的免疫反应所致，针对链球菌致病抗原的抗体可能与肾小球内成分发生交叉反应，引起循环或原位免疫复合物沉积，诱发补体异常活化等而致病，导致肾小球内炎性细胞浸润。

82. B 恶性肿瘤易发生转移，转移途径包括直接蔓延（不选 A）、淋巴转移（不选 C）、血行转移（不选 D）、种植性转移（不选 E）。

83. B 肠梗阻按基本病因可分为机械性肠梗阻、动力性肠梗阻、血运性肠梗阻。其中机械性肠梗阻最为常见，多为粘连性肠梗阻，由腹腔内手术、炎症、创伤、出血、异物等引起。

84. C 风湿性心脏瓣膜病是风湿热引起的风湿性心脏炎症所致的心瓣膜损害，主要累及 40 岁以下人群，女性多见，临床上以二尖瓣最常受累，其次为主动脉瓣。

85. C 脂质代谢异常是动脉粥样硬化最重要的危险因素，包括高密度脂蛋白降低（选 C），低密度脂蛋白（不选 D）、极低密度脂蛋白（不选 E）、总胆固醇和甘油三酯（不选 A、B）增高。

86. A 结核分枝杆菌经血行播散进入肾，主要在双侧肾皮质的肾小球周围毛细血管丛内，形成多发性微小结核病灶。由于该处血液循环丰富，修复力较强，如果患者免疫状况良好，感染细菌的数量少或毒力较小，这种早期微小结核病变可全部自行愈合，临床上常不出现症状，但尿中可检测到结核分枝杆菌，称为病理肾结核（选 A）。病变继续发展，穿破肾乳头到达肾盏、肾盂，发生结核性肾盂肾炎，出现临床症状及影像学改变，称为临床肾结核（不选 B）。少数患者肾功能完全丧失、输尿管完全闭塞，含结核分枝杆菌的尿液不能流入膀胱，膀胱继发性结核病变逐渐好转和愈合，膀胱刺激症状也逐渐缓解甚至消失，尿液检查也趋于正常，称为肾自截（不选 D）。病变由肾蔓延至膀胱，散在结核结节形成，并相互融合形成溃疡，愈合后膀胱壁广泛纤维化和瘢痕收缩，使膀胱壁失去伸张能力，膀胱容量显著减少，称为膀胱挛缩（不选 E）。

87. C 肾盏颈或肾盂出口因纤维化发生狭窄，可形成局限的闭合性脓肿或结核性脓肾。

88. A 急性肾小球肾炎尿液显微镜检查除红细胞外，可有透明、颗粒或红细胞管型。

89. B 急性肾盂肾炎常由革兰阴性杆菌感染引起。几乎所有的尿路感染患者都会有白细胞尿，急性肾盂肾炎患者尿中可发现白细胞管型。

90. D 肾后性急性肾损伤是由肾以下尿路梗阻引起，多见于输尿管结石、良性前列腺增生、盆腔肿瘤压迫输尿管等（选 D）。大面积烧伤（不选 C）、低血容量性休克（不选 E）和心力衰竭（不选 B）均易致肾灌注不足而造成肾前性急性肾损伤。

91. A 蛇咬伤可造成肾中毒，引起肾实质损伤，是导致肾性急性肾损伤常见的原因。

92. B 成熟的精子在精液中没有使卵子受精的能力，必须在女性生殖道孵育一段时间获能后才可受精。精子在离开精液后经宫颈管、宫腔进入输卵管时，精子顶体表面的糖蛋白被生殖道分泌物中的 α、β 淀粉酶降解，同时顶体膜结构中的胆固醇与磷脂比率和膜电位发生变化，降低顶体膜稳定性，此过程称精子获能。获能的主要场所为子宫（选 B），其次为输卵管（不选 A）。

93. A 输卵管为精子与卵子的结合场所，也是运送受精卵的管道，其中正常受精多发生在输卵管的壶腹部。

94. A 受精卵在宫腔以外着床称为异位妊娠。异位妊娠包括输卵管妊娠、卵巢妊娠、腹腔妊娠、宫颈妊娠及阔韧带妊娠，其中输卵管妊娠最常见，占异位妊娠的 95%。

95. C 嵌顿性疝疝囊颈较小且腹内压力突然增高时，疝内容物可强行扩张疝囊颈而进入疝囊，随后因囊颈的弹性收缩，又将内容物卡住，使其不能回纳（选 C）。绞窄性疝为疝内容物嵌顿时间过久，疝内容物发生血液循环障碍而坏死所致（不选 D）。易复性疝的疝内容物易回纳入腹腔（不选 A）。股疝平卧回纳内容物后，疝块有时不能完全消失（不选 E）。

96. B 难复性疝的疝内容物不能回纳或不能完全回纳入腹腔内，但并不引起严重症状。

97. E 皮质醇增多症（库欣综合征）患者出现高血压的原因是水、钠代谢紊乱。糖皮质激素（主要是皮质醇）与醛固酮结构相似，有一定的醛固酮样作用（保钠、保水和排钾作用）。

98. C 人体产生的糖皮质激素以皮质醇为主，糖皮质激素可促进肝外组织，特别是肌肉组织的蛋白质分解，促进氨基酸转运至肝脏，作为糖异生的原料；同时又抑制蛋白质的合成，出现淋巴组织萎缩、骨质疏松、皮肤变薄、肌肉组织萎缩和肌无力、伤口延迟愈合等情况。

99. B 皮质醇增多症（库欣综合征）是各种原因所致糖皮质激素分泌过多而导致的以向心性肥胖、满月脸、多血质外貌、紫纹、高血压和骨质疏松等表现的临床综合征。糖皮质激素可提高四肢脂肪酶的活性，促进脂肪分解和脂肪酸在肝内的氧化，促使脂肪重新分布，故患者表现为锁骨上窝、颈背部和腹部脂肪堆积增多而四肢相对瘦小。

100. D 皮质醇增多症（库欣综合征）可导致性腺功能紊乱，分泌大量雄激素（如脱氢表雄酮、雄烯二酮、睾酮），女性患者表现为痤疮、多毛、不孕。

强化试卷四

1. B 生理情况下，雌激素使阴道上皮增生变厚并增加细胞内糖原含量，糖原在阴道乳杆菌作用下转化为乳酸，维持阴道正常的酸性环境（pH ≤ 4.5，多在 3.8~4.4），抑制其他病原体生长，称为阴道自净作用。

2. C 白细胞正常值为（4~10）$\times 10^9$/L，中性粒细胞（包括杆状核及分叶核）分类 0.50~0.70。

3. D 成人尿的正常 pH 为 4.5~7.5，平均 pH 为 6，呈弱酸性。

4. D 淀粉酶测定是急性胰腺炎早期最常用和最有价值的检查方法。血淀粉酶于起病后数小时开始升高，8~12 小时标本最有价值，24~48 小时达高峰，持续 3~5 天后恢复正常，超过正常值 3 倍即可诊断。

5. A 普萘洛尔（心得安）属 β 受体阻滞剂，能有效控制甲状腺功能亢进症的症状，且用药后不会引起腺体充血，有利于手术操作。由于普萘洛尔在体内半衰期不到 8 小时，故于术前 1~2 小时必须再口服 1 次。

6. A 凡婚后未避孕、有正常性生活、夫妇同居 1 年而未受孕者，女性称为不孕症。既往从未有过妊娠史，未避孕而从未孕者为原发不孕；既往有过妊娠史，而后未避孕连续 12 个月未孕者为继发不孕。

7. C 根据病程，小儿腹泻分为急性腹泻（病程＜2 周）、迁延性腹泻（病程 2 周至 2 个月）和慢性腹泻（病程＞2 个月）。

8. C 出生后 3 个月约 80% 的婴儿会形成动脉导管的解剖性关闭；到 1 岁时约 95% 的婴儿会形成动脉导管的解剖性关闭。

9. E 心脏骤停行口对口人工呼吸，可使患者的 PaO_2 达到 75~85mmHg。

10. C 白细胞分类主要是中性粒细胞和淋巴细胞比例的变化，出生时以中性粒细胞为主，随着白细胞总数下降，中性粒细胞比例也相应下降，出生后 4~6 天两者比例相等；随后淋巴细胞比例逐渐上升，1~2 岁后中性粒细胞逐渐上升，至 4~6 岁时两者比例又相等；此后以中性粒细胞为主，逐渐达成人水平。

11. C 成人的细胞外液约占其体重的 20%，60kg×20%=12kg，约为 12 000ml。

12. B 超急性排斥反应多发生于移植器官恢复血流后数分钟至数小时内。通常是由于受者体内预先存在针对供者特异性抗原的抗体迅速与移植物内皮细胞结合，激活补体而破坏靶细胞，同时激活凝血反应导致移植物微血管系统广泛微血栓形成。

13. B 甲胎蛋白（AFP）是诊断肝癌的特异性指标，

也是肝癌的定性检查，有助于诊断早期肝癌，广泛用于普查、诊断、判断治疗效果及预测复发。血清 AFP ＞400μg/L，并排除妊娠、活动性肝病、生殖腺胚胎瘤等疾病，即可考虑肝癌的诊断。

14. C 在白血病化疗早期，由于大量白血病细胞破坏分解而引起高尿酸血症，可导致尿酸结石梗阻、少尿或急性肾损伤。

15. A 医疗不良事件是指临床诊疗活动中以及医院运行过程中，任何可能影响患者的诊疗结果、增加患者的痛苦和负担并可能引发医疗纠纷或医疗事故及影响医疗工作的正常运行和医务人员人身安全的因素和事件。医务人员在医疗活动中发生或者发现医疗事故、可能引起医疗事故的医疗过失行为或者发生医疗事故有争议的，应当按照规定逐级报告。

16. A 慢性阻塞性肺疾病的主要特征是持续气流受限导致肺通气功能障碍。随着病情进展，肺组织弹性日益减退，肺泡持续扩大、回缩障碍，导致残气量及残气量占肺总量的百分比增加。

17. B 血培养标本使用血培养瓶，主要是检测血液中的致病菌。

18. E 新生儿颅内出血的病因包括早产；产伤性颅内出血（不选 A），如臀位产（不选 B）、急产、产程延长等均可导致大脑镰、小脑幕撕裂而致硬脑膜下出血；缺氧，凡能引起缺氧的因素均可导致颅内出血，如宫内窘迫、新生儿窒息（不选 D）等；其他因素如高渗液体输入不当（不选 C）、频繁吸引等。

19. B 肠外营养输注途径主要有中心静脉和周围静脉途径，周围静脉途径具有应用方便、安全性高、并发症少而轻等优点，短期（＜2 周）肠外营养者首选周围静脉（不选 A）。静脉营养导管严禁输入其他液体、药物及血液，也不可在此处采集血标本或测中心静脉压（选 B）。怀疑出现导管脓毒症者，应做营养液细菌培养及血培养；更换输液袋及输液管（不选 C）。肠外营养时，应监测血糖（不选 D）。无 3L 袋时，可采用多瓶输液系统，无全营养混合液输注条件时，可采用单瓶输注（不选 E）。

20. C 胰岛素对糖代谢的生理作用包括促进糖原合成（不选 D）、抑制糖异生（不选 E）、促进葡萄糖的利用和转化（不选 A、B）。

21. A 继发性腹膜炎的致病菌主要为胃肠道内的常驻菌群，其中以大肠埃希菌最多见，其次为厌氧拟杆菌、链球菌、变形杆菌等。

22. D 血栓闭塞性脉管炎患者发病的外在因素主要包括吸烟、寒冷潮湿、慢性损伤及感染等；内在因素主要包括自身免疫功能紊乱、性激素和前列腺素失调及遗传等。其中，吸烟是其发生的重要诱因。

23. A 淀粉酶测定是急性胰腺炎早期最常用和最有价值的检查方法，血淀粉酶（成人正常值 35~135U/L）超过正常值 3 倍即可诊断。胆石病是急性胰腺炎的主要病因（选 A），患者进食后分泌的胰液不能经胰管流出道顺利排至十二指肠，胰管内压升高，导致急性胰腺炎。单纯过度进食引起急性胰腺炎者相对少（不选 B）。

24. E 体格生长应选用易于测量、有较好人群代表性的指标来表示，常用指标有体重、身高（长）、坐高（顶臀长）、头围、胸围、上臂围、皮下脂肪厚度等。

25. C 猩红热多在发热后 24 小时内出疹，始于耳后、颈及上胸部，迅速蔓延全身，典型皮疹为在皮肤上出现均匀分布的弥漫充血性针尖大小的丘疹，压之褪色，伴有痒感，疹间无正常皮肤。

26. B 法洛四联症由右心室流出道狭窄、室间隔缺损、主动脉骑跨和右心室肥厚 4 种畸形组成；其中，右心室流出道狭窄是决定患儿的病理生理、病情严重程度及预后的主要因素。

27. D 肺癌或称原发性支气管肺癌，为起源于呼吸上皮细胞（支气管、细支气管和肺泡）的恶性肿瘤。

28. A 在我国，风湿热是二尖瓣狭窄的主要病因，主要与 A 组 β 溶血性链球菌反复感染有关（选 A）。患者感染链球菌后产生异常免疫反应，链球菌抗原与抗链球菌抗体可形成循环免疫复合物，沉积于人体关节滑膜、心肌、心瓣膜等，激活补体成分产生炎性病变。其他少见的病因有先天畸形（不选 C）、退行性改变和结缔组织病（不选 B）等。

29. C 母乳中的矿物质含量较低（不选 A），钙、磷比例为 2∶1，易于吸收（选 C）。母乳中含不饱和脂肪酸较多（不选 B），其中蛋白质以乳清蛋白为主（不选 D），且碳水化合物含量较高，以乙型乳糖为主（不选 E）。

30. E 继发性腹膜炎是继发于腹腔内脏器的炎症、破裂、穿孔、腹部创伤或手术等引起的大量消化液及细菌进入腹膜腔引起的急性炎症。原发性腹膜炎又称自发性腹膜炎，腹腔内或邻近组织没有原发病灶，由细菌通过血行播散、上行性感染、直接扩散等途径进入腹膜腔引起。二者最主要的区别点为腹腔内有无原发病灶。

31. E 环境因素是哮喘的激发因素，环境因素包括变应性因素和非变应性因素，变应性因素如室内变应原（尘螨、家养宠物、蟑螂）、室外变应原（花粉、草粉）、职业变应原（油漆、饲料、活性染料）、食物（鱼、虾、蛋类、牛奶）、药物（阿司匹林、抗生素）等；非变应性因素如大气污染、吸烟、运动、肥胖、呼吸道感染等。

32. E 检查者一手示指伸入直肠，另一手在腹部配合检查，称直肠-腹部诊。此种检查一般适用于无性生活史、阴道闭锁或有其他原因不宜经阴道检查的患者。

33. E 高血压发病的可能相关因素包括遗传（基因显性遗传和多基因关联遗传两种方式，不选D）、饮食（高钠、低钾、高饱和脂肪酸等，不选A）、精神应激、吸烟（不选B）、肥胖（常伴高胆固醇血症，不选C）、药物（如避孕药、非甾体抗炎药）、睡眠呼吸暂停低通气综合征等。经常性适度的体育锻炼和体力劳动可增加能量消耗、降低血压、改善糖代谢等（选E）。

34. E 诊断宫颈癌常采用宫颈刮片细胞学检查、阴道镜检查、宫颈活组织检查“三阶梯”诊断程序。宫颈刮片细胞学检查是筛查早期宫颈癌简便、经济的检查方法（不选D）。若宫颈刮片细胞学检查筛查有异常，可进一步行阴道镜检查（不选C）。宫颈活组织检查是确诊宫颈癌前病变和宫颈癌的可靠方法（选E）。宫颈碘试验是协助宫颈活组织检查发现宫颈异常的方法，在碘不着色区取材行活组织检查可提高诊断率（不选A）。

35. B 胸腔穿刺抽出血液和气体是诊断外伤性血气胸最简便可靠的依据（选B）。胸部X线检查见液平面及胸部超声探查见液平面考虑气胸伴积血或积液（不选D）。

36. C 大部分肛瘘由直肠肛管周围脓肿引起，于脓肿自行破溃或切开引流处形成外口。

37. A 在我国，肝硬化最常见的病因是病毒性肝炎。乙型、丙型、丁型和庚型肝炎均可发展为肝硬化，以乙型肝炎最常见。甲型和戊型肝炎一般不会发展为肝硬化。

38. D 甲状腺危象发病机制为大量甲状腺激素入血，多发生于较重甲状腺功能亢进症未予治疗或治疗不充分的患者。常见诱因有感染、手术、创伤、精神刺激等。临床表现有高热或超高热、大汗、心动过速（>140次/分）、烦躁、焦虑、不安、谵妄、恶心、呕吐、腹泻，严重患者可有心力衰竭、休克及昏迷等。

39. A 精子与卵子多相遇于输卵管壶腹部（不选C），两者结合形成受精卵的过程称为受精，只有发生顶体反应的精子才能与次级卵母细胞融合（选A）。受精常发生在排卵后12小时内，整个过程约为24小时（不选E）。之后受精卵在有丝分裂的同时，向宫腔方向移动，约在受精后第3天，分裂成16个细胞的实心细胞团，称为桑椹胚（不选B）。晚期囊胚种植于子宫内膜的过程，称受精卵着床（不选D）。

40. C 甲状腺激素能促进机体的新陈代谢和生长发育，特别是对脑和骨骼的正常发育和功能有重要作用。甲状腺激素缺乏可引起婴幼儿呆小病（选C），成人黏液性水肿。巨人症由生长激素过多引起（不选A）。矮小症由生长激素不足引起（不选B）。肾上腺皮质功能不全可导致糖皮质激素、醛固酮分泌不足（不选D）。尿崩症由血管升压素分泌不足引起（不选E）。

41. B 引起再生障碍性贫血的药物有氯霉素、磺胺类药物、四环素、链霉素、异烟肼、保泰松、吲哚美辛、阿司匹林、抗惊厥药、抗甲状腺药、抗肿瘤药等。其中，氯霉素最常见，其致病作用与剂量无关，而与个人敏感性有关。

42. C X线检查有助于诊断类风湿关节炎、监测疾病进展和判断疾病分期，以手指及腕关节的X线检查最有价值。

43. E 腹腔内空腔脏器穿孔、损伤引起的腹壁或内脏破裂，是引起急性继发性化脓性腹膜炎最常见的原因，其中以急性阑尾炎坏疽穿孔最为常见，胃十二指肠溃疡急性穿孔次之。

44. E 脑干损伤时初期两侧瞳孔不等大，伤侧瞳孔散大，对光反射消失，眼球向下外倾斜；两侧损伤时，两侧瞳孔散大，眼球固定。

45. D 腹壁强度降低（如腹壁有薄弱点或缺损）和腹内压力增高是腹外疝发生的两个主要原因。正常人虽有腹内压增高情况，但若腹壁强度正常，则不发生疝。因此腹壁强度为腹外疝发生的决定性因素。

46. D 阑尾管腔阻塞是急性阑尾炎最常见的病因，主要由淋巴滤泡明显增生、肠石阻塞引起。其他常见病因还包括细菌侵入、阑尾先天畸形等。

47. C 尿道外伤的病理类型有尿道挫伤（不选A）、尿道裂伤（不选B）、尿道断裂（不选D）。尿道壁部分断裂属于尿道裂伤（不选E）。尿道狭窄是尿道外伤的常见并发症（选C）。

48. E 胆汁的功能包括清除肝代谢产物（不选A）、乳化脂肪（不选B）、中和胃酸（不选C）、刺激肠蠕动（选E）、抑制肠道内致病菌的生长繁殖和内毒素的形成等（不选D）。

49. E 排泄性尿路造影需要静脉注射有机碘造影剂，造影前应做碘过敏试验（选E）。试验前1天需要口服缓泻药排空肠道，以免大便或肠内积气影响显影效果（不选A）；禁食、禁饮6~12小时，使尿液浓缩，增加尿路造影剂浓度（不选B、D）；造影前排空膀胱防止尿液稀释影响显影效果（不选C）。

50. A 骨盆入口平面狭窄以骨盆入口平面前后径狭窄为主，其形态呈横扁圆形，以扁平型骨盆最常见。

51. E 开放性气胸患侧胸膜腔与外界大气相通，呼吸时两侧胸膜腔的压力发生变化，可出现吸气时纵隔向健侧移位，呼气时又移回患侧，导致纵隔位置随呼吸而左右摆动，称为纵隔扑动，是其特有的病理生理变化。

52. B 深Ⅱ度烧伤伤及真皮乳头层以下，痛觉迟钝，创面苍白与潮红相间，水疱较小，疱壁较厚（选B）。Ⅰ度烧伤伤及表皮浅层，皮肤红斑，无水疱（不选A）；浅Ⅱ度烧伤伤及表皮生发层和真皮浅层（乳头层），产生大小不一的水疱，疱壁薄，含黄色液体，基底潮红，疼痛剧烈（不选C、E）；Ⅲ度伤及皮肤全层，皮下、肌肉或骨骼痛觉消失，创面无水疱（不选D）。

53. B 高渗性脱水的特点是失水多于失钠，血钠＞150mmol/L，细胞外液和细胞内液都减少。

54. D 某个疾病的并发症通常与该病有直接因果关系，但并非该病的必然结果；必然出现的结果应列为该病的临床表现。具体到本题，大出血必然会导致失血性休克，所以，休克应为该患者的临床表现（不选A）；而对门静脉高压症患者，消化道大出血是肝性脑病最常见的诱因，肝性脑病是否发生及其严重程度主要取决于患者的肝功能损害程度，而非上消化道大出血，因此，食管胃底静脉曲张破裂大出血的最常见并发症是肝性脑病（选D）。

55. E 肾源性水肿的基本病理生理改变为水、钠潴留，可分为肾炎性水肿和肾病性水肿两种类型。肾炎性水肿的主要原因是肾小球滤过率下降，因水肿组织间隙蛋白质含量高，水肿首先出现在组织疏松部位，如眼睑和颜面部（选E）。肾病性水肿的主要原因是长期、大量蛋白尿造成低白蛋白血症，血浆胶体渗透压下降，液体从血管渗入到组织间隙，因组织间隙蛋白含量低，水肿多从下肢开始（不选A）。心源性水肿的主要原因是右心衰竭，水肿的特点是首先出现于身体低垂部位，从足部开始，向上延及全身，经常卧床者以腰骶部较为明显（不选D）。肝源性水肿最常见的原因是肝硬化，主要表现为腹水，也可首先出现于踝部，由下而上蔓延。

56. D 面部危险三角区是由两侧口角至鼻根连线所形成的三角形区域。面部上唇周围和鼻部“危险三角区”的疖肿，如被挤压或挑刺，容易促使感染沿内眦静脉和眼静脉向颅内扩散，引起化脓性海绵状静脉窦炎，严重者可致死亡。

57. C 脑电图是诊断癫痫最重要的检查方法，对发作性症状的诊断有很大价值，有助于明确癫痫的诊断、分型和确定特殊综合征。

58. D 上消化道出血常见的病因包括消化性溃疡、食管胃底静脉曲张破裂、急性糜烂出血性胃炎、胃癌等。其中，最常见的病因是消化性溃疡。

59. E 颈静脉充盈、怒张是右心衰竭的主要体征，肝颈静脉反流征阳性更具特征性（选E）。消化道反应是右心衰竭最常见的症状，胃肠道及肝淤血时可引起腹胀、恶心、呕吐、食欲减退等（不选D）。持续慢性右心衰可致心源性肝硬化，晚期肝功能损害可引起黄疸、腹水（不选B）；肝硬化失代偿期最早可出现腹水，由于门静脉压力增高所致，可致腹围增大（不选C）。右心衰竭引起的水肿从足、踝开始，逐渐向上蔓延，呈对称性、凹陷性；肝硬化出现低白蛋白血症，常有下肢水肿出现（不选A）。

60. E 心绞痛发作宜选用作用较快的硝酸酯制剂，这类药物除可扩张冠状动脉，增加冠状动脉血流量外，还可扩张外周血管，减轻心脏负荷和减少心肌耗氧量，从而缓解心绞痛。硝酸甘油是防治心绞痛的首选药（选E）；硝酸异山梨酯作用及机制与硝酸甘油相似，但作用较弱，起效较慢（不选A）。

61. E 急性肾盂肾炎的病原体以革兰阴性杆菌为主，最常见的致病菌为大肠埃希菌。机体抵抗力降低如糖尿病或长期应用免疫抑制药者，更易患病。

62. C 凝血酶原时间和凝血酶原活动度测定，可以迅速反映肝坏死程度及预后。

63. C 心肌缺血损伤时的生化指标变化较多，如心肌酶和心肌蛋白等，检测敏感的心肌坏死标志物（如肌红蛋白、肌钙蛋白、肌酸激酶同工酶）有助于发现无心电图改变的小梗死灶。

64. E 诊断性腹腔穿刺术和腹腔灌洗术对于判断腹腔内脏器有无损伤和脏器损伤的类型有重要意义。腹腔穿刺若抽到不凝血，提示为实质性脏器或血管破裂所致的内出血；若抽到血液迅速凝固，提示误入血管或血肿；若穿刺液中淀粉酶含量增高，提示胰腺或胃、十二指肠受损。

65. E 系统性红斑狼疮（SLE）患者血清中可以查到多种自身抗体，它们的临床意义是SLE诊断的标记、疾病活动性的指标及提示可能出现的临床亚型。抗核抗体可见于几乎所有的系统性红斑狼疮患者，是筛选系统性红斑狼疮的首选检查。SLE活动性指标有血沉增快、C反应蛋白升高、IgG升高、血清补体下降等。

66. E 结肠镜检查可观察到肠内典型病变，取活组织行病理检查可确诊（选E）。X线钡剂检查具有重要的诊断价值，但不是确诊检查（不选C）。血沉增快无特异性（不选A）。

67. B 体液的总量和分布与年龄有关，年龄越小，体液总量占体重的百分比越高，主要是间质液比例较高，血浆、细胞内液占体重的比例与成人相近。

68. C 慢性肾衰竭可表现为代谢紊乱，即出现糖耐量异常、高甘油三酯血症、高胆固醇血症和血白蛋白水平下降等。代谢产物蓄积导致机体尿浓缩功能障碍，临床上可根据血肌酐和内生肌酐清除率反映代谢产物蓄积程度。

69. B 冠状动脉粥样硬化会引起管腔狭窄，血流量减少。寒冷刺激、重体力活动、情绪激动、用力大便等会使左心室负荷明显加重，心肌耗氧量剧增，冠状动脉狭窄失代偿引起一过性心肌缺血，导致心绞痛发作。

70. D 成人艾滋病最主要的传播途径为性传播（选D），其他途径包括血液 - 体液传播（不选 A），如共用针具静脉吸毒、输入被 HIV 污染的血制品及介入医疗操作等；母婴传播（不选 B），通过胎盘、阴道分娩、产后血性分泌物和哺乳等传播。

71. A 肺脓肿多为混合性感染，包括厌氧菌、需氧菌和兼性厌氧菌感染，其中最常见的致病菌是厌氧菌。

72. C 小儿咽鼓管相对宽、短、直，呈水平位，上呼吸道感染易经此管侵入中耳导致中耳炎。

73. D 心肌炎是心肌的炎症性疾病，最常见的病因为病毒感染，柯萨奇 B 组病毒是最常见的致病原因（选D）。细菌（不选 E）、真菌、螺旋体、立克次体、原虫、蠕虫等感染也可引起心肌炎，相对少见。非感染性心肌炎的病因包括电离辐射（不选 B）、药物中毒（不选 A）、血管炎等。

74. E 引起局部麻醉药毒性反应的原因包括一次用药超过最大安全剂量（不选 A）、药物误注入血管内（不选 B）、注射部位血液供应丰富或局部麻醉药中未加入血管收缩药（不选 C）、患者对局部麻醉药耐受能力降低（不选 D）等。

75. C 在我国，原发型肝癌常在肝硬化的基础上发生（不选 B），患者常有乙型肝炎病毒感染→慢性肝炎→肝硬化→肝癌的病史（不选 A）。其他病因：黄曲霉的代谢产物黄曲霉毒素有强烈的致癌作用（不选 E）；某些化学物质和药物如亚硝胺类、有机氯农药、藻类毒素（不选 D）、雄激素以及某些类固醇均是诱发肝癌的危险因素。

76. E 女性外生殖器包括阴阜、大阴唇、小阴唇、阴蒂和阴道前庭。阴蒂位于小阴唇顶端的联合处（选E），类似男性的阴茎海绵体组织，有勃起性。大阴唇是位于小阴唇外侧的一对纵行隆起皱襞（不选 C）。尿道外口位于阴蒂头后下方（不选 D）。阴道前庭的后方为阴唇系带（不选 B）。阴道口与阴唇系带之间有一浅窝，称为阴道前庭窝（不选 A）。

77. A 乳头皲裂的主要原因是婴儿含接姿势不良，与婴儿吸吮时会增加对乳头的压力有关。

78. E 婴儿吸吮是产妇保持不断泌乳的关键环节（不选 A），不断排空乳房是产妇维持泌乳的重要条件。保证产妇休息、睡眠充足（不选 C）、营养充足（不选 B）、情绪稳定（不选 D）和适当按摩有利于乳汁分泌。

79. B 由于肺循环阻力增加，肺动脉压力持续升高，肺动脉高压使右心室后负荷加重，超过右心室代偿能力，导致右心失代偿、排血量下降、舒张末压增高，引起右心室代偿性肥厚、扩大，逐渐发展为慢性肺源性心脏病。

80. C 由于产后肌纤维缩复，子宫下段逐渐恢复至非孕期的子宫峡部。未产妇的宫颈外口呈圆形（未产型）；经产妇受阴道分娩影响呈横裂形（已产型），将宫颈分为前唇和后唇。

81. A 肺炎主要依据病理形态、病原体和病程等分类，按病理形态可分为支气管肺炎、大叶性肺炎和间质性肺炎。婴幼儿以支气管肺炎最常见。

82. B 应激状态时糖代谢改变主要表现为糖异生明显增强，组织、器官葡萄糖的氧化作用下降以及外周组织对胰岛素抵抗，从而形成高血糖。

83. B 成人急性上呼吸道感染有 70%~80% 是由病毒感染引起，包括鼻病毒、冠状病毒、腺病毒、流感和副流感病毒以及呼吸道合胞病毒、埃可病毒和柯萨奇病毒等；表现为咽痛、声音嘶哑、局部淋巴结肿大等。病毒感染的血常规检查表现为白细胞总数正常，淋巴细胞分类增多。

84. A 吉兰 - 巴雷综合征是由自身免疫介导的周围神经病，主要损害多数脊神经根和周围神经，也可累及脑神经。

85. C 脑出血发病机制是脑内细小动脉在长期高血压作用下发生慢性病变破裂。高血压脑出血好发部位为大脑中动脉的豆纹动脉，其从大脑中动脉近端呈直角发出，受高压血流冲击最大，最易破裂出血。

86. C 阿托品属麻醉前用药，阿托品能阻断 M 胆碱受体，抑制腺体分泌，解除平滑肌痉挛及副交感神经兴奋对心脏的抑制作用（选 C）。普鲁卡因属于局部麻醉药（不选 E）。恩氟烷（安氟醚）为吸入性麻醉药，可用于全身麻醉诱导和维持（不选 A）。

87. B 硫喷妥钠属超短效巴比妥类全身静脉麻醉

药，15~30 秒即可使患者入睡，常用于全身麻醉诱导。

88. E 营养性缺铁性贫血为小细胞低色素性贫血，血红蛋白降低较红细胞减少更明显，白细胞、血小板正常或减少。

89. A 营养性巨幼细胞贫血为大细胞性贫血，红细胞减少较血红蛋白降低更明显；血涂片可见红细胞大小不等，以大细胞为多，易见嗜多色性和嗜碱点彩红细胞，可见巨幼变的有核红细胞，中性粒细胞呈分叶过多现象；网织红细胞、白细胞、血小板常减少。

90. B CO 经呼吸道进入血液，与红细胞内的血红蛋白结合形成稳定的碳氧血红蛋白（COHb）。由于 CO 与血红蛋白的亲和力比氧与血红蛋白的亲和力大 240 倍，而 COHb 的解离较氧合血红蛋白的解离速度慢 3600 倍，故易造成碳氧血红蛋白在体内的蓄积。COHb 不能携氧，而且还影响氧合血红蛋白正常解离，即氧不易释放到组织，从而导致组织和细胞缺氧。此外，CO 还可抑制细胞色素氧化酶，直接抑制组织细胞内呼吸，这些因素更加重了组织、细胞缺氧。

91. A 有机磷农药能与体内胆碱酯酶迅速结合成稳定的磷酰化胆碱酯酶，使胆碱酯酶丧失分解能力，导致大量乙酰胆碱蓄积，引起毒蕈碱样、烟碱样和中枢神经系统症状和体征，严重者可因呼吸衰竭而死亡。

92. B 腹股沟直疝多见于年老体弱者，疝囊经腹壁下动脉内侧的直疝三角区突出。

93. D 股疝表现为腹股沟韧带下方隐静脉裂孔处形成一半球形的突起，多见于 40 岁以上妇女，与女性骨盆较大、联合肌腱和腔隙韧带较薄弱，使股管上口宽大松弛有关。

94. B 妊娠满 20 周时手测宫底高度在脐下 1 横指，尺测耻骨联合上子宫长度平均为 18cm。

95. E 妊娠满 28 周手测宫底高度在脐上 3 横指，尺测耻骨联合上子宫长度平均为 26cm。

96. B 泌尿系统 X 线检查能发现 90% 以上的结石，且操作简便（选 B）。泌尿系统 X 线检查未显示结石，排泄性尿路造影有充盈缺损而不能确诊时，可借助内镜明确诊断和进行治疗（不选 C）。

97. A 排泄性尿路造影检查可显示尿路形态，有无扩张、推移、受压和充盈缺损等，同时可了解双侧肾功能。

98. E 妇科检查包括外阴、阴道、宫颈、宫体及双侧附件检查。未婚妇女可行直肠 - 腹部诊。

99. E 检查者一手示指伸入直肠，另一手在腹部配合检查，称直肠 - 腹部诊，适用于无性生活史、阴道闭锁或其他原因不宜经阴道检查的患者。

100. D 临产妇女使用阴道检查可了解胎先露的下降情况及宫口的软化和扩张程度。

强化试卷五

1. D 非特异性外阴炎是由物理、化学因素而非病原体所致的外阴皮肤或黏膜的炎症。局部治疗可用 0.1% 碘伏或 1∶5000 高锰酸钾溶液坐浴。

2. E 新鲜尿沉渣中红细胞＞ 3 个 /HPF，或尿沉渣阿迪（Addis）计数 12 小时排泄的红细胞数＞ 50 万，均可诊断为镜下血尿。

3. B 出生时新生儿的平均体重为 3.25kg，出生后 3~4 个月体重约为出生时体重的 2 倍，1 岁时体重约为出生时的 3 倍，2 岁时体重约为出生时的 4 倍。5 个月小儿的体重最接近出生时的 2 倍。

4. B 食管局部血供差，吻合口愈合速度较慢，术后应严格禁食禁饮 3~4 天，禁食期间行胃肠减压，并经静脉补充营养，避免术后发生吻合口瘘。

5. B 经量为每次月经的总失血量，正常经量为 30~50ml。九轮妇产科学与七轮妇产科护理学已经将正常经量数值修改为 20~60ml，平均 50ml，超过 80ml 为月经过多。

6. D 妊娠满 24 周手测宫底高度为脐上 1 横指（选 D）。妊娠满 36 周时为剑突下 2 横指（不选 A）。妊娠满 32 周时为脐与剑突之间（不选 B）。妊娠满 28 周为脐上 3 横指（不选 C）。妊娠满 20 周时在脐下 1 横指（不选 E）。

7. B 结核菌素（PPD）试验 48~72 小时测量皮肤硬结直径，硬结直径＜ 5mm 阴性（－）；5~9mm 阳性（＋），接种卡介苗后可出现，持续时间较短；10~19mm 中度阳性（＋＋），提示有结核分枝杆菌感染；≥ 20mm 强阳性（＋＋＋），提示有活动性结核病的可能；除硬结外，还有水疱、破溃、淋巴管炎及双圈反应，为极强阳性（＋＋＋＋）。

8. E 在脑梗死的超早期阶段（发病 3 小时内），CT 检查可发现一些轻微的改变：大脑中动脉高密度征；皮质边缘（尤其是岛叶）以及豆状核区灰白质分界不清；脑沟消失等。迄今为止，发病 3 小时内重组组织型纤溶酶原激活剂（rt-PA）标准静脉溶栓疗法是唯一被严格的临床科学试验证实具有显著疗效并被批准应用于临床的急性脑梗死药物治疗方法。

9. D 颅内压增高是指在病理状态下，颅腔内容物体积增加或颅腔容积减小，超出颅腔可代偿调节的范围，导致颅内压力超过 200mmH$_2$O，常以头痛、呕吐、视神经乳头水肿为三主征，是颅内多种疾病所共有的临床综合征。

10. A 肛裂好发部位为肛管后正中线，当患者处于膝胸卧位时，后正中线在正上方，即膝胸卧位时的 12 点处。

11. C 诊断甲状腺功能亢进症和甲状腺功能减退症最敏感的指标均为促甲状腺激素（TSH）。甲状腺功能减退症患者 T_3、T_4 降低，TSH 升高；亚临床甲状腺功能减退症患者 T_3、T_4 正常，TSH 升高。

12. B 酸中毒时细胞外液中 H^+ 增多，细胞外 H^+ 进入细胞内与 K^+ 交换。纠正酸中毒时，细胞外液中 H^+ 减少，细胞外 K^+ 返回细胞内，导致低钾血症。

13. B 母乳中含有丰富的 SIgA，具有抗感染和抗过敏的作用（选 B）。母乳中还含有少量 IgG（不选 C）、IgM（不选 D）及一些特异性抗体。

14. B 母乳中含丰富的 SIgA，SIgA 在胃中稳定，可黏附于肠黏膜上皮细胞表面，抑制病原体繁殖，保护肠道黏膜。

15. A 急性心肌梗死的特征性心电图改变为在面向坏死区的导联上出现 ST 段弓背向上抬高（选 A）、宽而深的 Q 波（病理性 Q 波）、T 波倒置（不选 E）。背向心肌梗死区的导联则出现相反的改变，即 R 波增高（不选 C）、ST 段压低（不选 D）、T 波直立并增高。

16. A 化脓性脑膜炎的致病菌类型与患儿年龄有密切关系，0~2 个月婴儿易患肠道革兰阴性杆菌（最多见为大肠埃希菌，其次为变形杆菌、铜绿假单胞菌或产气杆菌等）和金黄色葡萄球菌脑膜炎（选 A）；3 个月至 3 岁婴幼儿易患流感嗜血杆菌脑膜炎（不选 D）；5 岁以上儿童易患脑膜炎奈瑟菌、肺炎链球菌脑膜炎。

17. C 对疑有腹部损伤的患者，诊断性腹腔穿刺术是最有意义的检查，抽到不凝血，提示为实质性脏器或血管破裂所致的内出血（选 C）。肝浊音界缩小，常见于腹水和实质性脏器损伤引起的大出血患者（不选 A）。腹膜刺激征常见于空腔脏器损伤的患者（不选 E）。

18. C 冠状动脉造影是目前临床诊断冠心病的"金标准"，可显示冠状动脉各主干及分支狭窄性病变的部位，并评估其严重程度，对明确诊断、指导治疗和预后判断意义重大。

19. C 急性一氧化碳中毒主要导致氧输送和氧利用障碍。高压氧舱治疗是最适宜的氧疗方式（选 C），可增加血液中物理溶解氧，提高总体氧含量，促进氧释放并加速一氧化碳排出，迅速纠正组织缺氧，缩短昏迷时间和病程，预防一氧化碳中毒引发的迟发性脑病。无高压氧舱条件可给予高浓度吸氧治疗（不选 D）。

20. E 系统性红斑狼疮的诱因可能与遗传（不选 A）、雌激素（不选 B）、理化因素（不选 D）、日光、食物、过度疲劳、药物（氯丙嗪、普鲁卡因胺、异烟肼、青霉胺、甲基多巴等）、病原微生物感染（不选 C）和精神刺激等因素有关。

21. E 病理学检查是目前确诊肿瘤最直接而可靠的方法，包括细胞病理学检查和组织病理学检查。

22. A 胆管结石多为胆色素结石，与胆道感染、胆汁淤积、胆管节段性扩张及胆道异物等有关，其中最主要的原因为胆道细菌感染。

23. C 淀粉酶测定是急性胰腺炎早期最常用和最有价值的检查方法。血淀粉酶于起病后 2~12 小时开始升高，48 小时开始下降，持续 3~5 天后恢复正常，超过正常值 3 倍即可诊断。

24. D 经尿道膀胱肿瘤电切术后护理措施包括加强基础护理，如密切观察生命体征、意识与尿量的变化（不选 E）；引流管（导尿管、胃管、膀胱造口管等）护理，如标记引流管、妥善固定、保持引流通畅等（不选 B）；给予饮食指导，指导其进食清淡，减少刺激性食物的摄入等（不选 C），术后增加饮水量并增加饮食中盐的摄取，以预防新膀胱引起的盐丢失综合征（选 D）；根据患者情况给予相应的解释和引导，消除患者的心理顾虑等（不选 A）。

25. C 心房的左右之分起始于胚胎第 3 周末，在心房腔的顶部长出一镰状隔，为第一房间隔。

26. B 躯体痛是由躯体神经痛觉纤维传入的疼痛，其特点为感觉敏锐、定位准确（选 B，不选 A）。发生较快，持续时间较短（不选 C）；一般不伴有明显的情绪改变（不选 D）；对切割、针刺、烧灼等刺激敏感，对牵拉、痉挛、缺血及炎症刺激迟钝（不选 E）。

27. A 缺铁性贫血的病因主要有 3 个：需铁量增加而铁摄入不足，常见于婴幼儿、青春期、妊娠及哺乳期妇女（不选 B）；铁吸收障碍，常见于胃大部切除后，胃酸分泌不足且食物快速进入空肠，绕过铁的主要吸收部位（不选 D）；铁丢失过多，多由长期慢性铁丢失而导致，如慢性胃肠道失血、月经过多（选 A）、咯血、血尿等。

28. C Ⅱ型呼吸衰竭血气分析特点为 PaO_2<60mmHg 伴 $PaCO_2$>50mmHg。此时应持续低浓度（< 35%）吸氧，保持 PaO_2 在 60mmHg 以上，防止高浓度吸氧解除低氧对外周化学感受器的刺激，加重缺氧和二氧化碳潴留。

29. A 社区获得性肺炎可由细菌、病毒、支原体、衣原体感染引起，其中以细菌最为常见，细菌感染以肺炎链球菌居首位。

30. C 肠梗阻患者腹腔穿刺抽出血性液体，提示发生了肠管的坏死、穿孔，为诊断绞窄性肠梗阻最有意义的检查。

31. B 骨髓检查是确诊白血病的主要依据和必做检查，对临床分型、指导治疗、疗效判断和预后评估等意义重大。多数患者骨髓象增生明显活跃或极度活跃，以原始细胞和幼稚细胞为主，正常较成熟的细胞显著减少。

32. B 关节疼痛与肿胀是风湿性疾病患者就诊的主要原因，也是关节受累的首发症状。

33. E 糖尿病肾病的肾小球病变又称为肾小球硬化症，表现为蛋白尿、眼睑或下肢水肿、高血压、肾功能减退及肾衰竭等。

34. B 麻疹病毒可经呼吸、咳嗽和说话等排出体外，主要通过呼吸道传播。

35. C 胃癌的病因尚未完全清楚，可能与地域环境（不选 B）；饮食生活因素（不选 A）；幽门螺杆菌感染；慢性疾病和癌前病变，如胃溃疡等（不选 D）；遗传因素等有关（不选 E）。应激性因素与胃溃疡的发病有关（选 C）。

36. B 粮食受到黄曲霉毒素污染严重的地区，人群肝癌发病率高，黄曲霉毒素主要由黄曲霉菌产生（选 B）。幽门螺杆菌感染是消化性溃疡的重要病因（不选 A）。金黄色葡萄球菌可引起感染性心内膜炎、疖、痈、新生儿脐炎、急性淋巴管炎、化脓性骨髓炎、化脓性关节炎等疾病（不选 C）。溶血性链球菌可诱发免疫反应，引起风湿热等疾病（不选 D）。结核分枝杆菌常引起结核病（不选 E）。

37. B 甲胎蛋白（AFP）是诊断肝癌的特异性指标，也是肝癌的定性检查，广泛用于普查、诊断、判断治疗效果及预测复发（选 B）；B 超检查是肝癌筛查和早期定位的首选检查，能检出肝内直径＞ 1.0cm 的占位性病变（不选 C）；AFP 测定结合 B 超检查是早期诊断肝癌的主要方法。CT 检查具有较高的分辨率，可提高直径＜ 1.0cm 小肝癌的检出率，是诊断及确定治疗策略的重要手段（不选 A）。

38. E 心脏后负荷过重见于左、右心室收缩期射血阻力增加的疾病。左心室后负荷增加见于原发性高血压、主动脉瓣狭窄、主动脉狭窄等。右心室后负荷增加见于肺动脉高压、肺动脉瓣狭窄、肺动脉狭窄等。

39. A 急性继发性化脓性腹膜炎是最常见的急性化脓性腹膜炎，最常见的病因是腹腔空腔脏器穿孔、外伤引起的腹壁或内脏破裂（选 A）。其他病因包括腹腔内脏器缺血如绞窄性肠梗阻（不选 B、C），腹部手术中的腹腔感染（不选 D），腹腔内脏器炎症扩散等（不选 E）。

40. C 护士要合理处理医嘱，按照医嘱执行要求的轻重缓急执行医嘱，考虑患者需求，可根据病情缓急安排测量时间。

41. C 在我国，风湿性心脏瓣膜病主要与 A 组 β 溶血性链球菌反复感染有关。患者感染链球菌后产生异常免疫反应，链球菌抗原与抗链球菌抗体可形成循环免疫复合物沉积于人体关节滑膜、心肌、心瓣膜等，激活补体成分产生炎性病变。

42. A 急性蜂窝织炎是发生在皮下、筋膜下、肌间隙或深部结缔组织的一种急性弥漫性化脓性感染，最主要的致病菌为 A 组 β 溶血性链球菌，其他致病菌包括金黄色葡萄球菌、厌氧菌及大肠埃希菌等。

43. D 肾移植术后为预防移植排斥反应，常规应用免疫抑制药，其中大量应用糖皮质激素，可刺激胃酸、胃蛋白酶的分泌并抑制胃黏液分泌，降低胃肠黏膜的抵抗力，可诱发或加剧胃、十二指肠溃疡，甚至造成消化道出血或穿孔。

44. E 急性脓胸常见的致病菌曾为肺炎链球菌、链球菌、葡萄球菌等，随抗生素的广泛应用，耐药性金黄色葡萄球菌所致的脓胸明显增多；目前急性脓胸最常见的致病菌为金黄色葡萄球菌。

45. D 挫伤为钝性暴力作用于体表较大面积时，其强度虽未足以造成皮肤破裂，却能使皮下组织、肌肉和小血管损伤。

46. C 铁摄入量不足致造血物质缺乏是小儿营养性缺铁性贫血最常见的病因（选 C）。其他病因包括先天储铁不足、生长发育快（不选 A）、铁吸收障碍、慢性失血导致铁丢失过多（不选 B）等。内因子和维生素 B_{12} 缺乏可导致营养性巨幼细胞贫血(不选 D、E)。

47. C 12 个月的小儿能手膝并用爬行，15 个月后能爬楼梯（选 C）。2 岁小儿能握杯喝水（不选 A），双足并跳（不选 D）。3 岁小儿能单足跳（不选 E），能在他人的帮助下穿衣服。4 岁时基本能自己穿、脱简单的衣服（不选 B）。

48. C 维生素 D 是一组具有生物活性的脂溶性类固醇衍生物，包括维生素 D_2 和维生素 D_3。维生素 D_2 存在于植物中，维生素 D_3 可由人体皮肤的 7- 脱氢胆固醇经日光中紫外线照射后形成，是体内维生素 D 的主要来源。

49. C 抗 Sm 抗体是系统性红斑狼疮的标志抗体之一，特异性高达 99%，有助于早期和不典型患者的诊断或回顾性诊断。

50. C 慢性胃炎的病因包括幽门螺杆菌感染、十二指肠液反流（不选 B）、自身免疫反应（不选 A）、胃黏膜损伤因素、年龄因素等；胃黏膜损伤因素包括长期食用过冷、过热、高盐、粗糙的食物，吸烟、酗酒，服用非甾体抗炎药、糖皮质激素等（不选 D、E）。其中最主要的病因是幽门螺杆菌感染（选 C）。

51. D 雌激素能协同促性腺激素促使卵泡和外生殖器发育，促进乳腺导管增生，乳头、乳晕着色（选 D）。孕激素的生理功能包括使子宫内膜由增殖期转化为分泌期，有利于受精卵着床（不选 E）；降低子宫平滑肌兴奋性及其对缩宫素的敏感性，松弛子宫肌肉（不选 A）；促进乳腺腺泡发育（不选 C）；对体温调节中枢有兴奋作用，使得正常女性在排卵后基础体温升高 0.3~0.5℃（不选 B）。

52. D 成熟卵子从卵巢排出后，经输卵管伞端的“拾卵”作用进入输卵管内，停留在输卵管壶腹部等待受精。

53. C 产妇胎位或骨盆异常时，因胎头下降受阻，胎先露不能紧贴子宫下段及宫颈内口，不能刺激子宫收缩，常导致子宫收缩乏力。子宫收缩乏力是产后出血最常见原因，产后出血多发生在产后 2 小时内，应密切观察产妇的子宫收缩、阴道流血情况，定时测量生命体征，发现异常及时处理。

54. A 乳腺癌发病相关的因素包括雌激素（雌酮和雌二醇）紊乱（不选 B）；月经初潮早（< 12 岁）、绝经期晚（> 52 岁）、不孕或初次足月产迟（> 35 岁，不选 E）；有乳腺癌家族史；营养过剩、肥胖和高脂饮食可加强或延长雌激素对乳腺上皮细胞的刺激，从而增加发病率（不选 C）；乳腺良性病变可能与乳腺癌发生相关（不选 D）。

55. D 产褥期中以生殖系统的改变最显著，其中又以子宫变化最大。通过肌纤维不断修复，子宫逐渐恢复至妊娠前大小；子宫内膜在产后 6 周也能完全恢复至未孕状态，宫颈在产后 4 周能够恢复至未孕状态。

56. D Ⅰ度子宫脱垂患者多无自觉症状，Ⅱ度、Ⅲ度患者表现为自感阴道口有一肿物脱出，腰骶部酸痛及下坠感，站立过久或劳累后症状明显，卧床休息以后症状减轻，伴膀胱、尿道膨出的患者易出现排尿困难、尿潴留或压力性尿失禁。

57. B 婴儿胃呈水平位，由于贲门和胃底部肌张力低，幽门括约肌发育较好，易发生幽门痉挛而出现溢乳和呕吐。其中胃呈水平位是主要的原因（选 B），其他原因包括贲门肌发育差（不选 C）、幽门括约肌发育良好（不选 D）、胃容量小（不选 E）等。

58. D 胃十二指肠溃疡病因和发病机制是多因素的，主要为胃酸、胃蛋白酶对胃黏膜的侵袭作用与黏膜屏障的防御功能失衡；高浓度胃酸和能水解蛋白质的胃蛋白酶是主要的侵袭因素，在消化性溃疡尤其是十二指肠溃疡的发病机制中起主导作用（选 D）。其他病因有幽门螺杆菌感染（不选 C），长期服用非甾体抗炎药，胃、十二指肠运动异常等（不选 B），以及遗传、饮食和心理因素。大量饮酒、高盐饮食、浓茶、咖啡及某些刺激性饮料不仅能增加胃酸分泌，还直接损伤胃黏膜（不选 A）；长期精神紧张、焦虑或情绪波动会刺激迷走神经，影响胃酸分泌和胃黏膜血流的调控（不选 E）。

59. C 多根多处肋骨骨折软化区范围较大时，由于呼吸时两侧胸膜腔的压力发生变化，可出现吸气时纵隔向健侧移位，呼气时又移回患侧，导致纵隔位置随呼吸而左右摆动，称为纵隔扑动。

60. E 高热量饮食常会导致肥胖、糖尿病等营养代谢性疾病及心血管系统的病变，与呼吸系统疾病无关（选 E）。慢性支气管炎的病因包括吸烟（不选 B）、职业粉尘和化学物质、空气污染（不选 D）、感染（不选 C）、气候寒冷（不选 A）以及机体内在因素，如免疫功能紊乱、气道高反应性、自主神经功能失调、年龄增大等。

61. A 小儿惊厥最常见的原因是高热，热性惊厥多由颅外感染引起，以上呼吸道感染多见。

62. E 心电图检查是各种心律失常主要的诊断依据（不选A、D），也是急性心肌梗死、心绞痛发作时的首选检查（不选B）。高钾血症常有心电图异常变化，早期改变为T波高尖，QT间期缩短，QRS波群增宽伴幅度下降，P波振幅下降并逐渐消失（不选C）。二尖瓣狭窄时，左心房扩大，心电图可表现为“二尖瓣型P波”，有助于诊断，但不能确诊；超声心动图是明确诊断瓣膜病最可靠的方法，可评估瓣膜的病理改变和狭窄的严重程度（选E）。

63. B 小儿肺炎合并心力衰竭表现为烦躁不安、面色苍白、呼吸增快（＞60次/分）、心率增快（婴儿＞180次/分，幼儿＞160次/分）、心音低钝、奔马律、肝在短期内迅速增大。

64. D 蛋白质-能量营养不良根据临床表现可分为水肿型、消瘦型和混合型。水肿型营养不良，主要由严重缺乏蛋白质所致。蛋白质摄入不足或丢失过多可使体内蛋白质代谢处于负平衡，当血清总蛋白浓度＜40g/L、白蛋白＜20g/L时，即可发生低白蛋白性水肿。

65. C 肾性急性肾损伤主要由肾缺血和肾毒性物质所致，重金属中毒会导致肾中毒从而导致急性肾损伤（选C）。休克和心力衰竭会导致肾血流灌注不足，肾小球滤过率降低造成肾前性急性肾损伤（不选A、B）。肾结石和肾盂输尿管梗阻会导致肾后性急性肾损伤（不选D、E）。

66. C 子宫内膜周期分为月经期、增殖期和分泌期，受卵巢激素变化的调节，具有周期性增殖、分泌和脱落的变化。子宫内膜活组织检查可直接反映子宫内膜的情况，从而了解子宫内膜的周期性变化（选C）。基础体温测定、性激素测定、宫颈黏液检查可反映卵巢及有无排卵的变化（不选A、B、D）。B超检查可显示脏器形态、解剖层次及毗邻关系，以及血管和其他管状结构的分布（不选E）。

67. C 艾滋病的实验室检查主要包括HIV抗体、HIV核酸、$CD4^+$T淋巴细胞、HIV基因型耐药检测等。血清HIV抗体检测是HIV感染诊断的金标准，阳性即可确诊（选C）。$CD4^+$T淋巴细胞计数是判断疾病进展、临床用药、疗效和预后的重要指标（不选E）。患者血浆、单核细胞和脑脊液可分离出人类免疫缺陷病毒（HIV），因操作复杂，主要用于科研（不选D）。

68. A 胸部X线检查是诊断气胸的主要方法，可显示肺受压程度、肺内病变情况以及有无胸膜粘连、胸腔积液及纵隔移位等。

69. D 吉兰-巴雷综合征发病第2周后，大多数患者脑脊液内蛋白增高而细胞数正常或接近正常，称为蛋白-细胞分离现象，为本病特征性变化。

70. B 淀粉酶是胰腺炎早期最常用和最有价值的检查方法，血清淀粉酶于起病后2~12小时开始升高，48小时开始下降，持续3~5天（选B）。尿淀粉酶于24小时才开始升高，48小时达高峰后缓慢下降，1~2周后逐渐降至正常（不选D）。血脂肪酶于起病后24~72小时开始升高，持续7~10天（不选E）。

71. B 根据血红蛋白（Hb）降低的程度临床上将贫血分为4度，轻度Hb＞90g/L，中度Hb在60~90g/L，重度Hb在30~59g/L，极重度＜30g/L。

72. E 休克过程中由于微循环功能障碍及全身炎症反应综合征，常引起内脏器官的不可逆损害。若同时或短时间内相继出现2个或2个以上的器官系统的功能障碍，称为多器官功能障碍综合征（MODS），是造成休克患者死亡的主要原因。

73. E 深部脓肿表面一般没有明显的局部症状，需要穿刺抽出脓液才可诊断。

74. A 局部麻醉药中加肾上腺素，可使局部血管收缩，延缓局部麻醉药吸收，减少局部麻醉药用量，避免或减轻中毒。

75. B 正常情况下，外周血中的中性粒细胞核形以分叶为主，通常为2~5叶，2、3叶最多，叶之间经一细丝相连，称分叶核。当外周血中非分叶核中性粒细胞（包括杆状核粒细胞、晚幼粒、中幼粒，甚至早幼粒细胞等）的百分率增高（超过5%）时，称为核左移；常见于细菌性感染特别是急性化脓性感染，还可见于急性失血、急性中毒及急性溶血反应等。

76. D 急性胰腺炎是由多种病因导致胰酶在胰腺内被激活，引起胰腺及其周围组织水肿、出血甚至坏死等炎性损伤。其病因包括胆道疾病（胆石病、胆道感染、胆道蛔虫，不选E）、酗酒（不选A）和暴饮暴食（不选C）、胰管阻塞（胰管结石、胰管狭窄，不选B）等。

77. B 有机磷农药的主要中毒机制是抑制体内胆碱酯酶的活性，通过与体内胆碱酯酶迅速结合成稳定的磷酰化胆碱酯酶，使胆碱酯酶丧失分解能力，导致大量乙酰胆碱蓄积，引起毒蕈碱样、烟碱样和中枢神经系统症状和体征，严重者可因呼吸衰竭而死亡。

78. D 上消化道出血是肝性脑病最常见的诱因，常表现为呕血、黑便。肝硬化患者发生上消化道出血后，停留在肠道内的血液会被分解为氨，高含量的血氨能通过血-脑屏障进入脑组织，影响大脑的能量代谢，诱发肝性脑病。

79. E 潜伏期指从病原体侵入人体到出现临床症状为止的一段时间，了解潜伏期是确定检疫期限的重要依据（选 E），对多数传染病的诊断也有一定的参考意义（不选 B），还可协助流行病学的调查。

80. B 骨折的愈合过程分为血肿炎症机化期、原始骨痂形成期、骨痂改造塑形期。在骨折临床愈合以后，肢体活动和负重所形成的应力使在应力轴上的骨痂不断得到加强和改造。

81. D 护士执业注册有效期为 5 年。

82. E 宫口开全至胎儿娩出为第二产程，此产程的产力包括子宫收缩力、腹肌与膈肌收缩力和肛提肌收缩力。子宫收缩力贯穿整个分娩过程；腹肌及膈肌收缩力是第二、三产程娩出胎儿的重要辅助力量；肛提肌收缩力可在第二产程协助胎先露内旋转，在第三产程协助胎头仰伸及娩出。

83. C 脓毒症是由感染引起的全身炎症反应综合征，常继发于严重创伤后的感染和各种化脓性感染。严重烧伤患者皮肤屏障作用丧失（不选 A）、组织坏死溶解（不选 B）、白细胞功能减弱（不选 D）、免疫功能下降（不选 E），患者对病原菌的易感性增加，细菌极易通过创面侵入机体而发生感染，引起脓毒症。

84. B 心脏后负荷（压力负荷），即心脏收缩时遇到的大动脉压力。长期血压升高使全身小动脉痉挛、硬化、管腔狭窄，外周阻力增加，导致心脏收缩时阻力增大，即左心室后负荷加重。

85. A 中骨盆平面为骨盆最小平面，呈纵椭圆形，其有 2 条径线，中骨盆前后径的正常均值为 11.5cm，中骨盆横径也称坐骨棘间径，其正常均值为 10.0cm。

86. E 骨盆出口平面为骨盆腔下口，由两个不在同一平面的三角形组成，其共同的底边称为坐骨结节间径（出口横径），正常均值为 9.0cm，此径线与分娩关系密切。

87. D 肝糖原分解补充血糖仅能维持 12 小时，禁食 24 小时后，由于肝糖原即将耗尽，主要靠糖异生补充血糖。脂肪动员增加，成为主要能源物质。

88. A 正常状态下，碳水化合物为机体的主要能源，在机体内储存为肌糖原和肝糖原，饥饿时，肝糖原可分解为机体供能。

89. C 蛋白质是构成生命的重要物质基础，机体蛋白质消耗会损伤组织器官的结构并影响其功能。蛋白质的缺乏是致命的，如果体内蛋白质丢失超过 20%，生命活动就会停止。

90. E 引起病毒性心肌炎的病原体主要是肠道和呼吸道病毒，以柯萨奇病毒最常见，占半数以上。

91. C 寒冷季节的婴幼儿腹泻绝大多数由病毒感染引起，主要病原体为轮状病毒。

92. C 前尿道外伤多发生于尿道球部，多见于会阴部骑跨伤（不选 A）。后尿道外伤多发生于尿道膜部，多由骨盆骨折造成（选 C）。

93. D 肾脏位于腹膜后脊柱两侧，解剖部位隐蔽，受到较好保护，不易受损，但肾实质脆弱，遭受来自背部、腰部、下胸或上腹部暴力打击（腰部撞击伤）后，可导致肾外伤。

94. A 胸腔积气时叩诊呈鼓音（选 A）；胸腔积液（不选 B）、肺实变（不选 D）、胸膜粘连与增厚（不选 E），叩诊可呈浊音。

95. C 正常肺部叩诊呈清音，肺气肿时肺组织含气量增加，叩诊呈过清音。

96. A 女性外生殖器又称外阴，包括阴阜、大阴唇、小阴唇、阴蒂和阴道前庭。前庭大腺（巴氏腺）位于大阴唇后部，向内开口于阴道前庭后方小阴唇与处女膜之间的沟内，一般采用外阴检查观察有无囊肿等。

97. E 妇科检查又称盆腔检查，包括外阴、阴道、宫颈、宫体及双侧附件检查。直肠 - 腹部诊适用于无性生活史、阴道闭锁或其他原因不宜经阴道检查的患者。

98. D 双合诊是阴道、腹部联合检查，用来检查阴道、子宫、附件及周围结缔组织，还能了解盆腔内有无肿块、病变范围等（不选 C）。三合诊是双合诊的补充检查，是腹部、阴道、直肠联合检查，能发现子宫后壁、直肠子宫陷凹或宫骶韧带的病变及范围（选 D）。

99. B 开放性气胸患侧胸膜腔与外界大气相通，呼吸时两侧胸膜腔的压力发生变化，可出现吸气时纵隔向健侧移位（不选 A、C），呼气时又移回患侧（不选 D），导致纵隔位置随呼吸而左右摆动（不选 E），称为纵隔扑动（选 B）。

100. A 张力性气胸形成与胸膜腔相通的单向活瓣，导致胸膜腔内积气不断增加、患侧胸膜腔内压力进行性增高，纵隔向健侧移位。

强化试卷六

1. D 胎心率基线变异指胎心率基线在振幅和频率上的不规则波动或小的周期性波动，又称为基线摆动，包括胎心率的摆动幅度和摆动频率。摆动幅度指胎心率上、下摆动的高度，正常振幅变动为6~25次/分。摆动频率是指1分钟内波动的次数，正常≥6次/分。胎心率基线变异表示胎儿有一定的储备能力，是胎儿健康的表现。

2. C 随着婴儿年龄增长，母乳已不能满足婴儿营养需要与生长需要。断奶应在10~12个月为宜，若遇夏季炎热或婴儿体弱多病时，可推迟断奶时间，最晚不超过24个月。

3. C 肾盂肾炎患者表现为白细胞尿或脓尿，即新鲜离心尿液中白细胞＞5个/HPF。

4. E 肝脏的血液供应25%~30%来自肝动脉，70%~75%来自门静脉。

5. C 甲胎蛋白（AFP）是诊断原发性肝癌的特异性指标，也是肝癌的定性检查，广泛用于普查、诊断、判断治疗效果及预测复发（选C）。γ-谷氨酰转移酶同工酶Ⅱ（GGT-Ⅱ）、血清岩藻糖苷酶（AFU）、异常凝血酶原（AP）等有助于AFP阴性肝癌的诊断和鉴别诊断，联合多种标志物可提高诊断率（不选A、B、D）。

6. D 胃镜检查能够直接观察胃黏膜病变的部位和范围，并可取活组织做病理学检查，是诊断胃癌的最可靠、最有价值、最有意义的检查手段。

7. E 膀胱镜检查可直视结石，并可发现膀胱及尿道病变，是诊断膀胱结石最可靠的方法（选E）。X线检查能发现绝大多数膀胱结石（不选D）；B超检查能显示膀胱区结石声影，同时可发现膀胱憩室、良性前列腺增生等（不选C），但均比膀胱镜的准确度差。

8. D 心房颤动的心电图特征是窦性P波消失（不选A），代之以大小不等、形态不一、间隔不匀的颤动波（f波），频率350~600次/分（不选B）。一般情况下QRS波群形态正常（选D，不选E）。心室率（RR间隔）极不规则，通常在100~160次/分（不选C）。

9. E 冠状动脉急性闭塞后，最早出现的变化是“缺血型”T波倒置（不选C）；随着缺血时间延长，缺血程度进一步加重，出现“损伤型”图形改变，主要表现为面向损伤心肌的导联出现ST段抬高（不选B）；更进一步的缺血导致细胞变性、坏死，坏死的心肌细胞丧失了电活动而不再产生心电向量，正常的心肌仍照常除极，产生与梗死部位相反的综合向量即“坏死型”病理性Q波（选E）。心绞痛未发生心肌坏死，发作时心电图可见ST-T改变，常表现为ST段压低（不选A），发作缓解后恢复。T波高尖常见于高钾血症（不选D）。

10. E 尿三杯试验是用三个清洁玻璃杯分别留起始段、中段和终末段尿观察，如起始段血尿提示病变在前尿道（选E）；终末段血尿提示出血部位在膀胱颈部（不选C）、三角区或后尿道的前列腺和精囊腺（不选B）；三段尿均呈红色即全程血尿，提示血尿来自肾脏或输尿管（不选A）。

11. C 护士的基本任务包括促进健康（不选A）、预防疾病（不选B）、恢复健康（不选D）和减轻痛苦（不选E）。

12. B 肠梗阻患者小肠梗阻的早期（＜12小时），由于吸收功能降低，水与电解质积存于肠腔内，24小时后吸收减少而分泌增加；肠梗阻时，肠腔积液的主要来源是梗阻近端的胃肠分泌液。

13. A 新生儿出生情况良好，产后半小时内即可让婴儿早接触、早吸吮，通过新生儿吸吮动作可刺激乳汁分泌。

14. B 癫痫是一组反复发作的神经元异常放电而引起的暂时性中枢神经系统功能障碍的临床综合征。

15. B 小细胞癌的恶性程度最高，生长较快，较早出现淋巴和血行转移，在各类型肺癌中预后最差。

16. C 胚胎在第2周开始形成原始心脏，原始心脏约第4周起有循环作用，至第8周房室间隔完全形成，成为四腔心脏。

17. C 支气管肺炎患者典型X线表现是均匀一致点片状阴影，边缘密度浅而模糊，无实变征象。

18. D 原发性高血压是在一定的遗传背景下由多种环境因素交互作用，使正常血压调节机制失代偿所致（选D）。与高血压发病的有关因素包括遗传因素、环境因素（饮食、精神应激、吸烟等，不选A、E）、其他因素（肥胖、药物等）。

19. D 子宫收缩力以宫底部最强并最持久，向下逐渐减弱，宫底部收缩力的强度几乎是子宫下段的2倍，此为宫缩的极性（选D）。宫缩时，宫体部肌纤维短缩变宽，间歇期肌纤维不能恢复到原来的长度，经反复收缩，肌纤维越来越短，此为子宫肌纤维的缩复作用（不选A）。节律性是指每次宫缩会由弱渐强，维持一定时间，随后由强渐弱，直至消失进入间歇期，如此反复出现，直至分娩全程结束（不选B）。正常宫缩源自两侧宫角部，迅速以微波形式向宫底中线集中，左右对称，再以2cm/s的速度向子宫下段扩散，约在15秒内均匀协调地扩展至整个子宫，称为宫缩的对称性（不选C）。

20. C 肺是多器官功能障碍综合征最常见的器官，同时也是最常见的首发器官。肺容易受损伤的主要原因包括来自全身的静脉血中的细菌、内毒素等在肺内被处理；肺组织中的巨噬细胞被激活后可释放大量炎症介质；肺小血管内皮细胞与炎症细胞作用，导致局部炎症反应失控。

21. D 急性肾小球肾炎是A组β溶血性链球菌引起的急性上呼吸道感染或皮肤感染后的免疫复合物性肾小球肾炎，好发于5~14岁儿童和青少年。

22. B 支气管扩张症是继发于急、慢性呼吸道感染和支气管阻塞后，由于反复发作支气管炎症，致使支气管壁结构破坏，引起支气管异常和持久性扩张。感染是引起支气管扩张症的最常见病因，致病菌包括细菌、真菌、分枝杆菌和病毒等，如儿童期的麻疹和百日咳感染。

23. D 急性血源性骨髓炎最常见的致病菌是金黄色葡萄球菌（选D），其次是A组β溶血性链球菌，其他细菌还包括大肠埃希菌（不选A）、流感嗜血杆菌、肺炎链球菌（不选C）、白色葡萄球菌等。

24. A 金黄色葡萄球菌能产生多种毒素和酶，使肺部发生广泛性出血、坏死和多发性小脓肿，肺炎病变发展迅速，组织破坏严重，易形成肺脓肿、脓胸、脓气胸等。

25. D 下肢深静脉血栓脱落后，栓子随下肢静脉血液回流入心脏后，通过右心室进入肺动脉小血管，可引起肺栓塞。

26. A 临床上将细菌侵入血液循环，血培养阳性称为菌血症。血培养找到血液中的致病菌，是诊断菌血症最重要、最有价值的实验室检查。

27. E 等渗性脱水是外科患者最常见的脱水类型。其特点是水和钠成比例丢失，血容量减少但血钠和血浆渗透压仍在正常范围内。

28. D 新生儿颅内出血病因包括早产；产伤性颅内出血，如使用高位产钳（不选C）、产程延长（不选B）、急产等均可导致大脑镰、小脑幕撕裂而致硬脑膜下出血；缺氧，凡能引起缺氧的因素均可导致颅内出血；其他因素如高渗液体输入不当、频繁吸引等（不选E）。孕母患有全身性疾病如糖尿病、心脏病等可导致新生儿窒息，也可引起新生儿颅内出血（不选A）。

29. D 入侵呼吸道的结核分枝杆菌被肺泡巨噬细胞吞噬，因菌量、毒力和机体巨噬细胞非特异性杀菌能力不同，被吞噬的结核分枝杆菌的命运各异（不选A、B）。由T细胞介导的细胞免疫和迟发型过敏反应（变态反应）于T细胞反应期形成，从而对结核病发病、演变及转归产生决定性影响（不选C、E）。

30. B 房间隔缺损按缺损部位可分为第一孔型缺损（原发孔型缺损）、第二孔型缺损（继发孔型缺损）、静脉窦型缺损，其中第二孔型缺损最为常见。

31. C 结肠镜检查是溃疡性结肠炎诊断和鉴别诊断最重要的检查，可直接观察病变黏膜并取组织活检行病理学检查。

32. B 急性梗阻性化脓性胆管炎又称急性重症胆管炎，首要的治疗原则是在抗休克的同时紧急手术解除胆道梗阻并引流，常选用胆总管切开减压、T管引流术。

33. E 先天性浅静脉壁薄弱和静脉瓣膜缺陷是下肢静脉曲张的主要原因（不选A、C）。此外，腹腔内压力增高，下肢静脉瓣膜承受过度的静脉压力导致瓣膜关闭不全（不选B、D）；浅静脉管壁肌层薄且周围缺少结缔组织，均可引起血液反流使静脉血量超负荷，出现静脉曲张。

34. B 弥散性血管内凝血（DIC）高凝期凝血系统被激活，大量促凝物质释放入血，血液呈高凝状态，应及时进行抗凝治疗，肝素是DIC首选的抗凝治疗药物。

35. A 夏季腹泻多发生在5~8月，此时气温较高，常见病原体为大肠埃希菌（选A）。轮状病毒肠炎好发于秋、冬季（不选C）。

36. D 水痘-带状疱疹病毒在体外抵抗力弱，不耐酸和热，能被乙醚等消毒剂灭活，不能在痂皮中存活。

37. D 胆碱酯酶活力测定是诊断有机磷农药中毒的特异性指标，对判断中毒程度、疗效和预后极为重要，胆碱酯酶活力降至正常人的70%以下即可诊断。

38. A 结核菌素（PPD）试验是常用于结核感染的流行病学指标，主要目的是测定人体是否受过结核分枝杆菌感染。年长儿无明显临床症状，仅呈一般阳性反应，表示曾感染过结核分枝杆菌；婴幼儿，尤其是未接种卡介苗者，阳性反应多表示体内有新的结核病灶，年龄越小，活动性结核可能性越大；强阳性反应者，表示体内有活动性结核病。

39. B 急性肾盂肾炎的病原体以革兰阴性杆菌为主，最常见的致病菌为大肠埃希菌（选B）。其次为变形杆菌（不选A）、葡萄球菌（不选C）、铜绿假单胞菌、肠球菌等，偶见厌氧菌（不选D）、真菌、原虫及病毒等。A组β溶血性链球菌常导致急性上呼吸道感染、皮肤和皮下组织的化脓性感染、猩红热、风湿热等疾病（不选E）。

40. C 嵌顿性疝常表现为腹内压力骤然增加时，疝块突然增大，并伴有明显疼痛，平卧或用手推送不能使疝块回纳（选C）。易复性疝的特点是肿块出现后平卧或用手推送可完全回纳而消失（不选A）。难复性疝的疝块不能完全回纳，但并不引起严重症状（不选B）。

41. D 流行性乙型脑炎的主要传播媒介是三带喙库蚊（选D），蚊感染后10~12天能传播乙脑病毒，是乙脑病毒的长期宿主；猪（仔猪）是流行性乙型脑炎的主要传染源（不选B）。

42. E 对放疗不敏感的肿瘤包括恶性黑色素瘤（选E）、成骨肉瘤、纤维肉瘤、脂肪肉瘤等。对放疗高度敏感的肿瘤包括淋巴造血系统肿瘤（不选A）、性腺肿瘤（不选B）、多发性骨髓瘤等低分化肿瘤。对放疗中度敏感的肿瘤包括鼻咽癌（不选D）、口腔癌、肛管癌、乳腺癌（不选C）等。

43. C 慢性胃炎病程迁延、进展缓慢，缺乏特异性症状。部分患者有上腹饱胀或不适（选C），还会出现食欲减退（不选D）、嗳气、反酸（不选A）、恶心等非特异性消化不良的表现（不选E）。自身免疫性胃炎患者可出现明显畏食、贫血和体重减轻（不选B）。

44. E 糖皮质激素是治疗原发免疫性血小板减少症的首选药物，其作用机制是抑制单核-巨噬细胞系统对血小板的破坏，减少自身抗体生成及减轻抗原抗体反应，改善毛细血管通透性，刺激骨髓造血及血小板向外周血的释放等。

45. C 视神经乳头水肿是颅内压增高的重要客观体征，表现为视神经乳头充血，边缘模糊不清，中央凹陷消失，静脉怒张。

46. C 每次输注前后、连续输注过程中每间隔4小时、特殊注药前后，均以温开水20~30ml冲洗管道，防止营养液残留堵塞管腔。

47. C 引入食物的质与量应循序渐进，从少到多（不选A），从稀到稠（不选E），从细到粗（不选D），从一种到多种（选C，不选B），逐渐过渡到固体食物。

48. D 蛋白质-能量营养不良可分为3种类型，以能量供应不足为主的消瘦型（选D）；以蛋白质供应不足为主的水肿型（不选A）；介于两者之间的消瘦-水肿型（不选E）。

49. D 地方性甲状腺肿的最常见原因是碘缺乏，多见于远离海洋的地区。碘是甲状腺合成甲状腺激素的重要原料之一，碘缺乏时合成甲状腺激素不足，正反馈引起垂体分泌过量的促甲状腺激素，刺激甲状腺增生、肥大。

50. D 构音障碍为发音含糊不清而用词正确，与发音清楚用词不正确的失语不同，是一种纯言语障碍，表现为发声困难，发音不清，声音、音调及语速异常（选D）。表达性失语患者不能说话，或者只能讲1~2个简单的字，且不流畅，常用错词，自己也知道，对别人的语言能理解（不选A）。命名性失语患者不能说出物件的名称及人名，但可说该物件的用途及如何使用，当别人提示物件的名称时，他能辨别是否正确（不选E）。失读患者尽管无失明，但由于对视觉性符号丧失认识能力，故不识文字、词句、图画（不选B）。听觉性失语患者发音清晰，语言流畅，但内容不正常，如将“帽子”说成“袜子”，无听力障碍，却不能理解别人和自己所说的话（不选C）。

51. A 原发免疫性血小板减少症是由免疫介导的血小板过度破坏所致的出血性疾病，是小儿最常见的出血性疾病。

52. B 维生素可分为水溶性和脂溶性2大类。水溶性维生素包括维生素B族、维生素C（选B）。脂溶性维生素包括维生素A（不选A）、维生素D（不选C）、维生素E（不选D）、维生素K（不选E）。

53. E 胃镜检查是消化性溃疡诊断的首选方法和金标准，既可直接观察溃疡部位、病变大小、性质，还可取活组织做出病理诊断。

54. E 颗粒细胞瘤是最常见的功能性肿瘤，分成人型和幼儿型，成人型占95%，可发生在任何年龄，45~55岁为发病高峰，属于低度恶性肿瘤，能分泌雌激素。

55. D 开放性气胸急救应立即将开放性气胸转变为闭合性气胸，可用无菌敷料或清洁器材在患者呼气末封盖伤口，并加压包扎。

56. C 输卵管内层为黏膜层，由单层高柱状上皮组成。上皮细胞又分为纤毛细胞、无纤毛细胞、楔状细胞和未分化细胞4种（不选A）；其中纤毛细胞的纤毛向宫腔方向摆动（选C，不选B、D），能协助运送受精卵。输卵管肌肉的收缩和黏膜上皮细胞的形态、分泌及纤毛摆动，均受性激素影响而发生周期性变化（不选E）。

57. A 硬膜外血肿多见于颅盖骨折，以颞部、额顶部和颞顶部多见。

58. D 脑动脉粥样硬化是脑血栓形成最常见和最基本的病因，常伴有高血压。

59. A 前囟迟闭、过大见于佝偻病（选 A）、甲状腺功能减退症等。前囟早闭、头围小提示脑发育不良、小头畸形（不选 B）。

60. B 术后肺不张常见于老年、肥胖、长期吸烟和有呼吸系统疾病史的上腹部手术患者，表现为术后出现发热、呼吸急促等，查体肺部叩诊浊音，患侧呼吸音消失，气管可向患侧移位（选 B）。大量胸腔积液、脓胸叩诊呈实音（不选 C、E）。大量气胸叩诊呈鼓音（不选 D）。支气管炎急性发作期可在背部或双肺底闻及干、湿啰音，咳嗽后可减少或消失（不选 A）。

61. C 食管癌以胸中段食管癌较多见，胸下段次之，胸上段较少。

62. E 甲胎蛋白（AFP）是诊断肝癌的特异性指标，也是肝癌的定性检查，有助于诊断早期肝癌，广泛用于普查、诊断、判断治疗效果及预测复发（选 E）。B 超检查是肝癌筛查和早期定位的首选检查，能检出肝内直径＞ 1.0cm 的占位性病变（不选 B）。CT 检查具有较高的分辨率，可提高直径＜ 1.0cm 小肝癌的检出率，是诊断及确定治疗策略的重要手段（不选 D）。

63. A 停经 8~12 周开始不规则阴道流血是葡萄胎最常见的症状，多数患者子宫大于停经月份，质地变软，可有双侧或单侧卵巢囊肿。血 hCG 测定是诊断葡萄胎的一项重要辅助检查，葡萄胎患者的血 hCG 明显高于正常妊娠周数的相应值，而且在停经 8~10 周以后继续上升。约 45% 的完全性葡萄胎患者血 hCG＞1 000 000U/L，最高可达 240 万 U/L，＞ 8 万 U/L 支持诊断。

64. D 维生素 D 缺乏性手足搐搦症是维生素 D 缺乏性佝偻病的伴发症状之一。维生素 D 继续缺乏，血钙持续下降而甲状旁腺不能代偿性分泌增加，以致血钙继续降低。血钙分为非扩散钙和可扩散钙，可扩散钙主要为游离钙离子，发挥生理作用的主要是游离钙离子，当血游离钙浓度降低时，神经肌肉兴奋性增高，可引起抽搐。

65. B 在我国，原发型肝癌常在肝硬化的基础上发生，患者常有乙型肝炎病毒感染→慢性肝炎→肝硬化→肝癌的病史。

66. E 有效循环血容量锐减、组织灌注不足及产生炎症介质是各类休克共同的病理生理基础。

67. A 甲状腺 ^{131}I 摄取率是诊断甲状腺功能亢进症的传统方法，甲状腺功能亢进时可见甲状腺 ^{131}I 总摄取量增加，摄取高峰前移。

68. B 原发性腹膜炎又称自发性腹膜炎，腹腔内无原发病灶，多为单一细菌感染，致病菌多为溶血性链球菌、肺炎链球菌或大肠埃希菌。

69. B 产后出血指胎儿娩出后 24 小时内，阴道分娩者出血≥ 500ml，剖宫产者≥ 1000ml，是分娩严重并发症，也是我国产妇死亡的首要原因。

70. B 流行性出血热是由汉坦病毒引起的自然疫源性传染病，鼠为主要传染源。

71. E 异位促肾上腺皮质激素（ACTH）综合征是指垂体以外肿瘤分泌大量 ACTH，伴肾上腺皮质增生，可分泌过量的皮质醇。最常见的是肺癌（不选 A），其次是胸腺癌（不选 B）、胰腺癌（不选 C）和甲状腺髓样癌（不选 D）等。

72. D 急性胰腺炎是由多种病因导致胰酶在胰腺内被激活，引起胰腺及其周围组织水肿、出血甚至坏死等炎性损伤的疾病。

73. C 分娩后的阴道腔扩大、阴道黏膜及周围组织水肿、黏膜皱襞减少甚至消失，导致阴道壁松弛、肌张力低下，阴道壁肌张力在产褥期逐渐恢复，但至产褥期结束时仍不能完全恢复至未孕时的张力（选 C）。胎盘附着部位的子宫内膜修复需要到产后 6 周，其余部位的子宫内膜修复需要到产后 3 周（不选 A）。产褥期坚持做产后康复锻炼，盆底肌可在产褥期内即恢复至接近未孕状态（不选 B）。分娩后会阴轻度水肿，于产后 2~3 天逐渐消退，有轻度撕裂或侧切切口缝合者，在产后 3~4 天愈合（不选 E）。

74. A 新生儿期，出生后 1 周的新生儿发病率和死亡率极高，死亡婴儿中约 2/3 为新生儿，＜ 1 周的新生儿的死亡数占新生儿期死亡数的 70% 左右，而胎龄满 28 周至出生后 7 天称围生期，即在小儿各年龄阶段死亡率最高的是围生期。

75. B 浅Ⅱ度烧伤伤及真皮浅层（乳头层），部分表皮生发层(基底层)健在(选 B)。Ⅰ度伤及表皮浅层，生发层健在(不选 A);深Ⅱ度伤及真皮乳头层以下(不选 C); Ⅲ度伤及皮肤全层，皮下、肌肉或骨骼（不选 D、E）。

76. B 慢性阻塞性肺疾病是慢性支气管炎、肺气肿持续发展的结果。当慢性支气管炎和肺气肿患者肺功能检查出现持续气流受限，即可诊断为慢性阻塞性肺疾病。

77. A 胸部 X 线检查是诊断气胸最准确、可靠的方法，可显示肺压缩的程度、肺内病变情况、是否存在纵隔移位、胸腔积液和胸膜粘连。

78. A 胃十二指肠溃疡穿孔患者早期因强烈的化学刺激可突发上腹部刀割样剧痛，腹痛可迅速波及全腹，患者面色苍白、出冷汗，常伴有恶心、呕吐，严重时可伴有血压下降、休克等表现。

79. E 结核菌素（PPD）试验 48~72 小时测量皮肤硬结直径，硬结直径＜ 5mm 阴性（－）；5~9mm 阳性（＋）；10~19mm 中度阳性（＋＋）；≥ 20mm 强阳性（＋＋＋）；局部除硬结外，还有水疱、破溃、淋巴管炎及双圈反应等为极强阳性（＋＋＋＋）。七轮内科护理学 P48 关于 PPD 试验的数据有变，硬结直径＞ 15mm 或局部出现双圈、水疱、坏死或淋巴管炎为强阳性，但考试未采用。

80. C 重症肌无力是乙酰胆碱受体抗体介导的、细胞免疫依赖的和补体参与的神经 - 肌肉接头处传递障碍相关自身免疫性疾病。病变主要累及神经 - 肌肉接头处突触后膜上乙酰胆碱受体，80% 患者胸腺肥大，淋巴滤泡增生，10%~20% 患者有胸腺瘤，胸腺切除后 70% 患者的临床症状可得到改善或痊愈（选 C）。系统性红斑狼疮是一种有多系统损害的慢性自身免疫性疾病，主要病理改变为炎症反应和血管异常，多引起皮肤、关节、肾脏、心血管、神经等病变（不选 A）。类风湿关节炎主要临床表现为关节疼痛、晨僵（不选 B）。帕金森病主要临床表现为静止性震颤、运动迟缓、肌强直和姿势步态障碍（不选 D）。癫痫主要临床表现为突发突止的痉挛、强直、失神（不选 E）。

81. B 规律月经的建立是生殖功能成熟的重要标志，此时机体能建立规律的周期性排卵（选 B）。女性初次月经来潮称月经初潮，为青春期的重要标志，此时中枢对雌激素的正反馈机制尚未成熟，即使卵泡发育成熟也不能排卵，不能作为女性性功能成熟的标志（不选 A）。

82. C 系统性红斑狼疮患者常于日光暴晒后发病，推测是因某些波长的紫外线使皮肤上皮细胞出现凋亡，新抗原暴露而成为自身抗原，因此紫外线照射是本病重要诱因。

83. D 小肠的主要功能是消化和吸收，碳水化合物、蛋白质和脂肪的消化产物大部分在十二指肠和空肠被吸收，机体水分的吸收主要在空肠（选 D）；回肠能主动吸收胆盐和维生素 B_{12}（不选 E）。大肠包括盲肠及阑尾、结肠、直肠，不能被消化的食物残渣进入大肠，经过大肠内细菌酶的发酵和腐败作用，形成大便，最后排至体外（不选 A、B、C）。

84. A 心绞痛的疼痛部位主要在胸骨体中、上段之后或心前区（选 A），界限不清，常放射至左肩（不选 C）、左臂内侧达环指和小指，或至颈、咽、下颌部。

85. C 子宫脱垂是指子宫从正常位置沿阴道下降，宫颈外口达坐骨棘水平以下，甚至子宫全部脱出于阴道口外。

86. A 临床使用 Dukes 病理分期将大肠癌分为 4 期，目的是了解肿瘤发展过程，指导拟订治疗方案及估计预后。A 期指肿瘤局限于肠壁内，且无淋巴结转移（不选 C）。B 期指肿瘤穿透肠壁，侵及肠壁外组织、器官，无淋巴结转移（选 A）。C 期指肿瘤穿透肠壁全层或未侵犯全层，且有淋巴结转移，其中淋巴结转移仅限于肿瘤附近者为 C_1 期（不选 D），转移到系膜和系膜根部淋巴结者为 C_2 期（不选 E）。

87. B D 期指肿瘤伴有远处器官转移、局部广泛浸润或淋巴结广泛转移，不能根治性切除。

88. B 前尿道包括球部和阴茎体部，后尿道包括前列腺部和膜部。后尿道外伤多发生于尿道膜部，多由骨盆骨折造成。

89. E 前尿道外伤多发生于尿道球部，多见于会阴部骑跨伤。

90. D 放疗患者皮肤有水疱时，涂硼酸软膏，包扎 1~2 天，待渗出吸收后改用暴露疗法。

91. A 二度反应（湿反应）皮肤表现为高度充血、水肿，水疱形成，有渗出液、糜烂等，应涂 2% 甲紫（龙胆紫）或氢化可的松乳膏，不必包扎。

92. B 外阴阴道假丝酵母菌病是由假丝酵母菌引起的常见外阴阴道炎症，假丝酵母菌为条件致病菌，主要为内源性感染。发病的常见诱因包括糖尿病、长期应用广谱抗生素、妊娠、大量应用免疫抑制药以及接受大量雌激素治疗等。糖尿病患者机体免疫力下降，阴道内糖原增加，适合假丝酵母菌繁殖。

93. E 萎缩性阴道炎常见于妇女绝经后，因卵巢功能减退，雌激素水平降低，阴道壁萎缩，黏膜变薄，嗜酸性的乳杆菌不再为优势菌，致局部抵抗力下降，其他病原菌过度繁殖或外源性病原菌易入侵而引起炎症。

94. A 雌激素可使宫口松弛，宫颈黏液分泌增加、性状变稀薄，易拉成丝，有利于精子通过（选 A）。孕激素使宫口闭合，黏液分泌减少，性状变黏稠（不选 B）。

95. B 孕激素能使增殖期子宫内膜转化为分泌期子宫内膜，有利于受精卵着床（选 B）。雌激素可使子宫内膜腺体和间质增生、修复（不选 A）。

96. C 女性雄激素主要由肾上腺分泌。雄激素能促使阴蒂、阴唇和阴阜的发育，促进阴毛、腋毛的生长。

排卵前雄激素升高，一方面可促进非优势卵泡闭锁，另一方面可提高性欲。

97. D 左心衰竭的特征性症状是由肺淤血引起不同程度的呼吸困难和体力活动受限，右心衰竭的典型表现为体循环淤血。

98. C 心律失常指心脏冲动的频率、节律、起源部位、传导速度或激动次序的异常。

99. A 心肌梗死的基本病因是在冠状动脉病变的基础上发生冠状动脉血供急剧减少或中断，使相应心肌严重而持久地急性缺血导致心肌细胞死亡。

100. E 心脏瓣膜病是由于各种原因引起的单个或多个瓣膜的功能或结构异常，导致瓣口狭窄和（或）关闭不全。基本病理变化为瓣叶和腱索的纤维化和挛缩，瓣叶交界面相互粘连。

强化试卷七

1. C 正常排尿机制在婴儿期由脊髓反射完成，以后由脑干 - 大脑皮质控制，至 3 岁已能控制排尿；在 1.5~2 岁，小儿主要通过控制尿道外括约肌和会阴肌开始控制自主排尿。本题数据有争议，虽然近年已有更新的数据，即在 1.5~3 岁（七轮儿科护理学 P278），小儿开始控制自主排尿，但考试未采用。

2. C 人一生有两副牙齿，即乳牙（共 20 个）和恒牙（共 28~32 个）。

3. B 凡婚后未避孕、有正常性生活、夫妇同居 1 年而未受孕者，女性称为不孕症。既往从未有过妊娠史，未避孕而从未妊娠者为原发不孕；既往有过妊娠史，而后未避孕连续 12 个月未孕者为继发不孕。

4. D 新生儿出生时卵巢内有 100 万 ~200 万个卵泡，至青春期只剩下 30 万 ~40 万个。女性一生中仅有 400~500 个卵泡发育成熟并排卵。

5. C 2 岁以后收缩压可按公式计算，收缩压（mmHg）= 年龄 ×2 + 80，舒张压应为收缩压的 2/3。即 3 岁小儿的收缩压（mmHg）=3×2 + 80=86mmHg，舒张压（mmHg）=86×2/3≈57mmHg。

6. A B 超检查是肝癌筛查和早期定位的首选检查，能检出肝内直径＞ 1.0cm 的占位性病变（选 A）。甲胎蛋白（AFP）是诊断肝癌的特异性指标，也是肝癌的定性检查，广泛用于普查、诊断、判断治疗效果及预测复发（不选 B）。CT 检查具有较高的分辨率，可提高直径＜ 1.0cm 小肝癌的检出率（不选 C）。MRI 检查能清楚显示肝细胞癌内部结构特征，应用于 CT 检查未能发现病灶时（不选 D）。肝血管造影是肝癌诊断的重要补充手段，常用于普通影像学检查未能发现病灶的情况下（不选 E）。

7. A 甲胎蛋白（AFP）是诊断肝癌的特异性指标，也是肝癌的定性检查，有助于诊断早期肝癌，广泛用于普查、诊断、判断治疗效果及预测复发。

8. B 细胞外液的 pH 主要依靠血液中最重要的一对缓冲物质 HCO_3^-/H_2CO_3 调节，两者正常比值为 20∶1，对于维持细胞外液的 pH 起决定作用。

9. D 胃镜及胃黏膜活组织检查是慢性胃炎最可靠的诊断方法。胃镜直视下观察黏膜病损，慢性非萎缩性胃炎可见红斑（点、片状或条状）、黏膜粗糙不平、出血点 / 斑；慢性萎缩性胃炎可见黏膜呈颗粒状、黏膜血管显露、色泽灰暗、皱襞细小，两种胃炎皆可伴有糜烂、胆汁反流。在充分活组织检查基础上以病理组织学诊断明确病变类型，并可检测幽门螺杆菌。

10. D 大量呕吐、长期胃肠减压可导致大量含 Na^+ 消化液丢失，而只补充水或仅输入葡萄糖溶液可导致低渗性脱水。

11. C 急性肾小球肾炎是 A 组 β 溶血性链球菌引起的急性上呼吸道感染或皮肤感染后的免疫复合物性肾小球肾炎（不选 A、D），病变主要累及肾小球（不选 B）。其特点为急性起病，多有前驱感染，主要表现为水肿、血尿、蛋白尿、高血压、尿量减少（选 C，不选 E），并可伴有一过性肾功能不全。

12. A 急性乳腺炎是乳腺的急性化脓性感染，多为产后哺乳的妇女，尤以初产妇多见，往往发生在产后 3~4 周。

13. A 直肠肛管周围脓肿是指直肠肛管周围软组织或其周围间隙内的急性化脓性感染，并形成脓肿，主要感染途径为肛腺感染（选 A），也可由肛周皮肤感染（不选 E）、损伤、肛裂、内痔、药物注射等引起。

14. B 门静脉压力增高可导致脾静脉血回流受阻，脾组织和脾内纤维结缔组织增生，最早出现的病理改变为充血性脾大。

15. B 心绞痛是在冠状动脉狭窄的基础上，由于心肌负荷的增加而引起心肌急剧的、暂时的缺血与缺氧的临床综合征。其主要危险因素包括年龄（＞ 40 岁）、性别（不选 C），女性发病率低与雌激素有抗动脉粥样硬化的作用有关，绝经期后发病率会迅速增高（选 B）；血脂异常、高血压（不选 D）、吸烟（不选 A）、糖尿病或糖耐量异常（不选 E）。其他危险因素包括 A 型性格、肥胖、家族史、口服避孕药、饮食不当等。

16. E 小肠是消化吸收的主要场所，小肠内的胰液、胆汁和小肠液对食物进行全面化学性消化，食物经过小肠后消化过程基本完成，未被消化的食物残渣进入大肠。

17. C 轻度急性呼吸窘迫综合征患者应予无创正压通气，无效或病情加重时尽快气管插管行有创机械通气。呼气末正压通气可使萎陷的小气道和肺泡再开放，防止肺泡随呼吸周期反复开闭，使呼气末肺容量增加，并可减轻肺损伤和肺泡水肿，从而改善肺泡弥散功能和通气 / 血流，减少肺内分流，达到改善氧合和肺顺应性的目的。

18. E 急性肾盂肾炎最典型的症状为突发高热和膀胱刺激征，合并全身中毒症状，可有单侧或双侧腰痛、肾区叩击痛及肋脊角压痛。肾盂肾炎患者可见白细胞尿或脓尿，即新鲜离心尿液中白细胞＞ 5 个 /HPF，或新鲜尿液白细胞计数＞ 40 万个。

19. E 女性外生殖器是女性生殖器官的外露部分，包括阴阜（不选 A）、大阴唇（不选 B）、小阴唇（不选 C）、阴蒂和阴道前庭（不选 D），统称为外阴。会阴是指位于阴道口和肛门之间的楔形软组织，厚 3~4cm，又称会阴体（选 E）。

20. D 通气过度可导致体内生成的 CO_2 排出过多，$PaCO_2$ 降低，pH 升高，引起呼吸性碱中毒。

21. B 胆囊结石的典型症状为胆绞痛，在饱餐、进食油腻食物或睡眠中体位改变时发生右上腹或上腹阵发性绞痛，向右肩胛部或背部放射，右上腹胆囊区可有压痛。首选 B 超检查，可见胆囊增大，胆囊壁增厚，胆囊结石示强回声，其后有结石声影即可确诊。

22. D 正常足月儿解剖特点包括：指（趾）甲达到或超过指（趾）尖（选 D）；胎毛少（不选 A）；耳壳软骨发育良好，耳舟成形，直挺（不选 B）；哭声响亮（不选 C）；足纹遍及整个足底（不选 E）；四肢屈曲。早产儿皮肤红嫩，胎毛多，耳壳软，指（趾）甲未达指（趾）端，乳晕不清，足底纹少。

23. B 风湿性心脏瓣膜病由 A 组 β 溶血性链球菌感染所致，其致病机制与继发于链球菌感染后异常免疫反应有关。预防风湿性心脏瓣膜病最关键的措施是积极防止链球菌感染。

24. D 交替脉指脉搏节律正常但强弱交替出现，由于心室收缩强弱交替出现所致，为心肌受损的表现，也是左心衰竭的重要体征，还可见于高血压性心脏病、急性心肌梗死等。

25. C 休克时缺氧可使肺毛细血管内皮细胞和肺泡上皮细胞受损（不选 A），血管壁通透性增加（不选 B），导致肺间质水肿，肺弥散功能障碍（不选 D）。肺泡表面活性物质生成减少，肺泡表面张力升高，继发肺泡萎陷和肺不张（选 C），部分血液流经通气不良的肺泡，导致通气 / 血流失调（不选 E）。

26. A 原发性支气管肺癌简称肺癌，是最常见的肺部原发性恶性肿瘤，起源于支气管黏膜或腺体，常有区域性淋巴转移和血行转移。

27. C 大肠埃希菌、肺炎链球菌、脑膜炎奈瑟菌、流感嗜血杆菌、金黄色葡萄球菌均可引起化脓性脑膜炎；其中，引起暴发型脑膜炎常见的病原菌是脑膜炎奈瑟菌（选 C）。引起亚急性化脓性脑膜炎常见的病原菌是流感嗜血杆菌（不选 D）。

28. D 受精卵着床后，在雌、孕激素的作用下，子宫内膜腺体增大，腺上皮细胞内糖原增加，结缔组织细胞肥大，血管充血，此时的子宫内膜称为蜕膜（选 D）。按照蜕膜与囊胚的位置关系，将蜕膜分为三部分，包括底蜕膜（不选 C）、包蜕膜（不选 E）、真蜕膜。

29. A 难复性疝发生的主要原因为疝内容物反复突出，致疝囊颈受摩擦而损伤，并产生粘连，导致疝内容物不能回纳。

30. C 实质性脏器损伤主要表现为腹腔内或腹膜后出血，临床表现为面色苍白、脉搏增快，严重时脉搏微弱，血压不稳定，甚至休克，腹痛和腹膜刺激征较轻，呈持续性，腹腔内出血晚期体征为移动性浊音阳性。对疑有腹部损伤者，诊断性腹腔穿刺术是最有意义的检查，抽到不凝血，提示为实质性脏器或血管破裂所致的内出血。

31. C 非选择性的 β 受体阻滞剂可阻断支气管平滑肌的 β_2 受体，收缩支气管平滑肌而增加呼吸道阻力，诱发或加重哮喘，合并哮喘的高血压患者不宜选用。

32. C 阑尾为一细长盲管，腔内富含微生物，肠壁内有丰富的淋巴组织，容易发生感染，致病菌多为肠道内的各种革兰阴性杆菌和厌氧菌。

33. E 检查者一手的两指或一指放入阴道内，另一手放在腹部配合检查，称双合诊检查；目的在于检查阴道（不选 A）、宫颈（不选 B）、宫体（不选 C）、输卵管、卵巢及宫旁结缔组织（不选 D）和韧带，以及盆腔内壁情况。三合诊是双合诊的补充检查，是腹部、阴道、直肠的联合检查，能触清直肠子宫陷凹（选 E）。

34. A 产后出血的原因包括子宫收缩乏力、胎盘因素、软产道损伤和凝血功能障碍，其中子宫收缩乏力是最常见原因。

35. A 母乳中含不饱和脂肪酸较多，初乳中更高，有利于脑发育（不选 B）。母乳中蛋白质以乳清蛋白为主，酪蛋白较少，易于吸收（选 A）。母乳中铁含量虽与牛奶相同，但母乳铁吸收率高于牛奶（不选 C），钙含量虽然低于牛奶，但钙吸收率高于牛奶（不选 D）。母乳中含有大量免疫物质，特别是初乳中含量较高（不选 E）。

36. B 支气管扩张症患者咯血通常与感染加重有关，由于小动脉被侵蚀或增生血管被破坏引起。

37. C 一氧化碳可与血红蛋白（Hb）结合，形成稳定的碳氧血红蛋白（COHb），一氧化碳与血红蛋白的亲和力比氧与血红蛋白的亲和力大 240 倍，COHb 不能携氧且不易解离，发生组织和细胞缺氧。

38. A 先天性甲状腺功能减退症骨龄常明显落后于实际年龄，可通过 X 线检查观察腕关节、膝关节骨化中心的出现及大小来判断。

39. D 开放性气胸呼吸时两侧胸膜腔的压力发生变化，可出现吸气时纵隔向健侧移位，呼气时又移回患侧，导致纵隔位置随呼吸而左右摆动，称为纵隔扑动。

40. D 继发性腹膜炎的致病菌主要为胃肠道内的常驻菌群，其中以大肠埃希菌最多见，其次为厌氧拟杆菌、链球菌、变形杆菌等。

41. A 学龄儿童复种卡介苗前应做结核菌素（PPD）试验，阴性才能接种。

42. C 肺癌好发于 40 岁以上中老年人，多数有长期吸烟史，常表现为咳嗽、咳痰、胸痛，中央型肺癌多见痰中带血或间断血痰，胸部 X 线检查可有不规则的肺门增大阴影。支气管镜检查是诊断中央型肺癌最可靠的手段（选 C）。痰脱落细胞学检查是简易有效的普查和早期诊断肺癌的方法（不选 D）。

43. B 吉兰 - 巴雷综合征病因尚未完全明确，最可能与空肠弯曲菌感染有关，也可能与病毒感染有关。

44. B 皮质醇增多症（库欣综合征）是各种原因所致肾上腺皮质醇分泌增多引起的临床综合征，其中以垂体促肾上腺皮质激素分泌亢进所引起的临床类型最常见。

45. A 枕骨大孔疝多见于颅后窝占位性病变如小脑占位，急性枕骨大孔疝时生命体征变化最明显，表现为迅速的呼吸、循环功能衰竭，并以突发呼吸骤停最具特征。脑疝是由急剧颅内压增高导致，一旦出现典型症状，应按颅内压增高的处理原则，快速静脉输注高渗性降颅内压药物，以缓解病情，争取时间。病因明确者，应尽快手术去除病因，如清除颅内血肿或切除脑肿瘤等。

46. E 恶性肿瘤易发生转移，转移途径包括直接蔓延（不选 A）、淋巴转移（不选 B）、血行转移（不选 C）、种植性转移（不选 D）。膨胀性生长多为良性肿瘤的生长方式（选 E）。

47. A 脊髓是疼痛信号处理的初级中枢。大脑顶叶的中央后回为深浅疼痛感觉的皮质中枢。

48. C 在颅内压增高的发生发展过程中，机体通过减少颅内血容量和脑脊液量来代偿。由于脑组织需要保持一定的血流量以维持其正常功能，因此脑脊液量的减少为颅内压增高时调节颅内压的主要方式。

49. A 大面积烧伤早期毛细血管通透性增加，大量体液渗出，引起有效循环血容量锐减，伤后 48 小时内易发生低血容量性休克，是导致患者死亡最主要的原因。

50. A 腰椎间盘突出症根据其突出程度及影像学特征可分为膨出型（不选 B）、突出型（不选 C）、脱出型、游离型（不选 D）、Schmorl 结节及经骨突出型（不选 E）。

51. D 肺炎链球菌肺炎好发于男性青壮年，起病急骤，主要表现为寒战、高热、咳嗽、咳铁锈色痰，查痰肺炎链球菌（+），X 线检查常表现为大片炎症浸润阴影（云絮状阴影）或实变影，血常规示白细胞计数增多，中性粒细胞分类多在 0.80 以上，可见中毒颗粒及核左移。

52. D 大量出汗和饮用低张液体后可引起低钠、低氯血症而发生热痉挛，表现为头痛、头晕，四肢、腹部和背部肌肉痉挛和疼痛，以腓肠肌最常见，呈对称性和阵发性。

53. C 成年女性乳腺有 15~20 个腺叶（不选 A），每一腺叶分成多个腺小叶，腺小叶是乳腺的基本单位，由小乳管和腺泡组成（选 C）。乳腺是许多内分泌腺的靶器官，其生理活动受垂体前叶、卵巢及肾上腺皮质等分泌的激素影响（不选 B）。绝经后，由于性激素的分泌急剧减少，乳腺小叶萎缩，为脂肪组织所替代（不选 D）。妊娠期和哺乳期时，由于激素影响使腺体组织增殖、发育，乳房胀大呈球形（不选 E）。

54. E 伤寒是由伤寒杆菌引起的急性肠道传染病，伤寒杆菌属沙门菌属 D 组，菌体呈短杆状，革兰染色阴性，伤寒杆菌不产生外毒素，菌体裂解时产生的内毒素在发病机制中起重要作用（选 E）。本菌主要有菌体“O”抗原、鞭毛“H”抗原和表面“Vi”抗原，感染机体后诱生相应的抗体，但均为非保护性抗体（不选 B）。

55. A 血栓闭塞性脉管炎是一种主要累及四肢远端中小动、静脉的炎症性、节段性和反复发作的慢性闭塞性疾病，以下肢中、小动脉多见。

56. E 肾单位是肾脏最基本的结构和功能单位，每个肾脏约有 100 万个肾单位。肾单位包括肾小体和肾小管两部分（选 E），肾小体由肾小球和肾小囊两部分组成（不选 D）。

57. C 人类免疫缺陷病毒（HIV）可通过血液 - 体液传播，如共用针具静脉吸毒，输入被 HIV 污染的血液或血制品以及介入性医疗操作等均可导致感染。

58. B 食管癌早期症状不明显，表现为吞咽粗硬食物时偶有不适感；中晚期的典型症状为进行性吞咽困难；患者随病情发展逐渐出现消瘦、贫血、乏力等表现。食管镜检查可直视病变的部位、形态，并可钳取活组织做病理学检查，是诊断食管癌最可靠、最有价值的检查方法。

59. A 法洛四联症是由肺动脉狭窄、主动脉骑跨、室间隔缺损、右心室肥厚 4 种畸形组成，其中肺动脉狭窄是决定患儿的病理生理、病情严重程度及预后的主要因素。

60. C 呼吸衰竭常见诱因有感染、医源性因素（高浓度吸氧、使用麻醉药等）、脑外伤、消化道出血、营养不良、基础代谢率增加、精神紧张、创伤等，其中以感染最为常见，尤其是呼吸道感染。

61. B 糖尿病症状加随机血糖≥ 11.1mmol/L 或空腹血糖（至少 8 小时没有进食所测血糖）≥ 7.0mmol/L 或 75g 葡萄糖负荷后 2 小时血糖≥ 11.1mmol/L，可诊断为糖尿病。

62. A 原发性癫痫原因不明，可能与遗传因素有关（选 A）。继发性癫痫的病因包括皮质发育障碍、肿瘤（不选 C）、头外伤（不选 B）、中枢神经感染、脑血管疾病（不选 D）、寄生虫感染、遗传代谢性疾病、神经变性疾病、继发性脑病等。

63. A 营养不良又称蛋白质 - 能量营养不良，是由各种原因引起的蛋白质和（或）能量摄入不足或消耗增多引起的营养缺乏病，多见于 3 岁以下婴幼儿。

64. D 在护理工作中，护士应按规定核对医嘱，当医嘱准确无误时，应及时正确地执行，以保证患者治疗效果和医疗安全。

65. A 消化性溃疡主要发病机制为胃酸、胃蛋白酶对胃黏膜的侵袭作用与黏膜屏障的防御功能失衡。高浓度胃酸和能水解蛋白质的胃蛋白酶是主要的侵袭因素，在消化性溃疡尤其是十二指肠溃疡的发病机制中起主导作用。幽门螺杆菌感染是消化性溃疡的主要病因，它一方面破坏胃、十二指肠黏膜防御屏障功能，另一方面增强侵袭因素，引起高促胃液素血症，使胃酸和胃蛋白酶分泌增加，促使胃、十二指肠黏膜损害，形成溃疡。

66. E 急性胃扩张是胃、十二指肠短期内有大量内容物不能排出，引起胃过度充盈，此时最重要的处理措施为胃肠减压，将积聚在胃肠道内的气体、液体吸出，可减轻胃肠道张力，减轻腹胀，促进肠蠕动恢复。

67. B 器官移植前必须进行的免疫学检查主要包括 ABO 血型相容试验（不选 A），预存抗体的检测（淋巴细胞毒交叉试验、群体反应性抗体检测等，不选 E），人类白细胞抗原（HLA）配型（不选 D），交叉配型（如混合淋巴细胞培养，不选 C）等。细胞毒试验常用于检测细胞免疫的水平（选 B）。

68. A 急性上呼吸道感染由各种病毒和细菌引起，其中成人 70%~80%、儿童 90% 以上为病毒感染所致。

69. A 多数急性心肌梗死患者会出现严重心律失常，多发生在起病 1~2 天，以快速型心律失常多见，如频发性室性期前收缩、成对出现或短阵室性心动过速等，常为心室颤动的先兆。心室颤动是急性心肌梗死早期，特别是入院前患者死亡最主要的原因。

70. A 稳定型心绞痛通常发作持续 3~5 分钟，含服硝酸甘油可缓解。急性心肌梗死表现为突发的胸骨体后及心前区压榨性疼痛，经休息和含服硝酸甘油不能完全缓解，确诊急性心肌梗死首选心电图和心肌酶学检查（选 A）。心电图特征性改变为在面向透壁心肌坏死区的导联上出现宽而深的 Q 波（病理性 Q 波）、ST 段弓背向上抬高、T 波倒置；心肌酶学检查血清心肌坏死标志物，增高水平与心肌坏死范围及预后明显相关。动态心电图（Holter 监测）可连续记录 24~72 小时心电信号，用于提高对非持续性心律失常及短暂性心肌缺血发作的检出率（不选 D）。

71. B 血红蛋白（Hb）量是反映贫血最重要的检查指标。在海平面地区，成年男性 Hb ＜ 120g/L，成年女性 Hb ＜ 110g/L 即可诊断为贫血。

72. B 可用于肾衰竭患者肾功能监测的指标包括肾小球滤过率（内生肌酐清除率）、血肌酐和血尿素氮、肾血流量测定、肾小管功能测定等。

73. B 中心静脉压（CVP）代表右心房或胸腔段腔静脉内的压力变化，是评估血容量、右心室前负荷及右心功能的重要指标。CVP 的正常值为 5~10cmH$_2$O，＜ 5cmH$_2$O 提示血容量不足（选 B）；＞ 15cmH$_2$O 提示心力衰竭、容量血管过度收缩或肺循环阻力增高（不选 A）；CVP ＞ 20cmH₂O 提示存在充血性心力衰竭。

74. D 贫血是指人体外周血红细胞容量减少，低于正常值下限，不能输送足够的氧至组织而产生的综合征。因红细胞和血红蛋白减少，组织、器官缺氧，患者表现为心悸、气短、乏力等。心悸、气短程度是最能评估贫血活动无耐力的指标。

75. D 胆碱酯酶活力测定是诊断有机磷农药中毒的特异性指标，对判断中毒程度、疗效和预后极为重要，胆碱酯酶活力降至正常人的 70% 以下即可诊断。

76. E 吗啡具有强大的镇痛作用，能减轻患者濒死感，缓解患者交感神经过度兴奋导致的心动过速、血压升高、心肌收缩力增强等不利因素，减少心肌耗氧量，预防快速型心律失常；还可扩张血管，缩小梗死病灶，减少心肌细胞死亡（选 E）。硝酸酯类药物（如硝酸甘油、亚硝酸异戊酯、硝酸异山梨酯）是心绞痛急性发作最有效的治疗药物（不选 A、B、C）。罂粟碱常用于治疗脑血栓形成、脑栓塞、肺栓塞、肢端动脉痉挛及动脉栓塞性疼痛（不选 D）。

77. D 大多数胰管与胆总管汇合形成“共同通道”，下端膨大部分称 Vater 壶腹，开口于十二指肠乳头，壶腹周围有 Oddi 括约肌包绕；部分人虽有共同开口，但两者之间有分隔；少数人两者分别开口于十二指肠，这种共同开口或共同通道是胰腺疾病和胆道疾病互相关联的解剖学基础。

78. C 蛔虫有钻孔习性，可钻入与肠壁相通的各种管道，以胆总管最为常见，导致胆道蛔虫病，表现为阵发性右上腹剧烈绞痛、恶心、呕吐等，无明显体征或体征轻微。

79. D 急性白血病是造血祖细胞的恶性克隆性疾病，发病时骨髓中异常的原始细胞及幼稚细胞大量增殖并抑制正常造血。血象可见白细胞增多，但成熟粒细胞缺乏，使免疫系统对外源性异物的识别和吞噬功能下降，易发生感染。

80. C 生长发育通常遵循的顺序或规律为由上到下（不选 A）、由近到远（不选 B）、由粗到细（选 C）、由低级到高级（不选 E）、由简单到复杂（不选 D）。

81. A 输卵管由外向内分为伞部、壶腹部、峡部及间质部，其内侧间质部与宫角相连，外侧游离（不选 D）。输卵管由 3 层构成，外层为浆膜层，中层为平滑肌层，内层为黏膜层（不选 C）。黏膜层组织有纤毛细胞、无纤毛细胞、楔状细胞和未分化细胞 4 种。纤毛细胞的纤毛向宫腔方向摆动，协助运送受精卵（不选 B）。输卵管肌肉的收缩和黏膜上皮细胞的形态、分泌及纤毛摆动，均受性激素影响而发生周期性变化（选 A，不选 E）。

82. C 门静脉系与腔静脉系之间有 4 个主要交通支，胃底 - 食管下段交通支，直肠下段 - 肛管交通支，前腹壁交通支和腹膜后交通支。门静脉高压时胃底 - 食管下段交通支离门静脉主干和腔静脉最近，压力差最大，受门静脉高压的影响也最早、最显著，食管胃底静脉曲张破裂出血，出现呕血、黑便等表现。

83. A 胎儿的血液循环与脐带相连，胎儿的心脏搏动泵出血液，随后进入脐带血管，即脐带血流杂音与胎心率一致。

84. D 排泄性尿路造影需要静脉注射有机碘造影剂，造影前应做碘过敏试验（不选 A）。试验前 1 天需要口服缓泻药排空肠道，以免大便或肠内积气影响显影效果（不选 B）；禁食、禁饮 6~12 小时，使尿液浓缩，增加尿路造影剂浓度（选 D，不选 C）。妊娠、肾功能严重损害及对造影剂过敏为其禁忌证（不选 E）。

85. B 受精后第 5~6 天，早期囊胚透明带消失，总体积迅速增大，继续分裂发育，形成晚期囊胚。在受精 6~7 天后，胚胎植入子宫内膜的过程称着床。受精卵着床经过定位、黏附和侵入 3 个过程，其中定位是指透明带消失，晚期囊胚以其内细胞团端接触子宫内膜。

86. D 若卵子未受精，黄体在排卵后 9~10 天开始退化，寿命为 14 天，相当于卵巢的黄体期。黄体衰退后月经来潮，卵巢中又有新的卵泡发育，开始新的周期。

87. A 呼吸衰竭按照动脉血气分析分为Ⅰ型呼吸衰竭和Ⅱ型呼吸衰竭。Ⅰ型呼吸衰竭(低氧性呼吸衰竭)，血气分析特点是 PaO_2<60mmHg，$PaCO_2$（正常值为 35~45mmHg）降低或正常。

88. C Ⅱ型呼吸衰竭（高碳酸血症性呼吸衰竭），血气分析特点为 PaO_2 ＜ 60mmHg 伴 $PaCO_2$ ＞ 50mmHg，系肺泡通气不足所致。

89. D 丹毒是 A 组 β 溶血性链球菌感染皮肤淋巴管网所致的急性非化脓性炎症，好发于下肢与面部。

90. E 急性脓胸多为继发性感染，最主要的原发病灶是肺部感染，最常见的致病菌为金黄色葡萄球菌（选 E），此外肺炎链球菌（不选 B）、大肠埃希菌（不选 C）、真菌、结核分枝杆菌和厌氧菌（不选 A）等也可引起。

91. A 庆大霉素属于氨基糖苷类药物，不良反应多为耳毒性，包括前庭神经和耳蜗听神经受损，前庭神经受损表现为头晕、视力减退、眼球震颤、眩晕、恶心、呕吐和共济失调，耳蜗听神经受损表现为耳鸣、听力减退和永久性耳聋。

92. B 磺胺类药物主要经肾脏排出，在尿液中浓度较高，一旦在肾脏形成结晶，可产生尿道刺激和梗阻症状，如结晶尿、血尿、管型尿、尿痛等，甚至造成肾脏损害。

93. D 脓胸若伴有气管食管瘘，则脓腔内可有气体，出现液平面，称为脓气胸（选 D）。脓腔形成期初期纤维素附着不牢固、易脱落，以后随着纤维素层的不断增厚、韧性增强而易于粘连，使脓液局限于一定范围内，形成局限性或包裹性脓胸（不选 B、C）；脓液被分割为多个脓腔时称多房性脓胸（不选 E）。

94. A 根据感染波及的范围可分为局限性脓胸和全脓胸。病变广泛，脓液满布全胸膜腔时称全脓胸（选 A）；病变局限者称局限性脓胸（不选 B）。

95. C 高血压合并细小动脉粥样硬化为脑出血最常见的病因，其次是颅内动脉瘤、脑动静脉畸形，其他如脑淀粉样血管病、血液病、抗凝及溶栓治疗等。

96. A 脑血栓形成是脑梗死最常见的类型，是因脑动脉粥样硬化等血管病变、脑动脉主干或分支管腔狭窄、闭塞或形成血栓，造成该动脉供血区血流中断而发生脑组织缺血、缺氧性坏死，引起相应的神经症状和体征。

97. B 受精卵在宫腔以外着床发育称异位妊娠，异位妊娠以输卵管妊娠最常见。输卵管妊娠破裂多见于妊娠 6 周左右的峡部妊娠，可发生大量腹腔内出血，引起腹膜刺激征；常有不规则阴道流血，色暗红或深褐，量少呈点滴状，一般不超过月经量。

98. A 前置胎盘典型症状为妊娠晚期或临产时发生无诱因、无痛性反复阴道流血（选 A）。胎盘早剥表现为突发性持续性腹部疼痛，伴或不伴阴道流血（不选 D）。

99. C 产后出血指胎儿娩出后 24 小时内，阴道分娩者出血≥ 500ml，剖宫产者≥ 1000ml。其病因主要包括子宫收缩乏力、胎盘因素、软产道裂伤、凝血功能障碍。软产道裂伤引起的产后出血表现为胎儿娩出后立即出现阴道流血，色鲜红。

100. E 晚期产后出血是指分娩 24 小时后，在产褥期内发生的子宫大量出血，表现为阴道大量流血，以产后 1~2 周最常见。产后 1 周内正常蜕膜脱落并随恶露排出，若蜕膜剥离不全或剥离后长时间残留在宫腔内诱发子宫内膜炎症，影响子宫复旧，可引起晚期产后出血。

强化试卷八

1. E 一般非同日测量 3 次血压，收缩压均≥ 140mmHg 和（或）舒张压均≥ 90mmHg 可诊断高血压。

2. E 出生时新生儿的平均体重为 3.25kg，1~6 岁时体重的计算公式为：体重（kg）= 年龄（岁）×2 ＋ 8，即年龄 =（12 － 8）/2=2（岁）；出生时新生儿的身长平均为 50cm，3~12 个月平均身长为 75cm，2 岁时身长约 87cm；出生时头围相对大，为 33~34cm，1 岁时为 46cm，2 岁时约 48cm。按照小儿正常的生长发育规律，小儿最可能为 2 岁。

3. E 小儿出生后 4~10 个月（多数 8 个月时）乳牙开始萌出，13 个月后仍未萌牙称为萌牙延迟，最晚于 3 岁前出齐。

4. B 妊娠满 16 周时手测宫底高度在脐耻之间（选 B）。妊娠满 12 周时手测宫底高度为耻骨联合上 2~3 横指（不选 A）。妊娠满 20 周时在脐下 1 横指（不选 C）。妊娠满 24 周为脐上 1 横指（不选 D）。妊娠满 28 周为脐上 3 横指（不选 E）。

5. C 乳腺癌发病相关的因素包括雌激素（雌酮和雌二醇）紊乱；月经初潮早（＜ 12 岁，不选 B）、绝经期晚（＞ 52 岁，选 C）、不孕或初次足月产迟（＞ 35 岁，不选 D）；有乳腺癌家族史者（不选 A）；营养过剩、肥胖和高脂饮食可加强或延长雌激素对乳腺上皮细胞的刺激，从而增加发病率（不选 E）。

6. B 营养不良又称蛋白质 - 能量营养不良，是由各种原因引起的蛋白质和（或）能量摄入不足或消耗增多引起的营养缺乏病，多见于 3 岁以下婴幼儿。

7. D 晚期囊胚侵入到子宫内膜的过程，称受精卵着床，在受精后 6~7 天开始，11~12 天结束，着床需要经过定位、黏附和侵入三个阶段。

8. D 婴儿出生后 4~6 个月，随着生长发育的逐渐成熟，纯乳类喂养不能满足其需要，须向固体食物转换，以保障婴儿的健康。4~6 个月主要为泥状食物，引入的食物为含铁配方米粉、配方奶、菜泥、水果泥等，大多为流质食物。7~9 个月开始添加的辅食主要为末状食物，引入的食物为粥、烂面、全蛋、肝泥、肉末等，大多为固体食物。

9. C 6~7 个月时婴儿能听懂自己的名字。7~8 个月能发“爸爸”“妈妈”等复音，但无意识。9 个月左右已能听懂简单的词意，如“再见”等。10 个月左右的婴儿已能有意识地叫“爸爸、妈妈”。

10. C Ⅰ度轻型子宫脱垂为宫颈外口距离处女膜缘＜ 4cm，未达处女膜缘（不选 A）；Ⅰ度重型为宫颈外口已达处女膜缘，阴道口可见宫颈（不选 B）。Ⅱ度轻型为宫颈脱出阴道口外，宫体仍在阴道内（选 C）；Ⅱ度重型为宫颈和部分宫体已脱出阴道口外（不选 D）。Ⅲ度子宫脱垂为宫颈及宫体全部脱出阴道口外（不选 E）。

11. D 甲胎蛋白（AFP）是诊断肝癌的特异性指标，也是肝癌的定性检查，有助于诊断早期肝癌，广泛用于普查、诊断、判断治疗效果及预测复发。

12. D 胆总管结石合并感染时，表现为典型的查科三联征（夏柯三联征），即腹痛、寒战高热、黄疸。胆总管结石首选的检查为 B 超检查，可发现胆总管增粗，内有结石影像。

13. B 前列腺特异性抗原（PSA）是目前诊断前列腺癌、评估前列腺癌治疗效果和预测预后的重要肿瘤标志物。前列腺癌患者血清 PSA 常升高，有转移病灶者血清 PSA 可显著升高。

14. B 胃黏膜中的壁细胞主要分泌盐酸和内因子，是维持胃 pH 的主要分泌细胞（选 B）；主细胞分泌胃蛋白酶原和凝乳酶原（不选 A）；黏液细胞主要分泌含碱性因子的黏液（不选 C）；G 细胞分泌促胃液素（不选 D）；嗜银细胞和其他内分泌细胞可分泌组胺、5- 羟色胺和其他多肽类激素（不选 E）。

15. D 特异性免疫反应包括细胞免疫和体液免疫，其中 T 淋巴细胞主要参与细胞免疫（选 D），B 淋巴细胞主要参与体液免疫（不选 E）。

16. E 病理学检查是目前确诊肿瘤最直接而可靠的方法，包括细胞病理学检查和组织病理学检查。

17. D 阿司匹林属非甾体抗炎药，通过抑制体内前列腺素的合成，使局部痛觉感受器对致痛因子的敏感性降低，并且降低前列腺素本身的致痛作用，为非麻醉性镇痛药。可待因、吗啡、哌替啶（度冷丁）、美沙酮属阿片类镇痛药，为麻醉性镇痛药。

18. B 骨盆底能够封闭骨盆出口（不选 E），承托并保持盆腔脏器（如内生殖器、膀胱及直肠等）于正常位置，若骨盆底结构和功能出现异常，可导致盆腔脏器膨出、脱垂或引起功能障碍（不选 A、D）。骨盆底由多层肌肉和筋膜构成，其中肛提肌可在第二产程中协助胎先露在骨盆腔内完成内旋转及仰伸(不选C)。

19. C 急性胰腺炎是由多种病因导致胰酶在胰腺内被激活，引起胰腺及其周围组织水肿、出血甚至坏死等炎性损伤。在我国，胆道疾病是最常见的病因（选 C）。急性胰腺炎在西方国家多由大量饮酒导致（不选 A）。

20. B 颅底骨折以线性骨折为主，易撕裂硬脑膜，产生脑脊液漏而成为开放性骨折，易导致颅内感染。

21. C 入侵呼吸道的结核分枝杆菌被肺泡巨噬细胞吞噬，因菌量、毒力和机体巨噬细胞非特异性杀菌能力不同，被吞噬的结核分枝杆菌的命运各异（不选 A、B）。由 T 细胞介导的细胞免疫和迟发型过敏反应（变态反应）于 T 细胞反应期形成，从而对结核病发病、演变及转归产生决定性影响（不选 D、E）。

22. B 心绞痛发作时心电图检查可见 ST-T 改变，常表现为 ST 段压低（≥ 0.1mV），发作缓解后恢复，有时也可出现 T 波倒置（选 B）。QRS 波形宽大畸形常见于希氏束以下异位起搏的各种室性心律失常（不选 C）。急性心肌梗死的特征性心电图改变为在面向坏死区的导联上出现 ST 段弓背向上抬高（不选 A）、病理性 Q 波（不选 D）、T 波倒置。T 波高尖常见于高钾血症（不选 E）。

23. C 产后出血指胎儿娩出后 24 小时内，阴道分娩者出血≥ 500ml，剖宫产者≥ 1000ml。产后出血的原因主要包括子宫收缩乏力、胎盘因素、软产道裂伤和凝血功能障碍。产程延长使体力消耗过多可发生子宫收缩乏力性产后出血，表现为胎盘娩出后阴道流血较多，查体子宫质软、轮廓不清，若有宫腔积血可见宫底升高（选 C）。凝血功能障碍所致出血表现为胎儿或胎盘娩出后阴道持续流血且血液不凝，全身多部位出血或有瘀斑（不选 A）。软产道裂伤通常发生于急产或巨大儿的情况，表现为胎儿娩出后立即出现鲜红的血液（不选 B）。胎盘残留表现为胎儿娩出后数分钟后出现阴道流血，呈暗红色，检查娩出的胎盘、胎膜不完整（不选 E）。

24. D 超声心动图是明确诊断心脏瓣膜病最敏感、最可靠的方法，可评估瓣膜的病理改变和狭窄的严重程度，还可提供房室大小、心室功能、室壁厚度和运动、肺动脉压等方面的信息。

25. B 我国中低位直肠癌在直肠癌中所占的比例高，多位于直肠壶腹部，绝大多数直肠癌可在直肠指诊时触及。

26. C 多根多处肋骨骨折时，可能会造成局部胸壁失去完整肋骨支撑而软化，出现吸气时软化区胸壁内陷，呼气时外突的反常活动，称为连枷胸。

27. A 上尿路结石患者多有肾区疼痛，疼痛程度取决于结石大小和位置。结石大、移动小的肾盂肾盏结石可无明显临床症状，活动后可引起上腹和腰部钝痛或隐痛（不选C）。肾内小结石与输尿管结石可引起肾绞痛，常见于结石活动并引起输尿管梗阻的情况（选A，不选B、D）。肾绞痛的典型表现为突发性严重疼痛，疼痛位于腰部或上腹部，沿输尿管放射至同侧腹股沟，甚至涉及同侧睾丸或阴唇（不选E）。

28. A 急性感染性喉炎是喉部黏膜的急性弥漫性炎症（不选B），以犬吠样咳嗽、声嘶、喉鸣和吸气性呼吸困难为特征（选A，不选C）。冬、春季多发（不选D），常见于婴幼儿（不选E）。

29. E 阴道后穹隆穿刺是诊断异位妊娠破裂简单可靠的方法，适用于疑有腹腔内出血的患者。由于腹腔内血液易积聚于直肠子宫陷凹，即使出血量不多，也能经阴道后穹隆穿刺抽出血液。用长针头自阴道后穹隆刺入直肠子宫陷凹，抽出暗红色不凝血为阳性。

30. C 胃镜检查是消化性溃疡诊断的首选方法和金标准，既可直接观察溃疡部位、病变大小、性质，还可取活组织做出病理诊断。

31. B 胃癌的转移途径包括直接蔓延、淋巴转移、血行转移和腹腔种植，其中淋巴转移是其最主要的转移途径。

32. C 1型糖尿病又称胰岛素依赖性糖尿病，由于胰岛β细胞被破坏导致胰岛素绝对缺乏，须胰岛素终身治疗。

33. A 原发性肝癌常在肝硬化的基础上发生，肝区疼痛是最常见和最主要的症状。进行性肝大是最常见的特征性体征之一，肝表面及边缘不规则，常呈结节状并有不同程度的压痛。

34. C 社区获得性肺炎可由细菌、病毒、支原体、衣原体感染引起，其中以细菌最为常见，细菌感染以肺炎链球菌居首位。

35. C 月经过多常是成年女性缺铁性贫血的直接原因。需铁量增加而铁摄入不足多见于婴幼儿、青少年、妊娠和哺乳期妇女，女性月经过多、妊娠或哺乳，需铁量增加，若不补充富含铁的食物，易造成缺铁性贫血。

36. C 精氨酸在应激状态下成为体内不可缺少的氨基酸，参与蛋白质合成，在氮的代谢、机体激素分泌、免疫调控、胶原合成等方面发挥重要作用。谷氨酰胺对维护肠道黏膜结构和功能的完整性及调节机体免疫功能起重要作用，在创伤、感染、应激状态下，补充外源性谷氨酰胺可促进蛋白质合成，改善机体应激时的免疫抑制状态。本题答案不唯一，考试时应根据选项选择。

37. D 系统性红斑狼疮发病因素可能与遗传、雌激素、紫外线（不选A）、食物（芹菜、香菜、无花果、蘑菇及烟熏食物等，不选B）、药物（氯丙嗪、普鲁卡因胺、异烟肼、青霉胺、甲基多巴等，不选C）、病原微生物和精神刺激（不选E）等因素有关。

38. D 结核病的传染途径以呼吸道为主，少数可通过消化道传播、母婴传播或经皮肤伤口感染。

39. C 胸腔穿刺抽出脓液是确诊急性脓胸的主要方法。

40. A 卵巢瘤样病变属卵巢非赘生性囊肿，是卵巢增大的常见原因，有时表现为下腹压迫感、盆腔一侧胀痛、月经不规则等；症状不严重一般无须特殊治疗，囊肿会自行消失。其包括滤泡囊肿（不选C）、黄体囊肿（不选D）、黄素囊肿（不选B）、多囊卵巢、卵巢子宫内膜异位囊肿又称卵巢巧克力囊肿（不选E）。成熟畸胎瘤又称皮样囊肿，属于卵巢良性肿瘤（选A）。

41. A 雌激素能够促进和维持子宫发育，促进子宫内膜增生和修复，子宫发育不良时可用雌激素治疗（选A）。孕激素能降低子宫平滑肌兴奋性及其对缩宫素的敏感性，抑制子宫收缩，有利于受精卵与胎儿在宫腔内生长发育（不选B）。促性腺激素释放激素由下丘脑产生，可促进垂体分泌卵泡刺激素（FSH）和黄体生成素（LH），FSH和LH可共同促进卵泡发育及成熟，促进排卵并形成黄体（不选C、D、E）。

42. D 羊水肌酐测定能够检测胎儿的肾成熟度（选D）。羊水卵磷脂/鞘磷脂能够检测胎儿的肺成熟度（不选C）。羊水脂肪细胞出现率测定胎儿皮肤成熟度（不选B）。羊水胆红素含量测定能够检测胎儿的肝成熟度（不选E）。

43. D 子宫肌瘤的治疗方法包括手术治疗、药物治疗和随访观察。手术治疗是目前子宫肌瘤的主要治疗方法。肌瘤切除术适用于年轻又希望保留生育功能的患者。

44. C 吸入型糖皮质激素由于其局部抗炎作用强、全身不良反应少，是目前哮喘长期治疗的首选药（选C）。口服治疗用于吸入激素无效或需要短期加强治疗的患者（不选B）。静脉注射用于重度或严重哮喘发作时（不选E）。

45. B 外科感染按病原菌的种类和病变性质可分为非特异性感染和特异性感染。大多数外科感染属于非特异性感染，常见的致病菌有葡萄球菌、链球菌、大肠埃希菌等。

46. A 在我国，原发型肝癌常在肝硬化的基础上发生，患者常有乙型肝炎病毒感染→慢性肝炎→肝硬化→肝癌的病史（选 A）。其他病因：粮食受到黄曲霉毒素污染严重的地区，人群肝癌发病率高（不选 B）；某些化学物质如亚硝胺类（不选 C）、有机氯农药、苯酚（不选 E）等；血吸虫及华支睾吸虫感染等（不选 D）。

47. E 系统性红斑狼疮发病因素可能与遗传、雌激素、日光、食物（芹菜、香菜、无花果、蘑菇及烟熏食物等）、药物（氯丙嗪、普鲁卡因胺、异烟肼、青霉胺、甲基多巴等，不选 A、B、C、D）、病原微生物和精神刺激等有关。

48. C 有机磷农药的主要中毒机制是抑制体内胆碱酯酶的活性，通过与体内胆碱酯酶迅速结合成稳定的磷酰化胆碱酯酶，使胆碱酯酶丧失分解能力，导致大量乙酰胆碱蓄积，引起毒蕈碱样、烟碱样和中枢神经系统症状和体征，严重者可因呼吸衰竭而死亡。

49. C 感染革兰阳性菌导致的脓毒症多见于严重的痈、急性蜂窝织炎、骨关节化脓性感染，致病菌多为金黄色葡萄球菌。

50. A 新生儿破伤风是因破伤风梭菌经脐部侵入引起的一种急性严重感染，常于出生后 7 天左右发病。

51. D 小儿惊厥最常见的原因是高热，热性惊厥多由颅外感染引起，以上呼吸道感染多见。

52. E 淀粉酶测定是诊断急性胰腺炎早期最常用和最有价值的检查方法。血淀粉酶于起病后数小时开始升高，8~12 小时标本最有价值，24~48 小时达高峰后开始下降，持续 3~5 天后恢复正常（选 E）。尿淀粉酶于起病后 24 小时才开始升高，48 小时达高峰后缓慢下降，1~2 周后逐渐降至正常；其受尿量与尿液浓缩、稀释的影响，结果波动较大，仅作参考（不选 D）。

53. B 头痛、呕吐、视神经乳头水肿是颅内压增高的典型表现，称为颅内压增高“三主征”。

54. C 盆腔处于腹腔最低位，急性腹膜炎患者腹腔内的炎性渗出物或脓液易积聚于此形成盆腔脓肿。

55. E 绞窄性疝是由疝内容物嵌顿时间过久，肠管及其系膜受压程度不断加重可使动脉血流减少，甚至完全阻断，疝内容物缺血坏死所致。

56. A 正常情况下，外周血中的中性粒细胞核形以分叶为主，通常为 2~5 叶，2、3 叶最多，叶之间经一细丝相连，称分叶核。当外周血中非分叶核中性粒细胞（包括杆状核粒细胞、晚幼粒、中幼粒，甚至早幼粒细胞等）的百分率增高（超过 5%）时，称为核左移；常见于细菌性感染特别是急性化脓性感染，还可见于急性失血、急性中毒及急性溶血反应等。

57. D 在我国，风湿性心脏病主要与 A 组 β 溶血性链球菌反复感染有关。患者感染链球菌后产生异常免疫反应，链球菌抗原与抗链球菌抗体可形成循环免疫复合物，沉积于人体关节滑膜、心肌、心瓣膜等，激活补体成分产生炎性病变。

58. B 恩格斯认为：道德是人们在社会生活实践中形成并由经济基础决定的（不选 D），用善恶作为评价标准，依靠社会舆论（不选 A）、内心信念（不选 E）和传统习俗（不选 C）作为完善人格及调节人与人、人与自然关系的行为规范体系。

59. C 遗传因素和环境因素是影响小儿生长发育的两个最基本因素。遗传决定了生长发育的潜力，这种潜力又受到一系列环境因素的作用和调节，两方面相互作用，决定了小儿的生长发育水平。

60. E 一氧化碳可与血红蛋白结合，形成稳定的碳氧血红蛋白（COHb）。一氧化碳与血红蛋白的亲和力比氧与血红蛋白的亲和力大 240 倍，COHb 不能携氧且不易解离，发生组织和细胞缺氧。大脑对缺氧最敏感，最先受累。

61. B 高渗性脱水的特点是失水多于失钠，血钠＞150mmol/L，细胞外液和细胞内液都减少。

62. D 雌激素的生理功能包括使宫口松弛，宫颈黏液分泌增加、性状变稀薄，拉丝度增强，有利于精子通过（选 D）；促进子宫内膜增生和修复，促进和维持子宫发育（不选 B）；增加子宫平滑肌对缩宫素的敏感性，收缩力增强（不选 C）；促使阴道上皮增生、角化，糖原增多（不选 E）；促使乳腺导管增生，乳头、乳晕着色及其他第二性征的发育（不选 A）。

63. E 切口感染与切口内留有无效腔、血肿、切口局部坏死组织（不选 A）、患者年龄（不选 C）、手术时间（不选 D）、合并有贫血、糖尿病、营养不良（不选 B）或肥胖等有关。

64. A 内脏牵涉痛与脊髓节段的关系为：胃为 T_6~T_{10}、胆囊为 T_7~T_{10}、胰为 T_8。体表 T_{11}、T_{12} 旁区域实际相当于脊神经 T_8 平面，胃、胆囊、胰的疾病都可引起此区域的牵涉痛，但结合偏右侧的位置，则以胆道疾病最常见。十二指肠穿透性溃疡以正中牵涉痛为主，急性胰腺炎以正中偏左侧牵涉痛为主（胆源性胰腺炎多为右侧牵涉痛）。

65. D 肾后性急性肾损伤是由肾以下尿路梗阻引起，多见于双侧输尿管结石、良性前列腺增生、盆腔肿瘤压迫输尿管等（选 D）。休克和心力衰竭会导致肾血流灌注不足，肾小球滤过率降低造成肾前性急性肾损伤（不选 A、B）。毒蛇咬伤、挤压伤可造成肾性急性肾损伤（不选 C、E）。

66. E 外科疾病按病因分类可分为损伤、感染、肿瘤、畸形、内分泌功能失调、寄生虫病和其他疾病如器官功能障碍等。

67. D 糖化血红蛋白测定可反映取血前 8~12 周的平均血糖水平，可作为血糖控制的监测指标，可稳定而可靠地反映糖尿病患者的预后。

68. D 左心室后负荷（压力负荷）指左心室收缩时，血液从左心室进入主动脉所克服的阻力，外周血管阻力增加是主动脉压力升高的主要原因。

69. B 麻痹性肠梗阻主要表现为肠蠕动减弱或消失，腹胀明显，X 线检查可见气液平面，大、小肠全部充气扩张。

70. A 心肌耗氧的多少主要由心肌张力、心肌收缩力和心率决定，常用心率与收缩压的乘积作为估计心肌耗氧的指标。

71. C 体重为各器官、组织和体液的总重量，在体格生长指标中最易波动，是最易获得的反映儿童生长和营养状况的重要指标，也是计算临床给药量和输液量的依据。

72. D 重症肌无力是乙酰胆碱受体抗体介导的、细胞免疫依赖的和补体参与的神经 - 肌肉接头处传递障碍相关自身免疫性疾病，病变主要累及神经 - 肌肉接头处突触后膜上乙酰胆碱受体，80% 患者胸腺肥大，淋巴滤泡增生，10%~20% 患者有胸腺瘤，胸腺切除后 70% 患者的临床症状可得到改善或痊愈。

73. E 痰结核分枝杆菌检查在痰中找到结核分枝杆菌是确诊肺结核最可靠的方法，也是制定化疗方案和判断化疗效果的重要依据。

74. D 阑尾神经由交感神经纤维经腹腔丛和内脏小神经传入，由于其传入的脊髓节段在第 10、11 胸节，因此当急性阑尾炎发病开始时，常表现为脐周的牵涉痛，属内脏性疼痛（不选 A），当阑尾炎症涉及壁腹膜时，腹痛变为持续性并转移至右下腹部（选 D）。

75. A 腰椎间盘突出症主要表现为腰痛和坐骨神经痛，坐骨神经痛常为放射性疼痛，从臀部、大腿后外侧、小腿外侧至足跟部或足背部放射，因椎间盘组织压迫神经根或椎管容积缩小，部分患者可出现神经源性间歇性跛行，查体可见腰部各方向活动障碍，以前屈受限最明显（选 A）。腰椎管狭窄症以腰痛、马尾神经受压和神经源性间歇性跛行为主要特点，腰椎前屈正常、背伸受限（不选 B）。腰椎结核常有结核的午后低热、乏力等全身中毒症状（不选 C）。腰椎肿瘤可出现腰痛和下肢痛，呈持续性加重（不选 D）。

76. D 胎膜早破时行阴道液 pH 测定，正常阴道液 pH 为 4.5~5.5，羊水 pH 为 7.0~7.5，如阴道液 pH ≥ 6.5，胎膜早破可能性大（选 D）。胎膜早破时孕妇突感有较多液体自阴道流出，咳嗽、打喷嚏、负重时流液增多（不选 A）。毳毛是胎儿体表上的细毛，阴道液涂片见毳毛提示胎膜破裂（不选 B）。肛门检查上推胎先露部时，阴道流液增加，宫缩时触不到前羊膜囊提示胎膜早破（不选 C）。行阴道液涂片检查，取阴道后穹隆积液置于干净玻片上，干燥后镜检，显微镜下出现羊齿状结晶可诊断为羊水，提示胎膜破裂（不选 E）。

77. A 流行性乙型脑炎的主要传染源是猪（仔猪），通过蚊虫叮咬传播，传播媒介是三带喙库蚊（选 A，不选 B）。

78. A 传染病的特征包括病原体、传染性、流行病学特征、感染后免疫。传染性即疾病在人与人、人与动物或动物与动物之间相互传播的特性，是传染病与其他感染性疾病的主要区别，也是传染病的主要特征。

79. A 自发性气胸的典型临床表现是突感一侧胸痛，继之出现胸闷、气促、干咳、呼吸困难等，常继发于慢性阻塞性肺疾病、肺结核、支气管哮喘等肺部基础疾病。胸部 X 线检查是诊断气胸的首选方法（选 A）。支气管镜常用于中央型肺癌的诊断（不选 D）。血气分析常用于呼吸衰竭的诊断（不选 E）。

80. C 痰脱落细胞学检查是简易有效的普查和早期诊断肺癌的方法（选 C）。支气管镜检查是诊断中央型肺癌最可靠的手段（不选 D）。影像学检查是肺癌最基本、最主要、应用最广泛的检查方法，包括胸部 X 线、CT、PET 等检查（不选 B）。

81. A 慢性阻塞性肺疾病是慢性支气管炎、肺气肿持续发展的结果（选 A）。当慢性支气管炎和肺气肿患者肺功能检查出现持续气流受限，即可诊断为慢性阻塞性肺疾病。慢性阻塞性肺疾病是慢性肺源性心脏病最常见的病因（不选 C）。

82. E 肠结核最主要的病变部位在回盲部，因为回盲部淋巴丰富，且结核分枝杆菌停留时间长，故为好发部位。

83. B 早产儿哭声弱，颈肌软弱，四肢肌张力低下（选 B），皮肤红嫩，胎毛多（不选 A），耳壳软、缺乏软骨（不选 E），指（趾）甲未达指（趾）端（不选 D），乳晕不清，足底纹理少（不选 C），男婴睾丸未降或未完全下降，女婴大阴唇不能盖住小阴唇。

84. E 急性肾小球肾炎是 A 组 β 溶血性链球菌引起的急性上呼吸道感染或皮肤感染后的免疫复合物性肾小球肾炎（不选 A），主要与体液免疫功能紊乱相关（不选 D）。患儿多有前驱感染，在秋、冬季以呼吸道感染为主（不选 C）。上呼吸道感染至肾小球肾炎发病经过 6~12 天（不选 B）。免疫复合物沉积于肾小球，导致肾小球滤过率降低可引起少尿和水、钠潴留（选 E）。

85. E 产道是胎儿娩出的通道，分为骨产道与软产道两部分。骨产道即真骨盆。软产道是由子宫下段、宫颈、阴道及骨盆底软组织构成的弯曲管道。

86. D 支气管哮喘是以慢性气道炎症和气道高反应性为特征的异质性疾病。IgE 黏附在皮肤、声带、支气管黏膜等组织的肥大细胞和嗜酸性粒细胞表面，可使机体处于致敏状态。当机体再次接触该抗原时，抗原与 IgE 结合，致细胞破裂，释放出组胺等多种血管活性物质，引起平滑肌痉挛、毛细血管扩张及通透性增加、腺体分泌增多等变态反应，导致荨麻疹、哮喘、喉头水肿及休克等表现。

87. E 类风湿关节炎是以慢性侵蚀性、对称性多关节炎为主要表现的异质性、全身性自身免疫性疾病。类风湿因子的滴度与本病活动性和严重性成正比，临床主要检测的类风湿因子的抗体类型为 IgM。

88. E 从胎盘娩出至产妇全身各器官（除乳腺外）恢复或接近正常未孕状态所需要的一段时间，称产褥期，一般为产后 6 周。

89. A 在胎盘娩出后，子宫圆且硬，宫底在脐下 1 指，产后第 1 天稍上升平脐，以后每天下降 1~2cm，产后 10 天降至骨盆腔内，在耻骨联合上方不可触及。

90. B 恶性骨肿瘤中以骨肉瘤发病率最高（选 B），还包括软骨肉瘤、骨纤维肉瘤、恶性淋巴瘤、骨髓瘤等。宫颈不典型增生属于癌前病变（不选 E）。卵巢囊肿不属于肿瘤（不选 D）。

91. A 良性骨肿瘤包括骨软骨瘤、骨样骨瘤、软骨瘤等，其中以骨软骨瘤发病率最高。

92. C 骨巨细胞瘤为交界性或行为不确定性肿瘤，为潜在恶性肿瘤。

93. C 继发型肺结核包括浸润性肺结核、空洞性肺结核、结核球、干酪性肺炎、纤维空洞性肺结核 5 种类型。其中最常见的继发型肺结核是浸润性肺结核。

94. A 原发型肺结核，指初次感染结核分枝杆菌而在肺内发生病变，常见于小儿。继发型肺结核通常发生在曾感染过结核分枝杆菌的成人。

95. D 脑栓塞病因及发病机制包括各种栓子随血流进入颅内动脉，使血管腔急性闭塞或严重狭窄引起脑缺血坏死及功能障碍，心源性栓子为脑栓塞最常见的病因，其中又以风湿性心脏瓣膜病患者心房颤动时附壁血栓脱落最多见。

96. A 依据局部脑组织发生缺血坏死机制，脑梗死可分为 3 种类型：脑血栓形成、脑栓塞和血流动力学机制所致的脑梗死。脑血栓形成是因为局部血管本身存在病变而继发血栓形成所致；脑栓塞指脑动脉本身没有明显病变或原有病变无明显改变，是由于栓子阻塞动脉所致。脑动脉粥样硬化是脑血栓形成最常见和基本的病因，常伴有高血压。

97. A 自体移植指以自身的细胞、组织或器官进行移植，移植后不会引起排斥反应，可以永久存活，如断指（或趾）再植、自体皮肤移植等（选 A）。同种异体移植指供者和受者属同一种族，但遗传基因不同的个体之间的移植（不选 E）。异种移植指以不同种族之间的组织或器官进行移植（不选 D）。

98. C 同质移植指单卵双生的孪生兄弟、姐妹间组织器官相互移植，因两者基因完全相同，移植器官能永久存活而不产生排斥反应。

99. D 小脑幕切迹疝又称颞叶钩回疝，典型的临床表现是在颅内压增高的基础上，出现进行性意识障碍，患侧瞳孔最初有短暂的缩小，但多不易被发现，以后逐渐散大，直接或间接对光反射消失，病变对侧肢体瘫痪，如脑疝继续发展，则出现深度昏迷，双侧眼球固定及瞳孔散大、对光反射消失，四肢全瘫，生命体征严重紊乱，最后因呼吸循环衰竭而致呼吸停止，血压下降，心脏骤停。

100. C 枕骨大孔疝又称小脑扁桃体疝，因脑干缺氧，瞳孔可忽大忽小，剧烈头痛、频繁呕吐、颈强直或强迫头位，生命体征紊乱出现早，意识障碍出现较晚。因呼吸中枢受损严重，患者早期即可突发呼吸骤停而死亡。

强化试卷九

1. B 胎儿身体纵轴与母体身体纵轴之间的关系称胎产式。两轴平行者称纵产式，占妊娠足月分娩总数的 99.75%。两轴垂直者称横产式，仅占妊娠足月分娩总数的 0.25%。

2. A 低渗性脱水的特点是失钠多于失水，血钠＜135mmol/L。

3. A 基础代谢率（%）=（脉压＋脉率）－111，正常值为 ±10%（选 A），＋20%~＋30% 为轻度甲亢，＋30%~＋60% 为中度甲亢，＋60% 以上为重度甲亢。部分教科书（九轮生理学 P216）所给的数据为 ±15%，护理考试不采用（不选 B）。

4. A 断肢再植后血管危象在术后 48 小时内易发生，若未及时处理，将危及再植肢（指）的成活，应密切观察。

5. A 小儿的红细胞和血红蛋白随年龄不同而有差异，其中 6 个月至 6 岁小儿贫血的诊断标准为血红蛋白＜110g/L。

6. C 接种活疫苗、菌苗时，不可使用其他消毒剂消毒，只可用 75% 乙醇消毒皮肤，待干后才可注射。

7. D 维生素 D 缺乏性佝偻病补充维生素 D 时应注意防止维生素 D 中毒，预防量一般为 400U/d，用药时应严格掌握维生素 D 用量。

8. B 新生儿期指自胎儿娩出脐带结扎起至出生后 28 天。新生儿的居家保健包括家庭访视、合理喂养、日常护理等。家庭访视指社区卫生服务中心的妇幼保健人员在新生儿期一般家访至少 2 次，分别为出院后 7 天内和出生后 28 天。

9. C 产褥期子宫修复时，胎盘附着处的子宫内膜完全修复需要 6 周，未附着处需要 3 周。

10. D 在结肠镜下发现病灶取活组织行病理学检查可明确结肠癌诊断。

11. D B 超检查是肝癌筛查的首选方法，具有方便易行、价格低廉及无创等优点，能检出肝内直径＞1.0cm 的占位性病变。甲胎蛋白（AFP）是肝癌的定性检查，有助于诊断早期肝癌，广泛用于肝癌的普查、诊断。AFP 测定结合 B 超检查是早期诊断肝癌的主要方法。

12. B 颅底骨折以线性骨折为主，易撕裂硬脑膜，产生脑脊液漏而成为开放性骨折。

13. B 支气管哮喘、过敏性紫癜等变态反应性疾病及寄生虫感染，血常规检查常见嗜酸性粒细胞增高。

14. C 在我国，心脏瓣膜病的病因以风湿热最常见，主要与 A 组 β 溶血性链球菌反复感染有关。患者感染链球菌后产生异常免疫反应，链球菌抗原与抗链球菌抗体可形成循环免疫复合物，沉积于人体关节滑膜、心肌、心瓣膜等，激活补体成分产生炎性病变。

15. E 导尿试验是确诊膀胱破裂简单有效的检查方法，若导尿管可顺利插入膀胱（尿道外伤常不易插入），但仅流出少量血尿或无尿液流出，则膀胱破裂的可能性大，此时可经导尿管注入无菌生理盐水 200~300ml 至膀胱，片刻后再吸出。液体外漏时，吸出量会减少；腹腔液体回流时，吸出量会增多。若引流出的液体量明显少于或多于注入量，提示膀胱破裂。

16. D 急性胰腺炎是由多种病因导致胰酶在胰腺内被激活，引起胰腺组织自身消化，导致水肿、出血甚至坏死等炎性损伤，是一种化学性炎症。

17. C 继发性腹膜炎的致病菌主要为胃肠道内的常驻菌群，其中以大肠埃希菌最多见（选 C），其次为厌氧拟杆菌（不选 D）、链球菌（不选 A）、变形杆菌（不选 E）等。

18. B 新生儿窒息可分为轻度（青紫）窒息和重度（苍白）窒息（不选 C）。轻度窒息表现为躯干红、四肢青紫，呼吸浅表或不规律，心搏规则有力，心率减慢，多为 80~120 次 / 分，对外界刺激有反应，肌张力好，四肢稍屈（选 B，不选 A）。重度窒息表现为全身皮肤苍白、口唇青紫，无呼吸或微弱呼吸，心搏弱而不规则，心率＜80 次 / 分，弹足底或插鼻管无反应，肌张力松弛（不选 D、E）。

19. C 晚期产后出血是指分娩 24 小时后，在产褥期内发生的子宫大量出血，表现为阴道大量流血，以产后 1~2 周最常见。

20. B 先天性静脉壁薄弱、静脉瓣膜发育不良和下肢静脉内压力增高是原发性下肢静脉曲张发病的主要原因（不选 A、C、D）。长时间站立、重体力劳动（不选 E）、妊娠、慢性咳嗽、习惯性便秘等后天性因素，能使腹腔内压力增高，导致瓣膜关闭不全，产生反流。由于浅静脉管壁肌层薄且周围缺少结缔组织，血液反流使静脉血量超负荷，可引起静脉增长、增粗，出现静脉曲张。寒冷潮湿为血栓闭塞性脉管炎的发病因素（选 B）。

21. D 病毒性心肌炎以肠道和呼吸道病毒感染最常见，尤其是柯萨奇 B 组病毒，占发病的半数以上，其次为埃可病毒、脊髓灰质炎病毒、腺病毒、轮状病毒等。

22. C 血红蛋白分解后产生的非结合胆红素，在肝脏与葡萄糖醛酸结合生成结合胆红素，经过肠肝循环后部分重新吸收进入血液，其中一部分结合胆红素随血液流经肾脏时被过滤形成尿胆红素，随尿液排出体外。急性黄疸型肝炎、梗阻性黄疸尿液检查中常见大量胆红素。

23. B 骨与关节结核好发于负重大、活动多、易于发生损伤的部位，其中脊柱结核多见，其次为膝关节结核和髋关节结核。

24. A 小儿断奶一般在 10~12 个月为宜。若遇夏季炎热或婴儿体弱多病时，可推迟断奶时间，但最晚不宜超过 24 个月。由于冬季寒冷，小儿断奶后会流失母乳中的 SIgA，使小儿的抵抗力减弱，断奶的最佳季节为春、秋季。

25. C 胃十二指肠溃疡病因和发病机制是多因素的，包括胃酸、胃蛋白酶对胃黏膜的侵袭作用与黏膜屏障的防御功能失衡（不选 A、B），幽门螺杆菌（Hp）感染，长期服用非甾体抗炎药等；还包括遗传、吸烟、饮食、应激和心理因素（如多愁善感者）等（不选 E）。15%~20%Hp 感染引起的慢性胃炎会发生消化性溃疡（不选 D）。

26. B 先天性心脏病根据左、右两侧及大血管之间有无分流可分为左向右分流型（潜伏青紫型）、右向左分流型（青紫型）和无分流型（无青紫型）。左向右分流型先天性心脏病包括室间隔缺损（选 B）、房间隔缺损、动脉导管未闭等。右向左分流型先天性心脏病包括法洛四联症（不选 E）、大动脉转位、三尖瓣闭锁等。无分流型先天性心脏病包括肺动脉狭窄（不选 C）、主动脉瓣狭窄、主动脉缩窄（不选 D）、右位心（不选 A）等。

27. C 痰脱落细胞学检查是简易有效的普查和早期诊断肺癌的方法（选 C）。支气管镜检查是诊断中央型肺癌最可靠的手段（不选 D）。影像学检查是肺癌最基本、最主要、应用最广泛的检查方法，包括胸部 X 线、CT、PET、MRI 检查等（不选 A、B）。肺穿刺检查可确定肺癌的组织学类型，以便制定化疗或放疗方案（不选 E）。

28. D 确诊呼吸衰竭主要依据动脉血气分析。Ⅰ型呼吸衰竭血气分析示 $PaO_2 < 60mmHg$，$PaCO_2$ 正常或低于正常；Ⅱ型呼吸衰竭 $PaO_2 < 60mmHg$ 且 $PaCO_2 > 50mmHg$。

29. B 病原菌入侵肝脏常见途径为胆道、门静脉、肝动脉、淋巴系统等，其中最主要的途径为胆道和门静脉。

30. E 门静脉高压症根据阻力增加的部位分为肝前型、肝内型和肝后型。肝内型门静脉高压症可分为窦前、窦后和窦型。肝前型门静脉高压症的常见病因有肝外门静脉血栓形成（不选 C）、先天性畸形（不选 D）和外在压迫（如转移癌、胰腺炎，选 E）等。在我国，肝炎肝硬化是引起肝窦和窦后阻塞性门静脉高压症的常见病因（不选 B）。肝后型门静脉高压症的常见病因包括巴德 - 吉亚利综合征（不选 A）、缩窄性心包炎、严重右心衰竭等。

31. B 肺泡通气量指安静状态下每分钟进入呼吸性细支气管及肺泡进行气体交换的有效通气量。

32. B 宫颈扁平上皮与柱状上皮交界处也叫转化区或移行带，转化区成熟的化生扁平上皮对致癌物的刺激相对不敏感，但未成熟的化生扁平上皮却代谢活跃，在人乳头瘤病毒等的作用下，发生细胞异常增生、分化不良、排列紊乱、细胞核异常、有丝分裂增加，最后形成宫颈扁平上皮内病变，进而发展成宫颈癌。

33. C 冠状动脉粥样硬化性心脏病是指冠状动脉粥样硬化使管腔狭窄或阻塞和（或）因冠状动脉痉挛导致心肌缺血、缺氧而引起的心脏病。其最常见的病因是冠状动脉粥样硬化。此外还有炎症、栓塞、结缔组织疾病、创伤和先天性畸形等。

34. D 慢性支气管炎是气管、支气管黏膜及其周围组织的慢性非特异性炎症。反复感染会加重炎症，是病情加剧发展的重要因素。

35. E 阴道后穹隆穿刺是诊断异位妊娠破裂的简单可靠的方法，由于腹腔内血液易积聚于直肠子宫陷凹，即使出血量不多，也能经阴道后穹隆穿刺抽出血液。用长针头自阴道后穹隆刺入直肠子宫陷凹，抽出暗红色不凝血为阳性。

36. C 引起再生障碍性贫血的药物有氯霉素、磺胺药、四环素、链霉素、异烟肼、保泰松、吲哚美辛、阿司匹林、抗惊厥药、抗甲状腺药、抗肿瘤药等。其中，氯霉素最常见，其致病作用与剂量无关，而与个人敏感性有关。

37. B 阴道自净作用指在生理情况下，阴道上皮在卵巢分泌的雌激素影响下增生变厚，增加抵抗病原体侵入的能力，同时上皮细胞中含有丰富糖原，在阴道乳杆菌的作用下分解为乳酸，维持阴道正常的酸性环境（pH3.8~4.4），使其他病原体的生长受到抑制。

38. E 肌酐清除率为肾功能的检查指标（选 E）。

内脏蛋白包括白蛋白、转铁蛋白及前白蛋白等，是营养评定的重要指标。氮平衡能判断体内蛋白质代谢情况（不选 C）。肌酐身高指数可了解体内骨骼肌含量（不选 A）。

39. A 吸烟是引起膀胱癌最常见的因素。其他致病因素还包括长期接触工业化学产品、膀胱慢性感染与异物长期刺激、长期大量服用含非那西汀的镇痛药、盆腔放疗等。

40. A 淀粉酶测定是急性胰腺炎早期最常用和最有价值的检查方法。血清淀粉酶于起病后数小时开始升高，8~12 小时标本最有价值，24~48 小时达高峰，持续 3~5 天后恢复正常，超过正常值 3 倍即可诊断。

41. C $PaCO_2$ 反映酸碱平衡的呼吸性因素，正常值为 35~45mmHg（选 C）。pH、二氧化碳结合力（CO_2CP）同时受代谢和呼吸双重因素的影响（不选 A、B）。碱剩余（BE）、标准碳酸氢盐（SB）反映代谢性酸碱平衡情况（不选 D、E）。

42. A 一般非同日测量 3 次血压，收缩压均≥ 140mmHg 和（或）舒张压均≥ 90mmHg 可诊断高血压。约 50% 原发性高血压患者存在胰岛素抵抗，尤其在肥胖（BMI ≥ 28）、血甘油三酯升高、高血压及糖耐量减退同时并存的四联症患者中最明显。胰岛素抵抗可继发高胰岛素血症，使交感神经系统活动亢进，动脉弹性减退，进而使血压升高。在一定意义上，胰岛素抵抗所致交感神经系统活动亢进使机体产热增加，是对肥胖的一种负反馈调节，这种调节以血压升高和血脂代谢障碍为代价。

43. B 急性胆囊炎的典型体征是墨菲征（Murphy 征）阳性。首选 B 超检查，可见胆囊增大，胆囊壁增厚，胆囊结石示强回声，其后有结石声影即可确诊。

44. C 新生儿肺炎可发生在产时、产前和产后。产时感染的病因为分娩过程中吸入污染的产道分泌物，或断脐带消毒不严发生血行感染（选 C）。产前感染的病因为胎膜早破时孕母阴道细菌上行导致感染（不选 A）；或孕母妊娠期受感染，病原体通过胎盘达胎儿血液循环至肺部引起感染所致（不选 B、E）。产后感染的病因为上呼吸道下行感染肺部或病原体通过血液循环直接引起肺部感染（不选 D）。

45. E 病毒性脑炎是多种病毒感染引起的颅内急性炎症；其感染病毒 80% 为肠道病毒（柯萨奇病毒、埃可病毒），其次为单纯疱疹病毒、腮腺炎病毒和虫媒病毒等。

46. C 急性呼吸窘迫综合征胸部 X 线检查早期可无异常，或表现为肺纹理增多（不选 A）。进展期出现广泛斑片状以至融合成大片状的磨玻璃或实变浸润影（选 C）。末期可出现肺间质纤维化改变（不选 D、E）。

47. E 颅内压增高引起死亡的主要原因是脑疝，移位的脑组织压迫脑的重要结构或生命中枢，如不及时救治，常危及患者生命。

48. A 外科感染、手术创伤等应激情况下，机体发生一系列代谢改变，其特征为能量代谢增强（不选 B、D）、高血糖、蛋白分解增强、负氮平衡（选 A）、脂肪分解增强（不选 C）。

49. C 内生肌酐清除率是评价肾小球滤过功能最常用的方法，24 小时内生肌酐清除率正常为 80~120ml/min，50~80ml/min 提示肾功能代偿期，20~50ml/min 提示肾功能失代偿期，10~19ml/min 提示肾衰竭期，＜ 10ml/min 提示尿毒症期。肾衰竭期，血肌酐明显升高，＞ 445μmol/L。

50. A 小儿惊厥最常见的原因是高热，热性惊厥多由颅外感染引起，以上呼吸道感染多见。

51. E 支气管肺炎以发热、咳嗽、气促、呼吸困难及肺部固定湿啰音为特征，常有食欲减退、精神萎靡、呼吸增快、鼻翼扇动、三凹征等表现。因肺炎导致呼吸困难，出现缺氧表现如皮肤苍白或发绀等时，主要的护理问题为气体交换受损。

52. D 热烧伤是指由火焰、热水等热力作用于人体所引起的局部或全身损害，其病理变化取决于热源温度和作用时间。

53. A 正常情况下，外周血中的中性粒细胞核形以分叶为主，通常为 2~5 叶，2、3 叶最多，叶之间经一细丝相连，称分叶核。当外周血中非分叶核中性粒细胞（包括杆状核粒细胞、晚幼粒、中幼粒，甚至早幼粒细胞等）的百分率增高（超过 5%）时，称为核左移。常见于细菌性感染特别是急性化脓性感染，还可见于急性失血、急性中毒及急性溶血反应等。

54. A 溃疡性结肠炎病变主要位于大肠，呈连续性、弥漫性分布，多数位于直肠和乙状结肠，可扩展到降结肠和横结肠，也可累及全结肠，甚至回肠末端。

55. A 大便隐血试验阳性提示存在消化道出血，消化道肿瘤患者的大便隐血试验多呈持续性阳性（选 A）；消化道溃疡患者大便隐血试验多呈间断性阳性（不选 B、E）。

56. C 对咯血患者应立即采取的处理措施是保持呼吸道通畅，防止血凝块阻塞气管引发窒息而危及生命。

57. A 洋地黄类药物（如地高辛）治疗期间，应严格遵医嘱用药，用药前先测量心率。静脉给药时务必稀释后缓慢静脉注射，观察患者用药后反应，同时监测心律、心率、脉搏、心电图及血压变化。当患者心律或脉搏节律由规则变为不规则，或由不规则变为规则、心率或脉搏＜ 60 次 / 分，均提示洋地黄中毒，应立即停药并通知医生。

58. D 脾破裂可导致短时间内大量出血，引起低血容量性休克，表现为皮肤苍白或发绀、四肢发凉、中心静脉压降低、血压下降、脉搏增快等（选 D）。感染性休克常继发于革兰阴性菌感染，如急性腹膜炎、胆道感染、绞窄性肠梗阻及尿路感染等（不选 A）。心源性休克常见病因包括大面积急性心肌梗死、严重心律失常等（不选 B）。神经源性休克常见病因包括剧烈疼痛、高危脊髓麻醉或损伤引起血管运动中枢抑制（不选 C、E）。

59. A 糖尿病母亲的新生儿因母体高血糖，可引起胎儿胰岛细胞代偿性增生，出现高胰岛素血症，出生后胰岛素水平较高，母体血糖供给突然中断，可导致新生儿低血糖。

60. B 食管癌以鳞癌为主，好发于胸中段食管，胸下段次之，胸上段较少。

61. D 为患者治疗前首先应确认患者，解释治疗目的及配合方法后，方可开始治疗。在临床履行“查对制度”时，至少使用两项信息核对患者身份，确认身份时应先让患者陈述姓名（选 D），患者昏迷时可让近亲属确认（不选 E）。

62. D 室性期前收缩的心电图特点是 QRS 波群提前出现，形态宽大畸形，时限＞ 0.12 秒，其前无相关 P 波；T 波常与 QRS 波群的主波方向相反；期前收缩后有完全代偿间歇（选 D）。房性期前收缩表现为 QRS 波群形态正常，期前收缩后的代偿间歇不完全（不选 B）。

63. B 识别心脏骤停最可靠的临床征象是意识丧失伴大动脉搏动消失。通常成人检查颈动脉（选 B，不选 A），儿童检查股动脉，婴儿检查肱动脉；判断呼吸运动、大动脉搏动应在 10 秒内完成。心脏骤停的临床表现还包括呼吸断续、喘息，随后呼吸停止；皮肤苍白或明显发绀，瞳孔散大（不选 C），大小便失禁；心音消失（不选 E）。

64. B 糖尿病孕妇的胎儿长期处于母体高血糖环境中，刺激胎儿胰岛素分泌增加（选 B），形成高胰岛素血症，促进蛋白、脂肪合成，抑制脂解作用，导致躯体过度发育，易产生巨大儿。妊娠早期高血糖环境是胎儿畸形的高危因素，高于非糖尿病孕妇 2~3 倍（不选 A），胎儿畸形以心血管畸形和神经系统畸形最常见，是围生儿死亡的重要原因（不选 D）。糖尿病孕妇娩出的新生儿患多种并发症的概率增加，可引起新生儿呼吸窘迫综合征、新生儿低血糖、新生儿红细胞增多症、新生儿高胆红素血症等（不选 C）。糖尿病孕妇娩出的新生儿抵抗力弱，无论体重大小，都应按早产儿护理（不选 E）。

65. C 冠状动脉造影是诊断冠心病的金标准，可准确了解粥样硬化的病变部位、血管狭窄程度和狭窄远端冠状动脉血流通畅情况，有助于选择最佳治疗方案及判断预后。

66. C 乳房的淋巴网丰富，大部分淋巴液流至腋窝淋巴结。乳腺癌淋巴转移的常见途径为经胸大肌外侧缘淋巴管侵入同侧（即患侧）腋窝淋巴结。

67. D 弥散性血管内凝血（DIC）常见的病因包括严重感染（不选 A）、恶性肿瘤（不选 C）、手术及创伤（不选 B）、严重中毒或免疫反应、休克（不选 E）等，其中以严重感染最多见。

68. A X 线检查可发现脏器破裂的征象，空腔脏器损伤腹部立位 X 线检查可表现为膈下新月形阴影；腹膜后十二指肠或结肠、直肠穿孔可出现腹膜后积气。对疑为腹部空腔脏器损伤者应首选 X 线检查。

69. D 肾盂肾炎患者尿液浑浊、有异味，可有白细胞管型尿（不选 C）、白细胞尿或脓尿（不选 B）、血尿（不选 A），血常规表现为急性期白细胞计数增高并可见中性粒细胞核左移，血沉增快（不选 E）。大量蛋白尿常见于肾病综合征的患者（选 D）。

70. D 抗 Sm 抗体是系统性红斑狼疮的标志抗体之一，特异性高达 99%，有助于早期和不典型患者的诊断或回顾性诊断。抗双链 DNA 抗体特异性高达 95%，也是系统性红斑狼疮的标志抗体之一，多见于活动期，其滴度与疾病活动性密切相关，与疾病预后有关。

71. D 上消化道出血患者出血控制理想的指标是血压稳定（选 D）。反复呕血或黑便次数增多（不选 A），血红蛋白浓度、血细胞比容继续下降（不选 E），网织红细胞计数增高（不选 B），血尿素氮持续或再次增高（不选 C）均提示还存在活动性出血。

72. C 急性盆腔炎严重者可见急性病容、体温升高、心率加快，下腹部持续性疼痛；妇科检查见阴道充血，阴道分泌物增多；宫颈充血、水肿，有明显举痛；若有盆腔脓肿形成且位置较低时，可触及后穹隆或侧穹隆有肿块且有波动感，经后穹隆穿刺抽出脓液可明确诊断。

73. B 血液中碳氧血红蛋白浓度是诊断一氧化碳中毒的指标，也可用于分辨中毒的严重程度；碳氧血红蛋白浓度越高，说明中毒越严重。

74. A　宫体与宫颈之间最狭窄的部分，称子宫峡部，在非孕期长约 1cm。子宫峡部的上端因解剖上较狭窄，称为解剖学内口（不选 C）；下端因宫腔内膜开始转变为宫颈黏膜，称为组织学内口（选 A）。

75. A　自体移植指以自身的细胞、组织或器官进行移植，移植后不会引起排斥反应，可以永久存活，如断指（或趾）再植、自体皮肤移植等。

76. C　肝硬化最严重的并发症是肝性脑病。肝硬化患者发生上消化道出血后，停留在肠道内的血液会分解为氨，血氨能通过血 - 脑屏障进入脑组织，影响大脑的能量代谢而诱发肝性脑病（选 C）。肝硬化合并食管胃底静脉曲张患者应避免粗糙、坚硬食物，以细软食物为宜（不选 E），进食富含维生素 C 的新鲜蔬菜和水果（不选 A）。高蛋白饮食、便秘等会使肠道内血氨的产生和吸收增多，诱发肝性脑病（不选 B、D）。

77. E　乳头皲裂的主要原因是婴儿含接姿势不良，与婴儿吸吮时会增加对乳头的压力有关。

78. B　儿童在生长发育的过程中各器官的发育有先有后、快慢不一，如神经系统发育早于其他系统组织（选 B）。儿童的生长发育具有连续性和阶段性（不选 A），且具有个体差异（不选 D），出生后 3 个月内生长最快（不选 E），出生后第 1 年为第一个生长高峰。生长发育通常遵循由上到下、由近到远、由粗到细、由低级到高级、由简单到复杂的顺序或一般规律，如出生后运动发展规律是先抬头、后抬胸，再会坐、立、行（不选 C）。

79. E　胸膜腔闭式引流的目的包括引流胸膜腔内的气体或液体（不选 A）、重建胸膜腔负压（不选 B）、维持纵隔的正常位置（不选 C）、恢复或促进肺复张（不选 D）等。

80. A　脓毒症全身炎症反应的表现以发热最为常见，可伴寒战。热型以弛张热、间歇热多见，有时可见不规则热、稽留热，体温可高达 40℃以上。菌血症热型多呈稽留热。

81. B　小细胞癌生长速度快，恶性程度高，侵袭力强，远处转移早，较早出现淋巴和血行转移，在各型肺癌中预后最差。

82. B　国际抗癌联盟提出的 TNM 分期法是目前被广泛采用的分期法，T 是指原发肿瘤（不选 A）、N 为淋巴结（选 B）、M 为远处转移（不选 C）。

83. B　腹腔镜检查是目前公认的诊断子宫内膜异位症的最佳方法，通过腹腔镜能同时进行手术，治疗子宫内膜异位症。

84. D　建立良好的母乳喂养需要新生儿强有力的吸吮。复苏后的新生儿仍需要继续监测生命体征、尿量、血氧饱和度及窒息引起的多器官损伤，如并发症严重，应转运至新生儿重症监护室治疗。

85. A　慢性肾小球肾炎患者尿液检查有蛋白尿（＋）～（＋＋＋），尿蛋白定量 1~3g/d，镜下可见多形性红细胞和红细胞管型。

86. C　原发性肾病综合征是以大量蛋白尿（尿蛋白＞ 3.5g/d）、低白蛋白血症（血白蛋白＜ 30g/L）、水肿、高脂血症为临床表现的一组综合征。

87. E　胆总管结石合并感染时，结石下移嵌顿于胆总管下端或壶腹部，导致胆总管平滑肌或 Oddi 括约肌痉挛。表现为剑突下或右上腹刀割样绞痛，呈持续性疼痛阵发性加剧，可向右肩或背部放射，伴有恶心、呕吐。

88. A　机械性肠梗阻的腹痛特点是阵发性剧烈绞痛，腹痛由梗阻部位以上肠管强烈蠕动所致。

89. D　总产程即分娩全过程，指从规律宫缩开始至胎儿、胎盘娩出的全过程。

90. B　第一产程又称宫颈扩张期，指从规律宫缩开始至宫口开全（10cm）。

91. E　第二产程又称胎儿娩出期，指从宫口开全至胎儿娩出。

92. C　高血压合并细小动脉粥样硬化为脑出血最常见的病因，其次是颅内动脉瘤、脑动静脉畸形，其他如脑淀粉样血管病、血液病、抗凝及溶栓治疗等。

93. A　脑血栓形成是脑梗死最常见的类型。脑动脉粥样硬化是脑血栓形成最常见和基本的病因，造成该动脉供血区血流中断而发生脑组织缺血、缺氧性坏死，引起相应的神经症状和体征。

94. A　慢性肺源性心脏病患者应给予持续低流量（1~2L/min）、低浓度（28%~30%）吸氧，保持 PaO_2 在 60mmHg 以上，防止高浓度吸氧抑制呼吸、加重缺氧和二氧化碳潴留。

95. D　急性左心衰患者应高流量乙醇湿化吸氧，使血氧饱和度≥ 95%，氧流量 6~8L/min，使肺泡内压力增高，减少肺泡内毛细血管渗出液产生。

96. E　颈椎病传统分为 4 型，包括神经根型、脊髓型、椎动脉型和交感型。其中，神经根型颈椎病发病率最高，由于突出的椎间盘、增生的钩椎关节压迫相应的神经根，引起神经根性刺激症状（选 E）。脊髓型为颈椎病最严重的类型，由于颈椎退变结构压迫脊髓或压迫供应脊髓的血管而出现一系列症状（不选 B）。交感型颈椎病多与长期低头、伏案工作有关，有交感神经抑制或兴奋的症状（不选 C）。

97. A 椎动脉型颈椎病是由于颈椎退变机械性压迫因素或颈椎退变所致颈椎节段性不稳定，致使椎动脉遭受压迫或刺激，椎动脉狭窄、纡曲或痉挛造成椎 - 基底动脉供血不足，出现头晕、恶心、耳鸣、偏头痛等症状，或转动颈椎时突发眩晕而猝倒。

98. B 脊髓型为颈椎病最严重的类型，由于颈椎退变结构压迫脊髓或压迫供应脊髓的血管而出现一系列症状，脊髓直接受压，不可使用推拿按摩和颌枕带牵引。

99. D 甲状腺激素能促进机体的新陈代谢和生长发育，特别对脑和骨骼的正常发育和功能有重要的作用。甲状腺激素缺乏引起婴幼儿呆小病，成人黏液性水肿。

100. C 皮质醇是肾上腺皮质束状带分泌的激素，属糖皮质激素的一种，其具有参与物质代谢、抗炎、免疫抑制和抗过敏、抗休克的作用（选 C）。生长激素的主要作用是促进骨、软骨、肌肉和其他组织生长（不选 A）。醛固酮具有保钠保水排钾的作用（不选 B）。胰岛素通过增加血糖去路及减少血糖来源而降低血糖（不选 E）。

强化试卷十

1. E 基础代谢率（%）=（脉压＋脉率）－ 111，正常值为 ±10%，＋ 20%~ ＋ 30% 为轻度甲亢，＋ 30%~ ＋ 60% 为中度甲亢，＋ 60% 以上为重度甲亢。

2. E 淀粉酶测定是急性胰腺炎早期最常用和最有价值的检查方法。血淀粉酶于起病后数小时开始升高，8~12 小时标本最有价值，24~48 小时达高峰，持续 3~5 天后恢复正常，超过正常值 3 倍即可诊断。

3. C 小儿出生时头围相对大，为 33~34cm，1 岁时头围约为 46cm。4~10 个月乳牙开始萌出，3 岁前乳牙出齐，2 岁以内乳牙的数目为月龄减 4~6，则月龄 = 乳牙数＋（4~6）=10~12（个月）。新生儿上部量大于下部量，中点在脐上；2 岁时中点在脐下。按照小儿正常的生长发育规律，小儿最可能为 1 岁。

4. C 由于股深动脉的穿支在后方贴近股骨并穿经肌肉，股骨干骨折易合并血管损伤，穿破肌肉，造成大量出血，甚至可导致失血性休克，即失血量超过总血量的 20%，失血量大于 1000ml（选 C，不选 A、B）。若出血量超过总血量的 45%~50%，可导致迅速死亡（不选 D、E）。

5. C 滞产指总产程超过 24 小时。

6. C 外阴硬化性苔藓可发生于任何年龄，但以 40 岁左右妇女多见，其次为幼女。

7. D 小儿在 3 个月时头可随看到的物品或听到的声音转动 180°，4 个月时见到食物会表示喜悦，6~7 个月时目光可随上下移动的物体垂直方向转动，开始认识自己的母亲和常见的物品（如奶瓶）。

8. C 足月儿脐带长 30~100cm，平均长 55cm，直径为 0.8~2.0cm。

9. C 热缺血时间是指器官从供者血液循环停止或局部血供中止到冷灌注开始的间隔时间，这一期间的常温下缺血对器官的损害最为严重，器官移植时供者器官热缺血时间一般不超过 10 分钟；超过 30 分钟器官可发生不可逆损害，甚至出现移植术后器官暂时甚至长期无功能状态。

10. B 婴儿在出生后 2~3 个月时，红细胞降至 3.0×10^{12}/L，血红蛋白降至 100g/L 左右，出现轻度贫血，称为生理性贫血。

11. B 因大脑对缺血缺氧耐受力最差，最先受到损害。心脏骤停发生后，大部分患者将在 4~6 分钟发生不可逆脑损害。

12. C 经量为每次月经的总失血量，正常经量为 20~60ml，平均 50ml，超过 80ml 为月经过多。

13. A 无应激试验（NST）指在无宫缩、无外界负荷刺激下，用电子胎儿监护仪行胎心率与胎动的观察和记录，以了解胎儿储备能力。此试验根据胎心率基线、胎动时胎心率一过性变化（变异、减速和加速）等分为 NST 有反应型和 NST 无反应型。NST 有反应型是指连续监护 20 分钟，在监护时间内出现 2 次或 2 次以上的胎心加速（选 A）。NST 无反应型是指超过 40 分钟没有足够的胎心加速（不选 B）。

14. D 脊柱结核 X 线检查主要表现为椎体骨质破坏和椎间隙狭窄，相邻椎体边缘清楚或不清楚，是诊断脊柱结核的可靠依据。

15. B B 超检查是肝癌筛查和早期定位的首选检查，具有方便易行、经济、无创等优点，能检出肝内直径＞ 1.0cm 的占位性病变，可作为高危人群的普查手段（选 B）。甲胎蛋白（AFP）是诊断肝癌的特异性指标，也是肝癌的定性检查，有助于诊断早期肝癌，广泛用于普查、诊断、判断治疗效果及预测复发（不选 C）。CT 检查具有较高的分辨率，可提高直径＜ 1.0cm 小肝癌的检出率，是诊断及确定治疗策略的重要手段（不选 A）。癌胚抗原增高常见于胰腺癌、结肠癌、直肠癌、乳腺癌、胃癌等（不选 D）。γ- 谷氨酰转移酶广泛分布于肝细胞的毛细胆管一侧和整个胆管系统，当肝内合成亢进或胆汁排出受阻时，血清 γ- 谷氨酰转移酶增高（不选 E）。

16. C 粮食受到黄曲霉毒素污染严重的地区，人群肝癌发病率高。黄曲霉毒素主要由黄曲霉菌产生，霉变的玉米、花生和谷类含量最高。

17. E 膀胱癌好发于膀胱侧壁和膀胱三角区近输尿管开口处。

18. E 尿瘘的常见病因为产伤（不选 A）、盆腔手术损伤、外伤、放射治疗后（不选 B）、膀胱结核（不选 D）、子宫托安放不当（不选 C）等。阑尾炎手术在右下腹，较少伤及膀胱和输尿管（选 E）。

19. B 前尿道（球部、阴茎部）外伤多发生于尿道球部，多见于会阴部骑跨伤（选 B）。后尿道（前列腺部、膜部）外伤多见于尿道膜部，多由骨盆骨折所致（不选 A）。

20. C 轮状病毒肠炎好发于秋、冬季，多见于 6 个月至 2 岁的婴幼儿，又称秋季腹泻（选 C）。夏季腹泻常见病原体为大肠埃希菌（不选 A）。

21. B 根据肿瘤的形态及肿瘤对机体的影响，即肿瘤的生物学行为，可将其分为良性肿瘤、恶性肿瘤和交界性肿瘤。细胞分化程度是良性肿瘤与恶性肿瘤最根本的区别，细胞分化程度越高，其预后越好；分化程度越低，肿瘤恶性程度越大。

22. A 系统性红斑狼疮是一种具有多系统、多脏器损害表现，有明显免疫紊乱的慢性自身免疫性结缔组织疾病，血清中存在以抗核抗体为代表的多种致病性自身抗体。

23. E 肾结核为最常见的泌尿系统结核，通常继发于肺结核。

24. C 腹部手术后胃肠功能受抑制，肠蠕动减弱，导致肠内气体不能排出，是引起肠胀气的主要原因（选 C）。其他原因包括经口吞咽过多气体（不选 E）、肠内细菌及肠内容物代谢产生过多气体（不选 A、D）等。

25. C 原发性腹膜炎又称自发性腹膜炎，腹腔内无原发病灶，多为单一细菌感染，致病菌多为溶血性链球菌、肺炎链球菌或大肠埃希菌。继发性腹膜炎最常见的致病菌主要为胃肠道内的常驻菌群，以大肠埃希菌最多见。

26. C 经产妇宫口扩张 4cm 且宫缩规律有力，初产妇宫口开全（10cm）时，做好接产准备工作，护送产妇上产床待产。

27. A 墨菲征（Murphy 征）阳性是急性胆囊炎的典型体征。

28. C 阿托品属 M 胆碱受体阻断剂，可引起心率增快，增加心肌耗氧量，并有引发心室颤动的危险，甲状腺功能亢进症患者禁用。

29. D 碘缺乏是引起单纯性甲状腺肿的主要因素。由于碘的摄入不足，无法合成足够量的甲状腺激素，反馈性地引起垂体分泌促甲状腺激素并刺激甲状腺增生和代偿性肿大。

30. B 动脉血氧分压（PaO_2）指血液中物理溶解的氧分子所产生的压力，是判断机体有无缺氧和缺氧程度、有无呼吸衰竭的指标。

31. C Cooper 韧带为腺叶之间与皮肤垂直的纤维束，上连浅筋膜浅层，下连浅筋膜深层，对乳房起支持和固定作用，也称为乳房悬韧带。

32. E 高血压发病的可能相关因素包括遗传（基因显性遗传和多基因关联遗传两种方式，不选 A）、饮食（高钠、低钾、高饱和脂肪酸等，不选 B）、精神应激（不选 C）、肥胖（不选 D）、药物（如避孕药、非甾体抗炎药）、睡眠呼吸暂停低通气综合征等。经常性适度的体育锻炼和体力劳动可增加能量消耗、降低血压、改善糖代谢等（选 E）。

33. D 法洛四联症由肺动脉狭窄、室间隔缺损、主动脉骑跨和右心室肥厚 4 种畸形组成；其中，肺动脉狭窄是决定患儿的病理生理、病情严重程度及预后的主要因素。

34. A 吸气性呼吸困难常见于喉部、气管、大支气管的狭窄与阻塞（选 A）。肺泡弹性减弱和（或）小支气管的痉挛或炎症可导致呼气性呼吸困难（不选 B、D）。肺或胸膜腔病变使呼吸面积减少，换气功能发生障碍，可导致混合性呼吸困难（不选 C、E）。

35. A 胃癌早期无明显症状，首发症状多为上腹部不适、食欲减退等非特异性症状，进展期表现为体重下降和上腹痛；X 线检查可见龛影，常提示为溃疡型胃癌。胃镜检查能够直接观察胃黏膜病变的部位和范围，并可取活组织做病理学检查，是诊断胃癌的最可靠、最有价值、最有意义的检查手段。

36. E 胃十二指肠溃疡急性穿孔后胃肠内容物流入

腹腔，可引起化学性腹膜炎，典型临床表现为突发上腹部刀割样剧痛，查体可见全腹压痛和反跳痛，腹肌紧张呈板状腹。

37. C 大面积烧伤早期毛细血管通透性增加，大量体液渗出，引起有效循环血容量锐减而发生低血容量性休克，是导致患者死亡最主要的原因。

38. E 因子宫肌瘤好发于生育期，青春期前少见，绝经后萎缩或消退，提示其发生可能与雌激素相关。

39. B 急性胰腺炎是由多种病因导致胰酶在胰腺内被激活，引起胰腺及其周围组织水肿、出血甚至坏死等的炎性损伤。在我国，急性胰腺炎最常见的病因是胆道疾病，其他原因包括酗酒、暴饮暴食、内分泌与代谢障碍（高脂血症）、药物和感染等。

40. C 急性肾小球肾炎主要是由 A 组 β 溶血性链球菌感染诱发的免疫反应所致，针对链球菌致病抗原的抗体可能与肾小球内成分发生交叉反应，引起循环或原位免疫复合物沉积，诱发补体异常活化等而致病，导致肾小球内炎性细胞浸润。

41. A 在我国，肝硬化最常见的病因是病毒性肝炎。乙型、丙型和丁型肝炎均可发展为肝硬化，以乙型肝炎最常见，而欧美国家则以慢性乙醇中毒多见。其他病因还有胆汁淤积、循环障碍、营养障碍、药物或化学毒物、遗传和代谢性疾病、免疫紊乱及寄生虫感染（如血吸虫病）等。

42. D 急性呼吸窘迫综合征在病理上表现为累及血管内皮和肺泡上皮的弥漫性肺泡损伤，导致血管通透性增高（不选 A），血液成分渗漏，肺间质水肿，继发肺泡萎陷而引起局限性肺不张及肺弥散功能障碍（不选 E），肺顺应性降低（不选 C）。由于肺水肿和肺泡萎陷（不选 B），功能残气量减少（选 D）。

43. D 骨髓检查是确诊白血病的主要依据和必做检查，对临床分型、指导治疗、疗效判断和预后评估等意义重大。多数患者骨髓象增生明显活跃或极度活跃，以原始细胞和幼稚细胞为主，正常较成熟的细胞显著减少。

44. D 稳定型心绞痛的典型症状为发作性胸痛或胸部不适，一般持续 3~5 分钟。冠状动脉造影是目前确诊冠心病的主要检查手段，可显示冠状动脉各主干及分支狭窄性病变的部位并估计其严重程度，对明确诊断、指导治疗和预后判断意义重大。

45. B 弥散性血管内凝血（DIC）高凝期凝血系统被激活，大量促凝物质释放入血，血液呈高凝状态，应及时进行抗凝治疗，肝素是 DIC 首选的抗凝治疗药物。

46. B 大量饮酒和暴饮暴食均引起胰液分泌增加，并刺激 Oddi 括约肌痉挛，造成胰管内压增高，损伤腺泡细胞，是急性胰腺炎的第二位病因和重要诱因，也是导致其反复发作的主要原因。

47. B 多数急性心肌梗死患者会出现严重心律失常，多发生在起病 1~2 天，以室性心律失常多见，如频发性室性期前收缩、成对出现或短阵室性心动过速等，常为心室颤动的先兆。心室颤动是急性心肌梗死早期，特别是入院前患者死亡最主要的原因。

48. D 充盈的膀胱影响妇科检查，手术时易误伤，因此除尿失禁患者外，检查前嘱咐患者排空膀胱，必要时导尿排空膀胱（选 D）。行妇科检查时，应关心体贴患者，做到态度严肃（不选 B），语言亲切，检查前向患者做好解释工作，检查中与患者适当交谈，缓解患者紧张情绪（不选 E）。每检查一人，应更换一块置于臀部下方的垫单，做到一次性使用，以防感染（不选 A）。若为男医生行妇科检查，需要有女性医务人员的陪同，保证患者生理及心理安全（不选 C）。

49. E 腹外疝的临床类型包括易复性疝（不选 A）、难复性疝（不选 B）、嵌顿性疝（不选 C）、绞窄性疝（不选 D）等。

50. E 肠内营养的供给途径包括口服和管饲（不选 C），管饲方法包括经鼻胃管（不选 A）、经鼻肠管（不选 B）、经胃及空肠造口管（不选 D）。经中心静脉给予营养支持属肠外营养（选 E）。

51. B 在突发公共卫生事件的应急护理中，护士应遵循的伦理要求包括救死扶伤，甘于奉献（不选 A、D）；大局为重，先公后私（选 B）；沉着应对，科学处置（不选 E）；密切配合，团结协作（不选 C）。

52. D 右心衰竭时心肌收缩力明显下降，右心室排血量下降，体循环静脉回流至右心受阻，导致体循环静脉压增高（选 D），出现体循环淤血相关症状。水肿是右心衰竭的典型体征，从足、踝部开始，逐渐向上蔓延；右心衰竭可导致肝淤血而表现为肝大，持续慢性右心衰可致心源性肝硬化而出现腹水，使腹部膨隆、体重增加（不选 B、C）。肝硬化早期肝体积可稍增大（不选 E），晚期体积缩小；肝硬化水肿主要表现为腹腔积液，也可首先出现踝部水肿（不选 A），逐渐向上蔓延，而头、面部及上肢常无水肿。

53. E 急性乳腺炎是乳腺的急性化脓性感染，一般早期呈蜂窝织炎样表现，患侧乳房胀痛（不选 A），局部红肿、发热（不选 D），有压痛性肿块（不选 B）。随着炎症发展，可有寒战、高热、脉搏增快等表现（不选 C）。一般早期乳房局部呈蜂窝织炎样表现，晚期可形成脓肿，脓肿形成时疼痛局部有波动感（选 E）。

54. C 胆绞痛患者禁用吗啡，以免引起胆道 Oddi 括约肌痉挛性收缩，使胆囊内压提高，致上腹部不适甚至疼痛加重。

55. E 母乳中钙、磷比例为 2∶1，易于吸收，可促进骨钙沉积，增加血磷浓度，利于骨的矿化作用，预防佝偻病。

56. C 疫苗种类分为主动免疫制剂和被动免疫制剂两类，其中被动免疫制剂包括特异性免疫血清、免疫球蛋白（选 C）、胎盘球蛋白。主动免疫制剂包括灭活疫苗、组分疫苗、类毒素疫苗、基因工程疫苗、减毒活疫苗。脊髓灰质炎疫苗（不选 A）、卡介苗（不选 B）、麻疹疫苗（不选 D）均属减毒活疫苗。流脑疫苗属组分疫苗（不选 E）。

57. B 吸烟是原发性支气管肺癌最重要的危险因素。开始吸烟年龄越早，吸烟时间越长，吸烟量越大，肺癌的发病率越高。原发性支气管肺癌的病因还包括职业因素（长期接触石棉、砷、煤烟等）、空气污染（室内污染、汽车废气、工业废气等）、电离辐射、饮食与营养（较少食用含 β 胡萝卜素的蔬菜和水果）、遗传因素、病毒感染、真菌感染、某些慢性肺部疾病等。

58. D 在我国，慢性肾衰竭的病因以原发性慢性肾小球肾炎最常见。在发达国家，糖尿病肾病、高血压肾小动脉硬化为慢性肾衰竭的主要病因。

59. A 新生儿败血症感染可发生在产前、产时或产后。产后感染为最主要的途径，与细菌从脐部、皮肤、黏膜、呼吸道或消化道等侵入有关，其中以脐部最多见。

60. A 硬膜外血肿患者典型的意识障碍是伤后昏迷有中间清醒期，即昏迷→中间清醒或好转→昏迷，同时伴有头痛、恶心、呕吐等颅内压增高的表现，当颅内压增高到一定程度，可形成脑疝，出现患侧瞳孔散大、对光反射消失等表现。

61. E 有效循环血容量锐减、组织灌注不足及产生炎症介质是各类休克共同的病理生理基础。

62. D 普通型水痘皮疹呈向心性分布，皮疹初为红色斑疹和丘疹，继之变为透明饱满的水疱，之后水疱浑浊并中央凹陷成“脐眼”状，易破溃（选 D）。重症水痘皮疹多，分布广泛，可融合成大疱型疱疹或出血性皮疹（不选 E）。

63. A 发热为川崎病最早出现的、最主要的症状，体温可达 39~40℃，呈稽留热或弛张热，抗生素治疗无效。

64. D 再生障碍性贫血是由多种原因引起的骨髓造血功能衰竭综合征，典型血象呈正细胞正色素性贫血，全血细胞减少，但“三系”细胞减少的程度不同。

65. E 正常情况下，外周血中的中性粒细胞核形以分叶为主，通常为 2~5 叶，2、3 叶最多，叶之间经一细丝相连，称分叶核。当外周血中非分叶核中性粒细胞（包括杆状核粒细胞、晚幼粒、中幼粒，甚至早幼粒细胞等）的百分率增高（超过 5%）时，称为核左移。核左移常见于细菌性感染特别是严重的急性化脓性感染，还可见于急性失血、急性中毒及急性溶血反应等。

66. B 原发性下肢静脉曲张的患者，最关键的检查为大隐静脉瓣膜功能试验即浅静脉瓣膜功能试验。嘱患者平卧，抬高患肢使静脉排空，在大腿根部扎止血带，阻断大隐静脉，然后让患者站立，释放止血带，如迅速出现自上而下的静脉逆向充盈，提示大隐静脉瓣膜功能不全。

67. B 感染是原发性肾病综合征常见的并发症和致死原因，也是导致肾病综合征复发及疗效不佳的主要原因，其发病与蛋白质营养不良、免疫功能紊乱及应用糖皮质激素等有关。

68. C 艾滋病的传播途径包括性传播（不选 A）；血液 - 体液传播，如共用针具静脉吸毒、输入被人类免疫缺陷病毒（HIV）污染的血制品及介入医疗操作等（不选 B、D）；母婴传播（不选 E），通过胎盘、阴道分娩、产后血性分泌物和哺乳等传播。日常生活接触及蚊虫叮咬不会传播艾滋病（选 C）。

69. B 胎盘早剥的病因包括孕妇血管病变如妊娠期高血压疾病、慢性肾脏疾病或全身血管疾病（不选 A、E）；宫腔内压力骤减如胎膜早破、双胎妊娠第一胎娩出过快（不选 D）、羊水过多人工破膜时羊水流出过快（不选 C）；机械性因素如腹部外伤、脐带过短或脐带缠绕；其他高危因素如高龄多产、吸烟及子宫肌瘤等。

70. C 婴儿出生后 2 周至 3 个月时，可添加鱼肝油制剂、水果汁和菜汤，以补充维生素和矿物质，首先添加的物质是鱼肝油，因其富含维生素 D 和维生素 A（选 C）。4~6 个月婴儿辅食可添加泥状食物，如米糊、含铁配方米粉、蛋黄（不选 E）等；7~9 个月婴儿辅食可添加末状食物，如稀（软）饭、烂面、肉末等；10~12 个月婴儿辅食可添加碎食物，如软饭、豆制品、碎肉等。

71. B 脑电图是诊断癫痫最重要的检查方法，对发作性症状的诊断有很大价值，有助于明确癫痫的诊断、分型和确定特殊综合征。

72. A 胃镜检查是诊断上消化道出血的首选检查方法，在上消化道出血后 24~48 小时进行检查，可直接观察病灶情况、明确病因，并进行紧急止血治疗。

73. B 儿童干骺端骨滋养血管为终末血管，血流缓慢，容易使细菌滞留，引起急性感染，因此儿童长骨干骺端为急性血源性骨髓炎的好发部位。

74. A 心脏病变较轻、心功能Ⅰ~Ⅱ级、无心力衰竭病史且无其他并发症者，在密切监护下可以妊娠（选 A）。心脏病变较重、心功能Ⅲ~Ⅳ级、既往有心力衰竭史（不选 B）、肺动脉高压（不选 C）、严重心律失常、右向左分流型先天性心脏病、围生期心肌病遗留有心脏扩大（不选 D）、并发感染性心内膜炎、风湿热活动期者（不选 E），在妊娠期极易诱发心力衰竭，不宜妊娠。

75. C 血栓性静脉炎多发生于经周围静脉肠外营养支持的患者，由血流缓慢、输入高渗营养液、静脉穿刺或留置的导管损伤血管引起。外科手术后为预防血栓性静脉炎应鼓励患者早期活动（不选 A），卧床期间多做下肢肌肉运动（不选 B）；患肢禁忌输液（不选 E），勿在一条静脉反复注射高渗液体（不选 D）。出现静脉血栓后禁忌局部按摩，以防血栓脱落（选 C）。

76. B 绞窄性肠梗阻患者腹部 X 线检查可见孤立胀大的肠袢，且不受体位和时间的影响，不改变位置（选 B）。空肠黏膜的环状皱襞在肠腔充气时 X 线检查呈鱼肋骨刺状（不选 C）；回肠扩张的肠袢多，可见阶梯状的液平面（不选 A）；结肠胀气位于腹部周边，显示结肠袋形（不选 E）。

77. B 支气管镜检查诊断中央型肺癌的阳性率较高，可在支气管腔内直接看到肿瘤大小、部位及范围，并可取穿刺组织做病理学检查，明确病理类型。

78. B 二尖瓣狭窄时左心房的血液不能顺利进入左心室，左心房压力增高，肺静脉回流至左心房的血液受阻，导致肺静脉压和肺毛细血管压增高，出现肺淤血、肺水肿等左心衰竭表现。

79. C 内生肌酐清除率是评价肾小球滤过功能最常用的方法（选 C），24 小时内生肌酐清除率正常为 80~120ml/min，＜80ml/min 提示肾小球滤过功能下降，50~80ml/min 为肾衰竭代偿期，20~50ml/min 为肾衰竭失代偿期，10~19ml/min 为肾衰竭期，＜ 10ml/min 为尿毒症期。血肌酐测定也可反映肾功能损害情况（不选 A），但只有进入肾衰竭失代偿期，才会有测定值异常，因此，与内生肌酐清除率测定相比，不容易发现早期肾功能受损的情况。血尿素氮可粗略反映肾小球的滤过功能（不选 B），但易受饮食、肝功能等因素影响。

80. E 骨肿瘤临床表现包括疼痛（不选 A）、肿块和肿胀（不选 B）、功能障碍和压迫症状（不选 C、D）、病理性骨折，晚期可有贫血、消瘦、食欲减退等表现。骨肿瘤患者肿瘤生长可破坏骨质，轻微外力即可致病理性骨折，常为某些骨肿瘤的首发症状（选 E）。

81. A 细菌性痢疾患者大便外观多为黏液脓血便，镜检可见白细胞（≥ 15 个 /HPF）、脓细胞和少数红细胞，如有巨噬细胞则有助于诊断。

82. C 原发免疫性血小板减少症（ITP）是由免疫介导的血小板过度破坏所致的出血性疾病，属于免疫性疾病。

83. E 冠心病是指冠状动脉粥样硬化、血管管腔狭窄、阻塞和（或）因冠状动脉痉挛导致心肌缺血、缺氧，甚至坏死的心脏病。其主要危险因素包括年龄（＞ 40 岁）、高血压、吸烟、糖尿病或糖耐量异常、血脂异常，如总胆固醇、低密度脂蛋白胆固醇增高、甘油三酯增高（选 E，不选 A），载脂蛋白 A、高密度脂蛋白胆固醇降低（不选 B、D）。其他危险因素包括 A 型性格、肥胖、家族史、口服避孕药、饮食不当等。

84. B 哮喘是一种以慢性气道炎症和气道高反应性为特征的异质性疾病，典型表现为反复发作的伴广泛哮鸣音的呼气性呼吸困难。

85. E 产褥感染发生在宫腔内引起子宫内膜炎时，可见阴道大量脓性分泌物且有臭味（选 E）。急性输卵管炎表现为下腹痛伴肛门坠胀，一侧腹部包块和寒战、高热等全身症状（不选 A）。脓毒症表现为持续高热、寒战、全身明显中毒症状，多器官功能衰竭等（不选 B）。子宫复旧不良可见血性恶露增多且持续时间延长（不选 D）。浆液恶露出现在产后 3~4 天，持续 10 天左右，是产后正常现象（不选 C）。

86. E 小儿年龄越小，肝相对越大。正常情况下，婴幼儿肝脏在右肋缘下 1~2cm 可触及，6~7 岁后肋缘下不能触及。

87. C 新生儿唾液腺发育不成熟，3~4 个月婴儿唾液分泌开始增加，5~6 个月时明显增多，但由于口底浅，不能及时吞咽所分泌的全部唾液，易出现生理性流涎。

88. E 第一产程又称宫颈扩张期，指从临产规律宫缩开始至宫口开全的时期。初产妇需要 11~12 小时，经产妇需要 6~8 小时。

89. A 第二产程又称胎儿娩出期，指从宫口开全至胎儿娩出的时期。初产妇需要 1~2 小时；经产妇一般数分钟即可完成，也有长达 1 小时者。

90. C 头颅 CT 是确诊脑出血的首选检查方法，可清晰、准确地显示出血部位、出血量大小、血肿形态、脑水肿情况及是否破入脑室等，有助于指导治疗、护理和判定预后。脑出血发病后即刻出现边界清楚的高密度影。

91. D 头颅CT是脑梗死常用的检查，发病24小时内一般无影像学改变，24小时后梗死区呈低密度影。发病后行CT检查有助于早期鉴别脑梗死与脑出血。

92. A 骨折按骨折的程度及形态可分为完全性骨折和不完全性骨折。不完全性骨折指骨的完整性和连续性部分中断，按形态可分为裂缝骨折和青枝骨折（选A）；完全性骨折指骨的完整性和连续性全部中断，按骨折线的方向及其形态可分为横形骨折、斜形骨折（不选E）、螺旋形骨折（不选B）、粉碎性骨折（不选D）、嵌插骨折、压缩骨折和骨骺分离。

93. C 骨髓炎、骨结核、骨肿瘤等疾病导致骨质破坏，在轻微外力作用下即发生的骨折，称为病理性骨折。

94. C PTC可显示肝内外胆管病变部位、范围、程度和性质等，有助于胆道疾病，特别是梗阻性黄疸的诊断和鉴别诊断。

95. E ERCP可经内镜直接观察十二指肠及乳头部的情况和病变，取材活检；造影可显示胆道和胰管的解剖和病变，必要时可收集十二指肠液、胆汁、胰液。

96. D 伤寒是由伤寒杆菌引起的急性肠道传染病，是一种全身性的疾病，主要通过消化道传播。

97. C 流行性脑脊髓膜炎通过呼吸道传播，多见于冬、春季，以脑膜炎表现为主，脑炎表现不突出。

98. E 流行性乙型脑炎通过虫媒传播，主要传播媒介是三带喙库蚊。

99. B 吸烟是慢性支气管炎最重要的环境发病因素，病毒、细菌和支原体等病原体感染是本病发生及加重的重要因素之一。咳嗽一般以晨间咳嗽为主，睡眠时有阵咳或排痰，冬春季加重；咳痰一般为白色黏液或浆液泡沫性痰，偶带血；X线检查早期无异常，反复发作者表现为肺纹理增粗、紊乱，双下肺较明显。

100. C 咳嗽是原发性支气管肺癌患者最早出现的症状，多为刺激性干咳或少量黏液痰，癌肿引起支气管狭窄时，咳嗽加重，为持续性高调金属音或刺激性呛咳，常表现为痰中带血或间断血痰。癌肿侵犯大血管时可引起大咯血。中央型肺癌X线检查可有不规则的肺门增大阴影，周围型肺癌可见边缘不清或呈分叶状。